MANUEL UNIVERSEL D'ÉDUCATION SEXUELLE

OLIVIA JUDSON

MANUEL UNIVERSEL D'ÉDUCATION SEXUELLE

À L'USAGE DE TOUTES LES ESPÈCES,
SELON MME LE DR TATIANA

Traduit de l'anglais par Jean-Baptiste Grasset
avec le concours de Fabien Raimbault

ÉDITIONS DU SEUIL
27, rue Jacob, Paris VIe

Titre original : *Dr Tatiana's sex advice to all creation*
Éditeur original : Metropolitan Books, New York
ISBN original : 0-8050-6331-5

ISBN 2-02-039726-9

www. seuil.com

Sommaire

TROISIÈME PARTIE

Les mâles sont-ils nécessaires ? En général, mais pas toujours

À Horace, qui m'a appris à écrire…

De la souffrance et de l'extase. Observations préliminaires de Mme le Dr Tatiana

Dans ma profession, on s'entend poser mille et mille questions, qui souvent dépassent l'imagination. Mais celle qui me revient le plus fréquemment aux oreilles est des plus triviales : pourquoi suis-je, personnellement, devenue spécialiste de la sexualité ? Eh bien, la réponse est toute simple : je résolus de me consacrer à cette question dès qu'il me devint clair, net et précis que rien autre dans l'existence n'est si important, si intéressant – ni si problématique.

Sans la sexualité, la nature ne présenterait pas toutes ces formes resplendissantes. Aucune plante pour fleurir. Nul oiseau pour chanter. Nul cerf pour exhiber ses ramures. Nous-mêmes ne serions pas là pour sentir nos cœurs battre parfois si fort.

Cependant, si vous demandez ce que signifie la sexualité à plusieurs sortes de créatures, vous recevrez des réponses sensiblement différentes. Les êtres humains, comme nombre d'autres espèces, feront le plus souvent allusion au coït. Tant les grenouilles que la plupart des poissons parleront, tout différemment, des œufs et spermatozoïdes épandus selon des cycles déterminés. Scorpions, mille-pattes, salamandres, quant à eux, répondront que l'activité sexuelle consiste en la décharge sur le sol de balles de sperme au-dessus desquelles les femelles viendront s'asseoir afin qu'elles éclatent dans leurs voies génitales. L'oursin expliquera que la sexualité consiste tout bonnement à lâcher en pleine mer œufs et spermatozoïdes dans l'espoir que, le sort aidant, ils se rencontreront parmi les flots. Pour ce qui est des plantes à fleurs, les mâles espèrent seulement que la brise ou quelque insecte apportera leur pollen à une congénère femelle en attente de fécondation.

Chacune de ces méthodes exige, pour réussir, la conjonction de divers éléments. Ainsi une fleur mâle qui se voudrait Casanova, capable de transmettre sa semence à autant de partenaires que possible, devra-t-elle séduire non pas des fleurs femelles inconnues, mais bel et bien les abeilles servant d'intermédiaires.

D'autres espèces auront à s'affubler d'éclatantes parures ou d'ailerons bien apparents, devront chanter pendant des heures et des heures, accomplir de prodigieux exploits, bâtir et rebâtir nids ou autres abris. Bref, il leur faudra dépenser une énergie considérable à supplier désespérément : « Choisis-moi, choisis-moi ! » Et tout cela, en vue de quoi ?

En vérité, ces pratiques si diverses ne sont jamais que des moyens pour une même fin. L'acte sexuel, en vue duquel se sont développées toutes ces sortes de procédés, vise tout simplement au panachage des gènes et à l'apparition d'individus de constitution génétique inédite.

Il pourrait sembler que, pour telle personne assise misérablement seule dans quelque bar de rencontres, cette question du panachage génétique ne présente pas le moindre intérêt. La question n'en reste pas moins fondamentale vis-à-vis du plan général de la nature. Pour mieux comprendre pourquoi, prenons un peu de recul et examinons comment fonctionne l'évolution.

Pour la plupart d'entre nous, englués dans le tohu-bohu quotidien, la question du sens de l'existence reste bien obscure. Pourtant, du point de vue de l'évolution, les buts de la vie sont très clairement au nombre de deux : survie personnelle et perpétuation de l'espèce. Si un individu, mâle ou femelle, s'est montré inapte à l'une ou à l'autre de ces tâches, ses gènes l'accompagneront au tombeau. Si, au contraire, il ou elle a fait ses preuves, lesdits gènes seront transmis à sa descendance.

Bien entendu (on n'y peut rien), certains êtres l'emportent sur d'autres quant à leur capacité de survie et/ou de reproduction. Si chaque individu était doté des mêmes gènes, les différences sur l'un et l'autre plans relèveraient du simple hasard et non du patrimoine génétique. Mais, précisément, la règle est la différence génétique, d'où s'ensuit que si tel ou tel gène favorise la longévité et/ou la reproduction, ce gène aura toutes chances de prospérer.

Ce processus, fort simple en somme, découvert au XIXe siècle par Charles Darwin et Alfred Russel Wallace, représente le mécanisme essentiel de l'évolution, couramment dénommé « sélection naturelle ».

Ledit processus se manifeste parfois sous des formes virulentes, d'observation aisée. Supposons qu'une toxine – par exemple un antibiotique ou un insecticide – fasse son apparition dans un milieu donné et que la disposition à supporter cette intrusion dépende de la présence ou de l'absence de tel ou tel gène : les individus dépourvus dudit gène succomberont, et, avec eux, l'ensemble de leurs gènes seront « désélectionnés » de la population concernée. Il peut même se produire, en cas extrême, que ce gène soit totalement absent, d'où le décès de *tous* les individus de l'espèce et la disparition de celle-ci. Toutefois, en général et heureusement, le gène nécessaire se trouve présent chez au moins quelques individus, qui résisteront au poison. De ce fait, comme ils auront été les seuls à avoir survécu et s'être reproduits, le patrimoine génétique de leur espèce s'en trouvera transformé, pour devenir résistant à cet agresseur-là.

Aussi les mutations sont-elles un facteur décisif de l'évolution tout entière : sans variation génétique, aucune évolution possible. Mais d'où proviennent-elles, justement, ces variations génétiques ? Il en est de deux sortes : celles dues aux mutations, celles dues à la sexualité. Les mutations, c'est-à-dire les modifications aléatoires des informations contenues dans les gènes, sont le processus le plus élémentaire ; elles découlent d'erreurs commises par le mécanisme de réplication des cellules. Aucun scribe n'étant parfait, il est inévitable que pareilles erreurs se produisent ; du reste, on aurait absolument tort de le déplorer, car si la sexualité produit des combinaisons inédites de gènes déjà existants, la mutation elle aussi crée des gènes inédits et renouvelle par là le matériau de base de l'évolution. Sans les mutations, celle-ci ne pourrait que stagner.

Cependant, le phénomène de mutation reste par lui-même insuffisant. Il faut encore à l'évolution que certains organismes parviennent au stade de la reproduction sexuée. Tant que l'on en demeure à l'asexualité, les différences génétiques entre parents et enfants restent, par définition, liées au seul jeu des mutations. Il n'est pas rare que des espèces asexuées apparaissent, mais elles n'ont pas grand avenir. Pour des raisons encore mal connues, l'absence de sexualité mène presque toujours à une extinction rapide.

Cela ne signifie aucunement que la sexualité suffise à rendre aisée la perpétuation des espèces. Votre faculté de survie (que vous soyez un champion pour ce qui est d'échapper aux prédateurs, que vous ayez le meilleur flair pour vous procurer de la nourriture, que vous vous montriez résistant à toutes les maladies) n'est pas de grande utilité si vous n'êtes pas en mesure de trouver, exciter et séduire un(e) partenaire.

Par ailleurs, ce don de séduction met en péril, précisément, vos chances de survie. Supposons que vous soyez un oiseau dont le magnifique plumage vous rend le coq préféré de toutes les poules : cela fait également de vous une superbe proie pour le premier chat venu. Ajoutons à cela la concurrence au sein même de l'espèce, terriblement dure.

C'est pourquoi l'appétit de trouver et séduire un(e) partenaire est une des plus puissantes forces de l'évolution. Peut-être est-il impossible de trouver au monde plus prodigieuse diversité de tactiques et stratagèmes, plus étonnant ensemble de dispositions et comportements.

En comparaison, les ruses destinées à déjouer les prédateurs sont bien moins nombreuses et, aux yeux de l'observateur, n'offrent pas grand mystère : se déplacer rapidement et si possible en groupe, savoir se fondre dans l'environnement, ne jamais se montrer apeuré, être bardé d'une carapace ou protégé par une menaçante denture, dégager une épouvantable puanteur. Au contraire, les ruses de la séduction sont innombrables ; c'est bien pourquoi tout un chacun se pose tant de questions à ce propos.

Et c'est aussi pourquoi je consacre ce livre à tenter d'y répondre. Vous y trouverez certaines des interrogations qui m'ont été adressées au fil des années. Délibérément, j'ai privilégié celles qui me paraissent concerner l'ensemble des êtres vivants ; notamment la promiscuité sexuelle, l'infidélité, l'homosexualité. Puis j'ai rassemblé ces documents en un peu plus de dix chapitres, dont chacun s'ouvre sur une brève introduction et s'achève par une sommaire opinion personnelle.

Ces chapitres sont regroupés en trois parties.

Dans la première, « L'inévitable guerre des sexes », j'ai voulu mettre en relief les raisons pour lesquelles mâles et femelles attendent le plus souvent de leur(s) partenaire(s) des choses bien différentes, et j'en explore certaines conséquences.

La deuxième partie, « L'évolution de la perversité », examine des situations où le conflit atteint au paroxysme, d'où parfois des aboutissements affreux tels que le viol ou le cannibalisme. Le dernier chapitre de cette deuxième partie évoque brièvement un phénomène fort rare et, du point de vue de l'évolution, quasiment aberrant : la monogamie.

La troisième partie vise un peu plus haut, sans doute : « Les mâles sont-ils nécessaires ? » J'estime nombreuses les questions relatives à l'évolution des deux sexes et de leurs relations mutuelles. Cherchant à comprendre pourquoi la sexualité revêt une telle importance quant à l'évolution à long terme, j'ai consacré mon dernier chapitre aux organismes qui, jusqu'à plus ample connaissance, sont parvenus à en faire l'économie durant des millions et des millions d'années.

Comment décrire ma méthodologie ? Pour répondre à mes lecteurs, il m'a fallu passer au crible la littérature scientifique, lire des centaines de livres et articles, interviewer des spécialistes sur des questions telles que celle des mâles nains ou celle des spermatozoïdes géants. Lorsque la science doit reconnaître son ignorance, comme c'est bien souvent le cas, j'ai dû me résoudre à proposer une hypothèse sur la base des quelques notions par ailleurs acquises – et de ma propre conception de la sélection naturelle. Ce travail m'a parfois portée à des conclusions divergeant du point de vue communément admis, aussi puis-je espérer qu'il contribuera, modestement, aux débats aujourd'hui en cours. C'est dans cet esprit d'une recherche scientifique ouverte qu'en fin d'ouvrage j'ai fourni la totalité de mes références.

L'expérience aidant, j'ai compris que la plupart des espèces gagnaient à être dénommées par leurs appellations courantes plutôt que par leurs désignations techniques en latin (après tout, rares sont les êtres humains à s'autodésigner comme *Homo sapiens* !). C'est pourquoi je n'ai recouru à la nomenclature spécialisée que si la clarté l'exigeait ou si l'espèce concernée était trop mal connue (ou trop snob) pour porter un nom usuel compréhensible.

Pour conclure, je tiens ici à remercier mes correspondant(e)s de m'avoir autorisée à rendre publics des problèmes de nature extrêmement intime. Sans elles, sans eux, il ne m'aurait pas été possible de rédiger cet ouvrage.

Première partie

L'inévitable guerre des sexes

La guerre des sexes n'est pas un mythe. La reproduction sexuée est au cœur même du processus de l'évolution. Il se trouve seulement que la réussite de la femelle constitue le plus souvent un échec pour le mâle. Avec pour conséquence une guerre interminable – et une incroyable diversité de stratégies.

1

Description du champ de bataille

Légèreté des garçons, pudicité des filles, n'est-ce pas ? Eh bien, pas du tout ! Dans la plupart des espèces, la guerre des sexes résulte d'une attitude dévergondée de la part des femelles.

Chère Dr Tatiana,

Je me nomme Twiggy et suis un phasme femelle, une nécroscie déchirée, pour être précise. J'éprouve beaucoup de difficulté à vous écrire en plein coït, mais cela fait déjà dix semaines que mon partenaire et moi n'avons cessé. Je n'en peux plus, mais lui ne montre aucun signe d'affaiblissement. Il affirme que c'est par fol amour pour moi – je trouverais plutôt qu'il est franchement cinglé. Comment m'y prendre pour qu'il arrête ?

Ras le bol de faire l'amour !
Inde.

Qui aurait cru qu'un insecte pourrait compter parmi les amants les plus infatigables du monde? Dix semaines! Je conçois que vous en ayez assez. Twiggy, votre inquiétude est en partie fondée : votre amant est fou mais pas d'amour – fou de jalousie. Par cette interminable copulation, il s'assure qu'aucun autre mâle ne viendra tourner autour de vous. Heureusement qu'il est deux fois plus petit que vous, de sorte qu'il n'est pas encore trop lourd à supporter.

Votre situation est-elle exceptionnelle ? Grave, certes, mais nullement unique. Nombreuses sont les espèces où les mâles se montrent farouchement jaloux vis-à-vis de leurs compagnes. C'est le cas du spermophile de l'Idaho, espèce rare d'écureuil qui, comme son nom l'indique, ne se rencontre que dans cet État d'Amérique du Nord. L'écureuil mâle ne quitte jamais sa partenaire de vue, il la suit partout. Si jamais elle se dissimule dans un terrier, il se plante à l'entrée pour l'empêcher d'en ressortir et interdire à tout autre mâle de l'y rejoindre. Plus sérieux encore, il engage la bagarre contre n'importe quel mâle rôdant de trop près.

Soit encore l'exemple d'un certain coléoptère, la chrysomèle bleu cobalt. Après l'acte sexuel (qui chez les insectes est généralement bref, de l'ordre d'une dizaine de minutes), le mâle continue de rester derrière la femelle, non pas pour inhaler sa douce senteur mais pour l'empêcher de séduire quelque autre mâle.

Le fait est que les mâles n'ont pas tort de se montrer si possessifs. Chez la plupart des espèces, les femelles, dès qu'elles en trouvent l'occasion, se ruent sur un autre mâle. Je vous entends vous récrier : « Un instant ! N'est-ce pas une loi générale de la nature qu'au contraire les mâles soient volages et les femelles plus réservées ? » Certes, on a longtemps considéré qu'il en allait ainsi. Mais nous savons désormais que cette conception est inexacte.

Le premier à avoir voulu lui conférer un statut scientifique est Angus John Bateman, auteur en 1948, dans la revue spécialisée *Heredity*, d'un article où il donnait pour acquis que l'évolution des mâles concernait l'acte sexuel, et celle des femelles la procréation. Il fondait ces affirmations sur les expériences qu'il avait menées sur la mouche du vinaigre, *Drosophila melanogaster*. Il s'agit d'un petit insecte qu'attirent les bols de fruits mûrs ou les verres de vin, et qu'il ne faut surtout pas confondre avec la mouche domestique commune, de plus grande taille, friande d'excréments et autres déchets. On compte quelque deux mille espèces différentes de drosophiles, dont plus de quatre cents rien que dans les îles Hawaii. De la plupart d'entre elles, on ne sait pas grand-chose. Mais *Drosophila melanogaster* jouit des faveurs des généticiens ; avec le ver de terre, la souris et l'être humain, c'est un des principaux animaux qu'ils ne cessent d'étudier.

Ayant confiné dans des flacons durant trois ou quatre jours un nombre égal de mâles et de femelles adultes de cette espèce, Bateman observa que les mâles étaient portés à s'accoupler le plus souvent possible, effectuant d'ardentes vibrations d'ailes devant chaque femelle susceptible d'y prêter attention. Dès que l'une d'entre elles s'y montrait sensible, le mâle continuait de la courtiser, lui léchant les parties génitales jusqu'à lui soulever délicatement les ailes et monter sur elle. En général, cependant, c'était en vain. Bateman dut constater que les mouches femelles avaient tendance à repousser les avances de plus d'un ou deux partenaires. D'où le fait que les mâles donnaient le jour à une progéniture d'autant plus nombreuse qu'ils avaient pu s'accoupler avec davantage de partenaires, contrairement aux femelles.

Pour expliquer ces résultats, Bateman en appelait à ce qui lui paraissait constituer la différence majeure entre les deux sexes : les mâles délivrent en grande quantité de minuscules spermatozoïdes, tandis que les femelles produisent à grand coût un nombre limité d'œufs. Il faisait également observer que, chez nombre d'espèces, les femelles sont en mesure de conserver du sperme en leur sein pendant des jours, des mois, voire des années, au point que le sperme issu d'un rapport sexuel donné peut rester inutilisé jusqu'à la fin de leur existence. Bateman en concluait qu'un seul mâle pouvait sans grande difficulté féconder tous les œufs d'un bon nombre de femelles. Il en déduisait que celles-ci restaient déterminées, quant à la reproduction, par leur aptitude à produire rapidement de nouveaux œufs, cependant que les mâles n'étaient limités que par le nombre de partenaires qu'ils parvenaient à rencontrer et à séduire.

Voilà pourquoi, concluait Bateman avec emphase, les mâles sont naturellement volages, et les femelles plus chastes (y compris dans l'espèce humaine) – et, sauf cas tout à fait exceptionnels, indifférentes ou même hostiles à tous rapports sexuels non strictement indispensables.

Écoutez-moi, Twiggy : si l'on devait en croire Bateman, cet acharnement de votre partenaire serait étrange, inexplicable. Au lieu de coller aussi obstinément à vous, il semblerait normal qu'il se mette en quête d'autres phasmes femelles.

N'empêche que le cliché (« les hommes sont des rustres, et les femmes des saintes ») respectueusement désigné comme « principe de Bateman » a bien longtemps été en vogue. Les conceptions patriarcales s'en accommodaient, les féministes en faisaient leur cheval de bataille… Les scientifiques l'ont largement développé et étayé, invoquant aussi tels ou tels motifs parallèles (risques de maladies vénériennes, crainte des prédateurs) pour soutenir que, par nature, les femelles préfèrent limiter autant que possible leur activité sexuelle. De fait, chez certaines espèces telles que l'abeille dite mégachile arrondie, les femelles ne s'accouplent qu'une seule fois. Dans d'autres espèces, les mâles courent d'une femelle à l'autre, quand leur frénésie ne les mène pas jusqu'à forniquer avec n'importe quelle représentante d'une espèce bien différente : ainsi des grenouilles mâles cherchant à s'accoupler peuvent-elles en arriver à asphyxier des saumons sous l'eau. Mais quelle est la règle générale ? Voilà toute la question.

Le « principe de Bateman » souffre en effet d'une imperfection grave : il est tout simplement faux. Dans la plupart des espèces, les femelles apparaissent bien plutôt comme des catins que comme des saintes. Loin de se contenter d'un coït unique comme la mégachile arrondie, elles multiplient les partenaires bien au-delà de ce qu'exigerait la fécondation de leurs œufs.

Comment Bateman put-il se tromper à ce point ? J'y vois deux explications. La première est un caprice du destin : comme je l'ai indiqué, *Drosophila melanogaster* demeure la mouche la plus couramment étudiée. Or les femelles de cette espèce sont tout à fait raisonnables, ne s'accouplant qu'une fois par semaine environ. D'autres sortes de mouches se comportent tout autrement ; par exemple, les femelles de *Dro-*

sophila hydei apprécient de faire l'amour plusieurs fois chaque matin – encore que même les *Drosophila melanogaster* ne soient pas non plus toujours aussi tempérantes que le pensait Bateman. La seconde raison de son erreur est qu'il ne poursuivit pas sa recherche assez longtemps. Nous savons maintenant que, s'il avait attendu une semaine de plus, il aurait découvert que les femelles de *Drosophila melanogaster* retrouvent bientôt leur appétit sexuel – et, bien sûr, que celles qui s'accouplent le moins ont une progéniture inférieure à celle de leurs compagnes plus lascives.

S'il fallut plus de trente ans pour découvrir les problèmes inhérents à la théorie de Bateman, c'est qu'elle semblait d'une part logiquement fort raisonnable, d'autre part corroborée par l'observation. Des milliers et des milliers d'heures consacrées à étudier les mœurs des mammifères et des oiseaux n'avaient pas permis d'établir que les femelles fussent particulièrement infidèles à leurs compagnons. Mais ce n'est pas tout. Même quand les spécialistes commencèrent à observer que les femelles de certaines espèces (notamment parmi les insectes) entretenaient des relations sexuelles avec différents mâles, ils n'en tirèrent pas immédiatement les véritables conclusions. Ils se dirent que, si les femelles frayaient plus que ne l'avait indiqué Bateman, cela tenait à quelque « dysfonctionnement », ou bien que c'étaient les mâles qui les dévoyaient – sans songer qu'elles aussi devaient bien y trouver leur compte.

C'est seulement dans les années 1980 que le développement de techniques génétiques plus fines permit aux biologistes de comprendre qui faisait des enfants à qui. Et découvrirent avec stupéfaction ce que personne n'avait encore osé avancer au niveau scientifique, à savoir que, des phasmes jusqu'aux chimpanzés, il était rare que les femelles se montrassent fidèles.

Cette première découverte fut bientôt suivie d'une seconde, plus surprenante encore : quelles que soient les espèces, une importante promiscuité n'entraîne aucune déficience de fonctionnement. Et ce sont plutôt les femelles qui en bénéficient.

J'en ai dans mes dossiers quantité d'exemples. Pour en choisir quelques-uns : tant chez les lapins que chez les chiens de prairie que sont les cynomys de Gunnison, les femelles atteignent des taux de fécondité supérieurs si elles ont plusieurs compagnons lors de leurs chaleurs. La femelle du hamster doré voit éclore d'autant plus de ses œufs qu'elle a eu davantage d'amants. De même, celle du labre à deux bandes (poisson vert pâle des récifs coralliens) sera plus aisément fécondée si elle fraie avec toute une troupe qu'avec un seul partenaire.

Ces découvertes nous ont contraints à entreprendre un réexamen, toujours en cours, des comportements de chacun des deux sexes. Une conclusion au moins reste incontournable, nous allons le constater : quand les femelles entretiennent des relations avec plus d'un compagnon, la rancune ne manque pas d'éclater dans les ménages, avec tout son cortège de querelles…

> *Chère Dr Tatiana,*
> *Je vous écris du Gabon. Mon petit ami est le plus bel angwantibo que j'aie jamais vu. Il porte une superbe toison dorée sur le dos, sur le ventre un duvet blanc crème, son odeur est délicieuse, ses pattes ravissantes. Il y a cependant un problème. S'il vous plaît, Dr Tatiana, pourquoi son pénis est-il bardé d'énormes épines ?*
>
> *Très inquiète.*

Rien de mieux pour bien vous chatouiller, chère amie ! Du moins me semble-t-il que c'est là une des principales explications. L'angwantibo est une espèce peu connue de la famille des lorisidés, voisine des galagos – petits primates arboricoles nocturnes qui, à leur tour, sont de lointains cousins des singes de toutes tailles. Examinez un peu ces cousins, et vous verrez que le cas de votre ami est loin d'être une exception. Les galagos et beaucoup d'autres primates sont dotés de pénis monstrueux, évoquant de moyenâgeux instruments de torture. On y découvre des échardes, des excroissances, des crins. De plus, ils présentent souvent des formes tordues, bizarres, voire effrayantes. En comparaison, le pénis humain apparaît banal, quoique d'assez forte taille.

Voyez-vous, le pénis n'a pas pour unique fonction de libérer du sperme. Lorsqu'une femelle entretient des relations sexuelles avec un certain nombre de mâles, chacun d'entre eux lui fournira une progéniture d'autant plus importante que ses spermatozoïdes y seront aptes. Un mâle capable de stimuler suffisamment sa partenaire pour qu'elle garde en son sein davantage de spermatozoïdes, ou qui parvient de quelque façon à neutraliser le sperme de ses concurrents, diffusera plus largement qu'eux son patrimoine génétique. De là vient que la première conséquence de la promiscuité féminine est de fortement inciter les mâles à se surpasser les uns les autres, à tous les niveaux des relations amoureuses. Et, à cet effet, le rôle du pénis est loin d'être négligeable.

Considérons le cas des agrions, couramment appelés demoiselles. Ces odonates apparentés aux libellules, qui paraissent si doux et innocents quand on les voit évoluer le long des rivières par une pesante journée d'été, n'en possèdent pas moins les pénis les plus invraisemblables qui soient. Le pénis d'un agrion comporte, de façon générale, un ballon gonflable, deux cornes à l'extrémité et de longues soies de part et d'autre. Chez l'agrion tacheté, *Calopteryx maculata*, le mâle utilise le stratagème de décaper l'intérieur de la femelle du sperme déjà présent avant d'y déposer le sien. Chez une espèce très voisine, *Calopteryx haemorridialis asturica*, le mâle se sert de son pénis d'autre façon encore, sur le mode de la persuasion : il stimule la femelle comme il convient, jusqu'à ce qu'elle expulse d'elle-même le sperme de ses précédents amants. Pour sa part, l'appareil génital du papillon de nuit *Olceclostara seraphica* évoque un instrument de musique : le mâle frotte l'un contre l'autre deux éléments de ses propres parties génitales, produisant des vibrations qui excitent sa partenaire. Chez les termites, chaque femelle ne s'accouple qu'avec un seul mâle, et les organes sexuels sont tout simples, sans grande différence d'une espèce à l'autre.

Bien évidemment, la question du pénis n'est pas la seule qui importe dans la compétition entre les mâles. Prenons l'exemple de l'araignée des anémones *Inachus phalangium*, espèce de petit crabe qui vit sous la protection des tentacules d'anémones de mer. Le mâle fabrique une gelée spéciale pour sceller le sperme des précédents mâles dans un recoin de l'appareil reproducteur de la femelle, de sorte qu'il ne puisse y avoir de mélange avec le sien.

On peut également citer l'accenteur mouchet, souvent appelé fauvette d'hiver ou fauvette des haies, oiseau ressemblant à un moineau qui aurait ébouriffé ses plumes dans la cendre. La plupart des oiseaux mâles (à l'exception des cygnes, des canards et des autruches) ne possèdent pas de pénis. La copulation entre mâles et femelles consiste en une brève pression entre leurs organes génitaux respectifs, procédé qui *a priori* ne paraît guère efficace. Pourtant, quoique dépourvus de pénis, les mâles savent se défaire du sperme de leurs rivaux : avant de procéder à l'acte sexuel, le mâle becquette les régions inférieures de sa partenaire, l'incitant à rejeter tout le sperme qu'elle aurait pu recueillir auparavant.

Plus exotique encore est le cas de l'alecto à bec rouge, oiseau d'Afrique qui vit en petites communautés. Les femelles de cette espèce font preuve d'une assez prodigieuse légèreté de mœurs. Confrontés à cet état de choses, les mâles se sont forgé un pseudophallus : une sorte de baguette, incapable de délivrer le moindre spermatozoïde. Durant les rapports sexuels, ils frottent cet organe sur celui de la femelle durant une bonne demi-heure, puis éjaculent par leurs véritables parties génitales, secoués par un orgasme apparemment très vif. Il semblerait que ce soit au mâle qui apportera à la femelle la plus vive stimulation préalable que reviendront le plus de chances de la persuader de recevoir son sperme.

Tous ces éléments contribuent à expliquer pourquoi le pénis de votre ami présente cet aspect effrayant. Primates ou insectes, il est de règle que, chez les espèces où les femelles ne fraient qu'avec un seul mâle durant un certain temps, le pénis de celui-ci soit de petite taille et ne présente aucun trait particulier. L'organe d'un énorme gorille de deux cent dix kilos pourra n'atteindre que quelques malheureux cinq centimètres, sans la moindre arête ou aspérité. Une misère, par comparaison à *Oxyura vittata*, petit canard du grand Sud de l'Amérique, dit érismature orné, dont le pénis, long d'une vingtaine de centimètres, rivalise avec celui de l'autruche et présente des épines. Il faut tenir compte qu'un gorille mâle régente en général toute une petite troupe et n'a guère de souci à se faire quant au sperme d'un éventuel rival. Pourtant, si j'étais une femelle gorille, je me sentirais encore frustrée : il semble que les plus coquines accèdent plus facilement à l'orgasme.

C'est pourquoi j'aurais tendance à penser que, si le pénis de votre compagnon est ainsi bardé d'épines, c'est que chez les lorisidés les femelles se montrent sans doute quelque peu dépravées. Mais quant à savoir si ces épines sont apparues parce que vous-mêmes les appréciez, ou simplement pour mieux vous nettoyer – eh bien, qui mieux que vous pourrait donc répondre à la question ?

Chère Dr Tatiana,

Je suis une reine d'abeille et me sens très inquiète. Tous mes amants abandonnent à l'intérieur de mon corps leurs parties génitales, puis décèdent immédiatement. Cela est-il normal ?

En toute perplexité,
dans le Domaine du Trèfle (Cloverhill).

Pour vos amants, c'est la manière normale de quitter le monde : non dans l'agonie mais par une sorte d'explosion. Le mâle de l'abeille, au moment de l'orgasme, éclate brusquement ; ses parties génitales se détachent avec un violent craquement. Je comprends bien que vous vous en trouviez démoralisée. À quoi est dû ce phénomène ? Hélas, Majesté, cette explosion n'a rien de fortuit. Laisser leurs parties dans votre orifice génital, c'est l'obstruer. Chacun de ces mâles espère ainsi empêcher votre accouplement avec un autre. En d'autres termes, ce membre mutilé est l'équivalent d'une ceinture de chasteté.

Sans doute estimez-vous que ce n'est pas ainsi que l'on devrait traiter une reine. Cependant, même les reines ne sauraient échapper à la guerre des sexes. Je crains fort, en vérité, que votre problème ne constitue un parfait exemple de tous les conflits d'intérêts, vifs et complexes, que ne manque pas de susciter la promiscuité généralement propre aux femelles.

Pour bien voir comment se nouent ces conflits, considérons-les d'abord du point de vue des mâles. Ceux-ci se trouvent dans une situation critique. Une jeune reine telle que vous n'a besoin que de quelques jours d'accouplement pour s'en aller construire un nid, après quoi vous n'aurez plus à vous soucier de relations sexuelles, trop occupée par votre demi-million de rejetons. Qui plus est, les chances que le même mâle puisse s'accoupler de nouveau avec vous sont infimes. Car c'est en l'air, passez-moi la boutade, que les abeilles s'envoient en l'air : Majesté, vous aurez pris votre envol pour vous accoupler au premier mâle qui aura pu vous atteindre. La compétition peut s'avérer féroce, il arrive que l'on observe jusqu'à vingt-cinq mille abeilles mâles rassemblées pour se disputer une reine. Mais vous, personnellement, ne connaîtrez pas plus de dix-sept accouplements, ce qui implique que la plupart des abeilles mâles n'en connaissent jamais aucun. Le mâle qui sera parvenu à vous posséder n'aura donc pas tant perdu dans ce déchirement fatal : il n'aurait guère eu d'autres chances de s'accoupler. On peut même considérer qu'il y aura gagné : vous ayant rendue sexuellement indisponible, il empêche tout autre mâle de s'emparer de vous et de la sorte de féconder une plus grande proportion de vos œufs – transmettant ainsi davantage de ses propres gènes.

Il reste un problème, c'est que, si l'intérêt du mâle est que vous n'accueilliez que lui, le vôtre au contraire est de frayer avec plusieurs. En effet, une reine d'abeille qui s'accouplerait une seule fois risquerait de voir sa progéniture diminuée de moitié, compte tenu de la complexité qui régit la répartition des deux sexes chez votre espèce.

De façon générale, chez les abeilles, les mâles dérivent d'œufs non fécondés, et les femelles d'œufs fécondés. Mais il se trouve un gène, dit de détermination sexuelle, qui complique cet agencement. Lorsqu'une reine s'accouple avec un mâle doté de la même version de ce gène, la moitié de ses œufs fécondés donneront naissance à des mâles et, très précisément, à des mâles stériles. Du coup, au lieu de produire d'une part des ouvrières travaillant dur pour assurer la subsistance de la communauté et d'autre part quelques mâles féconds en attente de l'unique occasion qui leur sera donnée de périr de jouissance, elle comptera parmi ses rejetons pour moitié des mâles stériles, parfaitement inutiles, que leurs sœurs ouvrières se feront du reste un plaisir de dévorer. Pareille réduction de la force de travail disponible met en péril l'existence même du nid. Si la reine accueille plusieurs mâles, et non un seul, chacun de ceux qui porteront le même gène de détermination sexuelle qu'elle-même ne fécondera qu'une moindre proportion de ses œufs. Cette fraction de sa progéniture sera composée de mâles stériles. Aussi, plus la reine aura de relations sexuelles, mieux elle sera à même d'éviter la catastrophe.

Ce n'est pas tout. Bien évidemment, les mâles ont intérêt à contrecarrer leurs prédécesseurs en faisant un grand nettoyage avant de s'accoupler eux-mêmes à la reine. Vous imaginerez bien qu'ils auront cherché quelque moyen de surmonter cette sorte de ceinture de chasteté. À examiner les choses de près, on s'aperçoit que chaque abeille mâle porte à l'extrémité de son phallus une structure pileuse propre à déloger les parties génitales que son prédécesseur y aura laissées au prix de sa propre existence.

Cela laisse à envisager un certain scénario évolutif, selon lequel il fut un temps où les reines ne copulaient qu'avec un seul partenaire. Puis survint une reine mutante qui en prit plusieurs. Elle se révéla plus opérante que ses congénères vertueuses, de sorte que le gène encourageant la multiplication des rencontres se répandit parmi toute la population des abeilles. Alors apparut un mâle qui, en explosant lors de l'acte sexuel, rendit impossible à la reine de copuler à nouveau. Ce gène d'autodéflagration des mâles se répandit dans toute l'espèce. La reine, en guise de contre-attaque, trouva à son tour le moyen d'évoluer pour contrer cet avantage acquis par les mâles, soit en rejetant par elle-même le ballot spermatique, soit en le faisant retirer par ses ouvrières (cette étape fut sans doute rapidement franchie, car celles qui se refusaient à cette tâche devenaient inaptes à produire elles aussi des œufs). À la suite de quoi les mâles mirent au point de nouvelles contre-mesures, et ainsi de suite…

Comme vous l'avez certainement compris, de telles situations n'ont rien d'exceptionnel. C'est une règle générale : plus les femelles s'abandonnent facilement, plus les mâles perdent au compte. Un mâle capable d'empêcher sa compagne de le tromper avec ses rivaux lui fera plus d'enfants qu'un compagnon moins sourcilleux et, de ce simple fait, lui transmettra davantage de ses propres gènes. Aussi ne serez-vous guère étonnée d'apprendre que les ceintures de chasteté sont apparues de façon courante au cours de l'évolution. On en trouve chez les chauves-souris, les rats, les nématodes (vers ronds), les serpents, les araignées, les papillons, les drosophiles, les cobayes, les écureuils, les chimpanzés – et j'en passe. Il faut cependant reconnaître que la plupart de ces animaux ne vont pas jusqu'à s'amputer le sexe, se contentant de procédés plus traditionnels : par un tampon, un ciment ou une colle…

Ainsi, chez beaucoup de rongeurs, les mâles sont dotés d'énormes glandes pour sécréter un bouchon à la fois robuste et élastique, qu'ils installent dans les entrailles de la femelle après le coït. Celui que met en place la souris domestique, par exemple, est si résistant que même au scalpel il est difficile de l'entailler ; une fois ce tampon installé chez la femelle, toute tentative de l'enlever peut déchirer les ligaments de sa matrice.

Pauvres mâles, en vérité ! Bien que les accouplements répétés soient tout à l'avantage de la femelle, celle-ci continue de résister à leurs pressions. Plus ils cherchent à contrôler la situation, plus elles leur opposent de résistance.

C'est pourquoi les ceintures de chasteté ne se montrent pas toutes si efficaces que cela. Ainsi la femelle de l'écureuil noir de Caroline de l'Est, une fois l'acte sexuel consommé, se démène-t-elle pour retrouver le fameux tampon (il arrive même qu'elle l'ingurgite, quel délice !).

Par ailleurs, les autres mâles cherchent eux aussi à déloger ce fameux tampon. Là non plus, l'aptitude ne leur fait pas défaut. Le pénis du rat, par exemple, est quasiment un organe préhensile, capable de fabuleux exploits gymnastiques pour arracher, à la façon d'un tire-bouchon, les tampons installés par de précédents amants, et les retirer par simple succion.

Pour résumer, la guerre des sexes se mène bel et bien sur les deux fronts. Les conflits d'intérêts entre mâles et femelles ont pour effet que chaque arme ou attitude nouvelle trouvée par l'un des camps fera apparaître dans le camp adverse des éléments destinés à les contrer. C'est ainsi que le mâle forge de nouveaux procédés pour maîtriser et tenir à l'écart les précédents amants de la femelle, tout comme ses prétendants. Génération après génération, c'est à une rude bataille que donne lieu l'évolution.

La situation des mâles n'est guère facile, car la légèreté des femelles menace leur patrimoine génétique. Rien ne sert de séduire toutes celles auxquelles on a accès, si aucune ne tire parti du sperme reçu. L'accessibilité sexuelle de la femelle ne peut que limiter la convoitise des mâles eux-mêmes – important tournant dans l'évolution. Car il ne s'agit pas tant de circonvenir autant de femelles que possible, en simple gougnafier, que d'accroître le nombre d'œufs qui seront fécondés.

Nombre d'humains ne voient là aucune différence : il ne s'agit que de courir le jupon. Bien souvent, pourtant, les hommes les plus gaspilleurs obtiendront moins de progéniture que d'autres plus fidèles, ce qui tend à faire baisser la proportion des gènes proprement masculins.

Messieurs, vous feriez bien mieux de vous accrocher obstinément comme les phasmes, d'éclater comme les abeilles ou de trouver de nouvelles voies d'évolution, plus inouïes que vos rêves les plus fous.

2
Tout gaspillage est exécrable

Être un mâle, cela n'est pas facile. Surtout si vous produisez des spermatozoïdes vingt fois plus longs que vous-même ; ou devez en lâcher des milliards à chaque éjaculation ; ou vous accoupler cent fois par jour pour satisfaire votre partenaire ; ou réaliser je ne sais quelle autre incroyable prouesse sexuelle.

Chère Dr Tatiana,

Je suis une femelle de mérion splendide. L'état de mon mari me préoccupe : il ne cesse d'aller chez le médecin parce qu'il est persuadé de ne pas produire assez de spermatozoïdes pour que nous puissions avoir des enfants. Pourtant, il en décharge huit milliards lors de chaque coït, aussi je ne vois pas où serait le manque. S'agit-il réellement d'un problème médical, ou bien d'un cas de névrose ?

Tout à fait déconcertée.

Chez le médecin, dites-vous ? À mon avis, votre compagnon n'est aucunement un hypocondriaque, mais tout simplement un menteur. Ses prétendus rendez-vous médicaux ne sont qu'un piteux prétexte pour dissimuler son infidélité. Le mérion splendide est réputé pour sa propension aux aventures extra-conjugales. Permettez-moi de vous donner un truc : il est facile de savoir quand un mérion splendide s'en va draguer, car il prend dans son bec un pétale rose qu'il offrira à sa partenaire. Pourquoi précisément rose ? Parce que cela fait joli, contrastant avec les plumes d'un bleu iridescent de ses pommettes, quand il les déploie devant elle. Cependant, la vraie question reste de savoir pourquoi un tel oiseau, pas plus grand que ma main, doit chaque fois éjaculer plus de huit milliards de spermatozoïdes. Chez l'être humain, ce nombre n'est que d'environ cent quatre-vingts millions, ce qui d'ailleurs ne laisse pas non plus de surprendre : pourquoi tant de spermatozoïdes pour un seul petit œuf ?

En fait, la quantité de spermatozoïdes est à peu près corrélative à leur capacité de pénétrer un œuf. Pour un arbre, par exemple, la quantité de pollen qu'il dégage dépend pour une large part de la façon dont il sera répandu. Prenons l'exemple des figuiers. Pour certaines espèces de figuiers, la pollinisation est assurée par de vertueux petits hyménoptères, de la famille des agonidés, qui s'activent à recueillir et à répartir le pollen. Ces figuiers-là peuvent se permettre de ne fournir que peu de pollen. Mais d'autres figuiers sont obligés de s'en remettre à des agonidés plus paresseux, telles les guêpes, qui se contentent de se frotter contre les fleurs, et ils n'ont d'autre choix que de produire beaucoup de pollen.

C'est pourquoi, vous le comprendrez sans peine, dans des espèces telles que la vôtre (ou la mienne), où les mâles délivrent directement leur sperme, le nombre de spermatozoïdes n'a pas besoin d'être aussi important.

Pourtant, tel n'est pas toujours le cas. Chez certaines espèces (de poissons, par exemple), les mâles et les femelles se rencontrent effectivement, mais il n'y a pourtant pas de copulation, le frai est abandonné au caprice des eaux. En pareils cas, le nombre des spermatozoïdes ne dépasse pas considérablement celui des œufs.

En revanche, lorsque l'on considère les oiseaux, les mammifères, ou d'autres espèces où il y a bel et bien copulation, le tableau apparaît tout différent. En effet, c'est quand les femelles se montrent le plus facilement accessibles que les mâles produisent le plus de spermatozoïdes – ce qui, vous en conviendrez, ne manque pas d'ironie.

On considère que deux facteurs contribuent à cette importante production spermatique dans les espèces où les femelles sont plutôt faciles d'accès.

– Le premier est celui que les biologistes appellent « compétition spermatique », et il est exact que les spermatozoïdes des différents mâles se disputent la fécondation des œufs. Si l'on compare la compétition spermatique à une tombola – plus vous achetez de tickets, plus vous avez de chances de gagner quelque chose –, il est clair que les mâles qui produiront le plus de spermatozoïdes seront les mieux placés pour féconder les œufs de la femelle. Et si le nombre de spermatozoïdes a une base génétique, au fil du temps les succès répétés des mâles les plus prolifiques entraîneront un accroissement du nombre de spermatozoïdes produits par chaque mâle. De ce fait, les mâles habituellement soumis à la compétition spermatique se devraient d'avoir des testicules plus gros par rapport à leur taille ; une expérience réalisée sur des scatophages jaunes (des mouches velues qui, après l'accouplement, déposent leurs œufs sur des bouses de vache) a démontré, en effet, que la dimension des testicules peut s'accroître, en fonction de la compétition spermatique, en seulement dix générations.

On pourrait logiquement conclure de cette situation que les mâles les mieux favorisés dans cette compétition pourraient se contenter de ne produire que suffisamment de spermatozoïdes pour féconder chaque œuf. Malheureusement, rares sont les individus à se trouver dans cette enviable situation. Pourtant, il existe un groupe, celui des hippocampes et de leurs proches cousins les syngnathes (au museau allongé comme celui des hippocampes, mais au corps rectiligne et filiforme), réputé pour son mode de reproduction. De façon bien particulière, dans ce groupe la femelle dépose ses œufs dans une poche incubatrice que possède le mâle, lequel peut ainsi les féconder sans craindre les spermatozoïdes d'éventuels rivaux. On ne dispose pas du décompte spermatique de toutes les espèces d'hippocampes, loin de là. Mais on connaît celui du syngnathe de Schlegel (espèce courante dans les herbiers autour des côtes japonaises) et l'on sait qu'il ne produit qu'une quantité dérisoire de spermatozoïdes.

– Le second facteur censé produire un nombre élevé de spermatozoïdes est qu'une incroyable proportion de ceux-ci meurt à l'intérieur des voies génitales féminines : parmi des millions d'entre eux, il n'en reste qu'un tout petit nombre à atteindre leur objectif. Cette invraisemblable hécatombe est connue depuis plus de trois cents ans, mais nous ne disposons toujours pas d'une explication théorique convaincante.

L'étonnant, vous le comprendrez aisément, est que les appareils génitaux femelles manifestent une telle répulsion vis-à-vis des spermatozoïdes. Personne ne sait encore expliquer pourquoi il en est ainsi. Toujours est-il qu'au lieu de bien les accueillir et de les aider à trouver leur voie les organes féminins multiplient les embûches. Les spermatozoïdes peuvent se voir digérés par les femelles, tout bonnement expulsés, voire directement attaqués. Même chez des espèces dont les femelles en conservent dans leur organisme durant des années, ce n'est qu'une faible partie d'entre eux. Par exemple, la reine d'abeille, sur une moyenne de 102 millions de spermatozoïdes (6 millions, issus de quelque 17 partenaires), n'en conserve qu'environ 5,3 millions pour féconder ses œufs. Chez les espèces où la femelle ne conserve pas les spermatozoïdes, cela devient un pur carnage.

Chez les humains, par exemple, les spermatozoïdes entament leur trajet dans un vagin puissamment acide. Or l'acidité est pour eux un facteur létal (ce qui explique pourquoi des tranches de citron judicieusement disposées constituent un contraceptif certes rudimentaire, mais efficace), de sorte que seuls quelque 10 % des spermatozoïdes parviendront à franchir cette première barrière. Ces heureux rescapés devront ensuite affronter le col de l'utérus, nouvel obstacle, bardé d'un certain mucus qui lui non plus n'en laissera pas passer plus d'un dixième environ. Encore ce mucus n'est-il que l'un des dangers présents dans le secteur. Dès le premier soupçon d'une présence de spermatozoïdes, les leucocytes ou globules blancs – qui forment pour ainsi dire l'infanterie du système immunitaire – accourent inonder tant le col de l'utérus que les muqueuses de la matrice, détruisant chaque intrus qu'ils détectent. Ainsi, chez les lapines, après une heure de copulation, c'est une armée de cinquante millions de globules blancs qui se trouve mobilisée au niveau du col de l'utérus ; chez notre espèce, les troupes se rassemblent en un quart d'heure seulement, et quatre heures après le coït elles sont au nombre d'un milliard. Lorsque les spermatozoïdes atteignent finalement les trompes de Fallope, leur nombre s'est réduit de plusieurs millions à quelques centaines seulement. C'est pourquoi des hommes dont l'éjaculat ne renferme que cinquante millions de spermatozoïdes – ce qui pourrait sembler considérable – resteront souvent sans descendance.

Ce rejet des femelles à l'égard des gamètes mâles, d'une espèce à une autre ou d'un individu à un autre dans telle espèce donnée, est beaucoup plus difficile à évaluer que la quantité des spermatozoïdes. J'aurais cependant tendance à penser que l'hostilité des organes génitaux femelles s'accroît en proportion du nombre de spermatozoïdes, ce qui bien sûr pousserait les mâles à en produire davantage. Chez le lapin, par exemple, le nombre de spermatozoïdes parvenant à tel ou tel niveau des organes femelles dépend du nombre de spermatozoïdes éjaculés.

Mais quel bénéfice les femelles trouvent-elles donc à une résistance qui paraît tout à fait contre-productive ? Si elles se montrent par trop hostiles, leurs œufs ne seront tout simplement pas fécondés, et elles resteront sans progéniture. Une idée plausible serait qu'ainsi s'opérerait une sélection des meilleurs spermatozoïdes ; une autre idée encore, que cette résistance viserait avant tout à se protéger contre toute infection. Cela tendrait à expliquer l'insistance des mâles à franchir chacune des barrières tendues. De fait, il est connu que la semence de beaucoup de mammifères – dont l'être humain – contient des substances qui diminuent les facultés immunitaires de leurs femelles. Il se pourrait donc aussi que la résistance de celles-ci s'explique par un accroissement de leurs propres défenses immunitaires, d'où escalade du cycle de l'évolution, de part et d'autre.

Cela me ramène à la question de savoir pourquoi il faut à votre compagnon fournir pareille quantité de spermatozoïdes.

Les mérions splendides vivent en couple et élèvent ensemble leurs rejetons. Cela ne les empêche pas d'avoir un comportement sexuel extrêmement libre, et la plupart des femelles ont au moins un amant. Évidemment, cela exaspère la compétition entre spermatozoïdes. Il est fréquent qu'aucun des oisillons du nid n'ait pour père celui qui l'élève. Alors peut-être, Madame, tandis que votre compagnon courait le guilledou, n'auriez-vous pas également commis quelque petite espièglerie ?

> *Chère Dr Tatiana,*
>
> *Je vous écris de l'Ohio. J'ai entendu dire qu'il me faudra trois semaines pour produire un seul spermatozoïde. Apparemment, ce serait parce qu'il doit avoir un flagelle vingt fois plus long que mon corps tout entier. Cela me semble d'une totale injustice : je ne suis qu'une petite mouche,* Drosophila bifurca. *Me serait-il possible d'obtenir une prothèse ?*
>
> *En attente d'avoir des spermatozoïdes…*

Il n'existe aucun marché de flagelles artificiels, aussi vous faudra-t-il en fabriquer par vous-même. Je conviens que c'est plutôt injuste : au nom de quoi une drosophile de trois millimètres de long (donc plus petite que ce tiret : —) devrait-elle fabriquer des spermatozoïdes mesurant cinquante-huit millimètres ? Le mâle humain, bien plus gros que vous, s'en tire fort bien avec des spermatozoïdes mille fois plus courts. De fait, si l'homme devait produire des spermatozoïdes à la même échelle que vous, ils seraient aussi longs qu'une baleine bleue. Voilà qui serait un spectacle !

Nos connaissances sur le nombre de spermatozoïdes produits sont assez bonnes, mais nous en savons beaucoup moins sur l'évolution de la taille et de la forme des spermatozoïdes. La seule chose dont nous soyons certains, c'est qu'ils tendent à être petits et plus simples chez les espèces où les œufs sont fécondés en dehors de l'organisme femelle.

Considérons d'abord la forme des spermatozoïdes. De façon générale, le spermatozoïde ressemble un peu à un têtard, avec une grosse tête et une queue, le flagelle, ondulant derrière lui. Cependant, nombreuses sont les espèces où les choses se présentent autrement.

Il faut aussi faire mention des spermatozoïdes se déplaçant toujours par paires, comme on a pu l'observer chez les opossums d'Amérique, les coléoptères aquatiques, les mille-pattes, les thermobies ou certains escargots de mer. Les spermatozoïdes en forme de crochet connaissent aussi un notable succès. Les koalas, les rongeurs, les grillons, notamment, en sont dotés. Les protoures, de minuscules bestioles longtemps considérées comme des insectes primitifs, furent les premiers à jouer au Frisbee : leurs spermatozoïdes ressemblent à des disques plats ! Les spermatozoïdes des écrevisses ressemblent à des soleils de feux d'artifice. Les escargots terrestres produisent des sortes de tire-bouchons. Certains termites fabriquent des spermatozoïdes barbus, dotés d'une centaine de flagelles. Les nétathelminthes ou vers ronds produisent des spermatozoïdes amiboïdes qui rampent au lieu de nager. Plus impressionnants encore, les spermatophores, ces sacs de sperme que sécrètent bon nombre d'espèces. Ainsi la pieuvre géante du Pacifique, après une fort longue approche amoureuse, délivre-t-elle un spermatophore qui est une énorme bombe, mesurant plus de un mètre, contenant plus de dix milliards de spermatozoïdes qui iront éclater dans l'appareil reproducteur d'une femelle.

Ces différentes formes ayant évolué de manière tout à fait indépendante chez les différents groupes, elles ont certainement joué un rôle souvent plutôt bénéfique. Il se pourrait ainsi (quoique à ma connaissance la chose n'ait jamais été démontrée) que les crochets de certains spermatozoïdes les aient aidés à s'accrocher aux voies génitales des femelles. Quant aux autres éventuels avantages d'autres formes de sperme, je n'en sais pas plus que vous. Toujours est-il qu'il ne semble pas que cette forme joue le moindre rôle vis-à-vis de la promiscuité des femelles.

La dimension des spermatozoïdes, en revanche, paraît bien en jouer un. Chez les vers ronds, les plus gros spermatozoïdes l'emportent sur leurs rivaux de plus petite taille, qui se déplacent moins vite et ne sont guère en mesure de faire face aux bousculades. Pareillement, chez l'acarien des bulbes, un ravageur des cultures agricoles, ce sont les mâles fournissant les plus gros spermatozoïdes qui fécondent le plus grand nombre d'œufs. C'est pourquoi, chez les espèces où les femelles se montrent le plus abordables, les mâles ne cherchent pas à produire davantage de spermatozoïdes, mais plus gros. Ces deux propriétés ne peuvent indéfiniment se développer ensemble : il faut bien qu'à un moment donné le calibre accru des spermatozoïdes entraîne leur diminution quantitative. Sans doute, dans la plupart des espèces, la propension à en conserver un nombre suffisant interdit-elle un excessif accroissement de la taille des spermatozoïdes.

Pourtant, chez certaines espèces, la quantité de spermatozoïdes produits paraît jouer un moins grand rôle que leur dimension. Les spermatozoïdes géants se rencontrent chez toutes sortes d'espèces animales. Même si vous, *Drosophila bifurca*, êtes le champion en titre, au cours des derniers siècles la palme du spermatozoïde le plus gros est revenue à des ptiliidés (les plus minuscules des coléoptères), à des nonectidés, à des ostracodes, à des tiques, à l'escargot australien *Hedleyella falconeri*, au discoglosse peint et à beaucoup d'autres espèces de drosophiles.

Par exemple, il semblerait que les spermatozoïdes des ostracodes se battraient entre eux, jusqu'à se réduire en miettes, bien qu'à ma connaissance ce phénomène n'ait jamais été observé en laboratoire.

Malheureusement, les travaux sur les spermatozoïdes géants n'ont mené à rien, au-delà d'un évident ébahissement initial, de sorte que je ne saurais trop quoi vous dire sur les raisons pour lesquelles certains animaux produisent des gamètes mâles aussi gargantuesques. Le peu que l'on sache, c'est que la très grande taille de ces spermatozoïdes n'a rien à voir avec la dimension des œufs. Ceux-ci ont été beaucoup moins étudiés que les spermatozoïdes, d'observation plus facile quand la fécondation se fait à l'intérieur de la femelle ; toujours est-il que, chez d'autres espèces de drosophiles que la vôtre, les œufs sont plus gros, et les spermatozoïdes plus petits.

On a également suggéré que les spermatozoïdes géants pourraient être une sorte d'offrande du mâle à la femelle pour que celle-ci puisse mieux nourrir l'œuf une fois fécondé. Mais, chez beaucoup d'espèces à spermatozoïdes géants, l'œuf n'en absorbe qu'une toute petite partie, aussi ne suis-je guère non plus convaincue par cette explication. Les spermatozoïdes géants, en bloquant les voies génitales de la femelle, formeraient-ils comme une ceinture de chasteté ? Cela vaut peut-être pour les ptiliidés, chez qui un seul spermatozoïde géant suffit à emplir les voies génitales de la femelle. Mais tel n'est pas le cas des ostracodes, dont les femelles ont une étrange façon de conserver dans leur organisme les spermatozoïdes, qu'elles entreposent dans une zone sans accès direct à celle où sont produits les œufs, de telle sorte que, pour pouvoir remplir son rôle, un spermatozoïde doit d'abord sortir de ce vestibule et se déplacer, en dehors du corps de la femelle, jusqu'à la chambre d'incubation.

Chez votre plus proche compétiteur, *Drosophila hydei* (dont les spermatozoïdes mesurent 23 millimètres), non seulement la femelle s'accouple fréquemment, mais elle mêle les spermatozoïdes des différents mâles. De sorte que, si elle a plusieurs rapports dans la journée, chacun de ces mâles engendrera une part de sa progéniture.

Encore reste-t-il à expliquer l'existence de ces spermatozoïdes géants. Là où il a été possible de mesurer le coût que représente leur production, il s'est avéré considérable. Alors que votre lointain cousin *Drosophila melanogaster* (aux spermatozoïdes de 1,91 millimètre) est en mesure de copuler quelques heures seulement après être sorti de sa pupe, il faut aux mâles de votre espèce au moins deux semaines pour développer leurs énormes testicules.

Mais la situation pourrait être pire. Si rien de grave ne vous arrive, vous pouvez espérer demeurer en vie encore six mois – ce qui est beaucoup pour une drosophile –, de sorte qu'il n'est pas si grave de devoir attendre avant de perdre votre virginité. Chez un autre de vos cousins, *Drosophila pachea* (dont les spermatozoïdes atteignent 16,53 millimètres), les mâles restent toute la première partie de leur existence incapables de se reproduire. Et voici qui vous réconfortera peut-être : alors que la plupart des mâles doivent fournir de véritables armées de millions de spermatozoïdes, vous-même pourrez vous contenter d'un petit nombre de gamètes mâles de bonne qualité.

Chère Dr Tatiana,

Je suis un mâle de l'espèce Drosophila melanogaster *et me sens furieux. Quand j'étais encore un asticot, on m'a dit que les spermatozoïdes, on pouvait en avoir des quantités, qu'il n'y avait rien de plus facile que de les fabriquer et de les dilapider. Devenu adulte, c'est ce que j'ai fait, j'ai gaspillé sans compter. Mais on m'avait raconté des bobards : alors que je suis loin d'avoir terminé ma vie d'insecte, je n'ai plus du tout de sperme, et les filles ne s'intéressent plus à moi. Qui dois-je mettre en cause dans cette affaire ?*

De Londres, complètement à sec.

Notre ami Bateman, dont j'ai déjà parlé, a beaucoup examiné cette question. « Les spermatozoïdes, ce n'est rien du tout », telle était l'une de ses grandes idées. Or, rien n'est plus inexact. Quoique sincèrement navrée que vous ayez ainsi été induit en erreur, je ne puis m'empêcher de ressentir une certaine satisfaction personnelle à constater que *Drosophila melanogaster*, principale espèce étudiée par Bateman, connaisse parfois des problèmes de cet ordre.

En résumé, Bateman soutenait que, vu qu'il est plus facile de fabriquer un spermatozoïde qu'un œuf, les facteurs de limitation de la reproduction sont tout autres chez les mâles que chez les femelles. Celles-ci, selon lui, seraient limitées par le nombre d'œufs produits, les mâles par le nombre de partenaires conquises. Selon cette conception, les spermatozoïdes seraient pour ainsi dire en nombre illimité, et chaque œuf aurait toutes chances d'être fécondé.

Il s'en faut de beaucoup que telle soit la règle. Chez de nombreux animaux marins, des éponges jusqu'aux oursins, le mâle n'a pas de rapport direct avec une partenaire, mais largue son sperme dans les flots. Chez d'autres, ce sont les œufs qui sont abandonnés aux courants. Cela entraîne que les deux sortes de gamètes ont bien du mal à se rencontrer. Nombreuses sont les espèces où une grande proportion d'œufs ne sont jamais fécondés. Aussi n'est-il pas étonnant que chez certaines éponges les mâles émettent du sperme à un rythme qui ferait croire qu'ils sont finalistes pour un concours d'imitation du Vésuve, crachant partout d'épais nuages de deux ou trois mètres de hauteur, toutes les dix minutes ou chaque demi-heure.

Sur la terre ferme, les plantes peuvent rencontrer des difficultés du même ordre. Les insectes qui assurent leur pollinisation, par exemple les abeilles, dérogent souvent à leur rôle, préférant ingurgiter le pollen plutôt qu'aller le porter aux fleurs femelles, qui de ce fait n'en ont souvent pas assez pour féconder leurs ovules. Une ariacée sylvestre aussi prolifique que l'ariséma triphylle des forêts produit dix fois plus de graines si elle est pollinisée par un chercheur que par une mouche.

Ces difficultés n'affectent pas uniquement les organismes soumis aux courants océaniques, aux vents ou aux caprices des pollinisateurs. Le tétra citron, petit poisson d'Amazonie, ne parvient pas à féconder tous les œufs qu'une femelle peut produire en une journée. Son niveau de réussite diminue en proportion du frai, et il en arrive bientôt à un point tel qu'il lui faut plutôt consacrer son énergie à produire davantage de sperme qu'à chercher de nouvelles fréquentations. Aussi n'est-il pas étonnant que les femelles de cette espèce manifestent apparemment une préférence pour les mâles qu'elles n'ont jamais vu frayer avec d'autres. Chez la girelle-paon à tête bleue, poisson des récifs coralliens de l'Atlantique, les plus gros mâles économisent leur sperme et ne le livrent qu'avec parcimonie, souvent en quantité inférieure aux besoins des femelles.

Le problème est évidemment que, de façon générale, les mâles ne produisent pas un unique spermatozoïde pour chaque œuf, mais des centaines, des milliers, voire des millions. Cela leur coûte beaucoup d'énergie. Ainsi les serpents-jarretières doivent-ils se reposer vingt-quatre heures après avoir fait l'amour (de façon, il convient de le préciser, plutôt vigoureuse). Un diamant mandarin mâle, petit oiseau à bandes noires et blanches capable de copuler trois fois en trois heures, a ensuite besoin de cinq jours pour reconstituer son sperme. Les mâles des crabes bleus, eux, ont besoin au moins d'une quinzaine. Même le bélier, qui possède en principe assez de sperme pour quatre-vingt-quinze éjaculations (au lieu d'une et demie chez un homme normal !), voit rapidement réduire le nombre de ses spermatozoïdes. Après six jours d'activité sexuelle, ceux-ci peuvent descendre de dix milliards chaque fois jusqu'à moins de cinquante millions, seuil au-dessous duquel les chances de fécondation deviennent minimes. Certains serpents se vident littéralement : chez la vipère péliade, espèce européenne venimeuse, le mâle s'amaigrit considérablement dès le début de la saison des amours, alors qu'il n'a rien d'autre à faire qu'à rester étendu au soleil et à reconstituer son sperme – étrange façon de perdre des calories…

Mais sans doute la preuve la plus décisive de la limitation du nombre de spermatozoïdes se trouve-t-elle chez les hermaphrodites : des organismes tels que les limaces des jardins ou les escargots, qui sont à la fois mâles et femelles. Selon la théorie de la quantité illimitée des spermatozoïdes, les hermaphrodites devraient se trouver à court d'œufs avant de manquer de spermatozoïdes et privilégier leur tendance femelle vis-à-vis de leur tendance mâle. Or, tel est bien loin d'être le cas chez nombre d'espèces hermaphrodites.

Prenons le cas de *Caenorhabditis elegans*, minuscule ver rond transparent, très prisé des généticiens. Ce nématode diffère de la plupart des hermaphrodites en ceci qu'il présente deux genres sexuels différents : de véritables hermaphrodites et des mâles. Chez les hermaphrodites, de façon générale, la sexualité peut revêtir deux formes : la copulation bilatérale, où deux individus s'inséminent mutuellement, et la copulation unilatérale, où la rencontre sexuelle s'effectue chez un seul individu entre les gamètes mâles et femelles.

Or, chez *C. elegans*, les hermaphrodites ne peuvent copuler entre eux mais seulement produire les gamètes des deux sexes et s'autoféconder (les mâles, évidemment, ne produisent que des spermatozoïdes). Faute de trouver un mâle, un *C. elegans* hermaphrodite se trouvera à court de sperme après avoir pondu quelque trois cents œufs. Ce déficit en spermatozoïdes se manifeste clairement parce que l'animal continue à pondre des œufs non fécondés, parfois jusqu'à une centaine.

Mais *C. elegans* est peut-être un cas isolé. En général, les espèces hermaphrodites ne produisent pas des œufs et des spermatozoïdes au même moment, elles commencent par élaborer du sperme. Et plus elles en fabriquent, plus elles doivent attendre pour produire des œufs et entamer le processus de reproduction. Un délai excessif s'avère néfaste : ces vers ont une progéniture d'autant plus abondante qu'ils commencent à se reproduire tôt.

C. elegans et les espèces apparentées ne sont pas les seuls hermaphrodites à se trouver régulièrement à court de sperme. On retrouve cette limitation chez les limaces de mer, les lièvres de mer, les escargots d'eau douce et les planaires (Ces différents organismes, qui paraissent très proches, ne sont pas en fait directement apparentés. Leur apparence et leur mode de vie se sont constitués de façon indépendante). Chez la planaire gonocéphale *(Dugesia gonocephala)*, qui pratique l'accouplement réciproque, la préparation des sacs de spermatozoïdes prend deux jours, aussi chaque individu se montre-t-il économe et n'en délivre-t-il pas plus qu'il n'en reçoit : chacun arrête de fournir du sperme en même temps que son partenaire. Chez la limace de mer *(Navanax inermis)*, qui pratique l'accouplement en chaîne, on constate que les individus semblent préférer leur rôle féminin à leur rôle masculin – contrairement à ce qu'on pourrait penser si les spermatozoïdes étaient en nombre illimité.

Si quelqu'un doute encore que le rôle de mâle ne soit pas une sinécure, je peux lui citer l'exemple des limaces nord-américaines jaunes vivant le long des côtes nord-ouest du Pacifique. Chez ces hermaphrodites, la copulation est unilatérale, et, chez plusieurs espèces, les individus n'émettent du sperme qu'une seule fois, quel que soit le nombre de spermatozoïdes produits à cette occasion. Le pénis de ces limaces est énorme et entortillé. Au cours de l'acte, il arrive fréquemment que cet organe reste englué dans les organes du partenaire. En ce cas et une fois la chose faite, l'un des deux partenaires se charge de ronger l'organe devenu inutile (un phénomène tout à fait exceptionnel, l'« apophallation »). Cet organe ne repousse jamais, de sorte que l'individu qui l'a perdu ne pourra plus jouer que le rôle de femelle.

Cela étant dit, revenons à votre propre situation. Chez *Drosophila melanogaster*, il semblerait que les mâles puissent être sujets à deux sortes de stérilité liées à l'accouplement. La première forme est temporaire : une fois l'acte accompli, il faut au mâle toute une journée pour reconstituer ses réserves avant de s'accoupler à nouveau. La seconde forme apparaît définitive. Malheureusement, le type d'expériences menées jusqu'ici n'a pas permis de déterminer dans quels délais s'installe cette stérilité définitive. Tout ce que l'on sait, c'est que des mâles présentés à deux femelles tous les deux jours deviennent complètement et irrémédiablement stériles après trente-quatre jours, soit presque la moitié de leur vie adulte. Peut-être que, dans la nature, les mouches mâles ne s'accouplent jamais aussi fréquemment ou ne vivent pas assez longtemps pour qu'un tel problème se pose. Mais cela n'est pas non plus certain. Ce n'est sans doute pas une coïncidence si dans votre espèce, comme dans beaucoup d'autres, les femelles préfèrent accorder leurs faveurs à des mâles vierges et d'aspect juvénile.

Chère Dr Tatiana,

Ma lionne est nymphomane. Chaque fois qu'elle est en chaleur, elle veut faire l'amour au moins toutes les demi-heures, pendant quatre ou cinq jours. Je m'en trouve épuisé – mais ne veux pas le lui laisser voir. Ne pourriez-vous me suggérer, je vous en prie, quelque médicament qui me permettrait d'accroître mes performances ?

Nous ne sommes pas des « sex-machines *»,*
dans le Serengeti (Tanzanie).

Il existe en effet un médicament spécifique, mais je crains fort qu'il n'ait pas encore été autorisé pour les lions. De toute façon, vous n'avez guère à vous montrer fier de vous. Un grand et gros lion comme vous devrait se montrer à la hauteur, sans en faire toute une histoire. J'ai entendu parler de lions capables de copuler 157 fois en 55 heures, avec deux femelles différentes. N'en doutez pas, le fait est avéré.

Mais examinons donc la raison de cette énorme lubricité de votre femelle. Elle souffre effectivement, au sens clinique du terme, de nymphomanie. Ce syndrome se présente sous deux formes principales. Dans la première, la femelle a besoin d'un grand nombre de stimulations pour parvenir à la fécondation. Dans la seconde, c'est le mâle qui copule frénétiquement non tant pour stimuler la femelle que pour s'assurer que toute la couvée attendue viendra bel et bien de lui. Votre compagne relève manifestement de la première forme de nymphomanie.

Cette infirmité est loin de n'affecter que les lionnes : ainsi les femelles des rats, du hamster doré ou de la souris des cactus, par exemple, ont-elles besoin d'une vigoureuse stimulation avant d'être en mesure de concevoir. Cependant, les lionnes se montrent particulièrement exigeantes : selon certaines estimations, moins de 1 % des coïts produisent des lionceaux. Aussi ne faut-il pas s'étonner de voir les lions si souvent somnolents.

À quoi sert une aussi forte stimulation ? Certaines espèces (comme les lapins, les furets, les chats domestiques) ne produisent pas d'œufs sans cela. D'autres, tels que les rats, en délivrent spontanément, mais, même si ses œufs ont été fécondés, une femelle insuffisamment stimulée ne deviendra pas gestante.

Qu'en est-il des lions ? On considère généralement qu'il en va pour eux comme pour les chats domestiques, et que les femelles ne produisent pas d'œufs sans une nécessaire stimulation. Toutefois, il est si dangereux de chercher à s'assurer de cette réalité, concernant des animaux sauvages tout de même assez redoutables, qu'on ne dispose en fait d'aucune certitude.

Cependant, quels que soient les mécanismes en jeu, le problème de base reste le même : cette stimulation exacerbée a quelque chose de réellement extravagant. Chez les animaux sauvages, l'extravagance disparaît rapidement quand elle n'apporte pas de véritable bénéfice. Si certaines lionnes avaient besoin de moins de stimulation pour se retrouver gestantes – ce qui ne présenterait aucun inconvénient –, on verrait descendre ce taux de stimulation. Or tel n'est pas le cas, aussi la question demeure-t-elle : pourquoi les lionnes ont-elles besoin de tant d'encouragements pour parvenir à la festation ?

Cela tient peut-être à la structure sociale régnant chez cette espèce. Lions et lionnes cohabitent dans des groupes familiaux que l'on appelle des troupes. Les mâles doivent défendre ces troupes contre les agressions d'autres mâles. Si les mâles en place perdent la bataille, les nouveaux venus prennent leur place et massacrent tous les lionceaux qu'ils trouvent – ce qui arrête la lactation chez les femelles, lesquelles sont à nouveau en chaleur. De trop fréquents changements de mâles sont évidemment préjudiciables aux femelles. D'où peut-être l'extraordinaire virilité qu'elles exigent d'eux, comme pour s'assurer qu'ils seront assez vigoureux pour défendre la troupe pendant au moins quelques années.

Une confirmation semble en être donnée par le fait que la fécondité des lionnes est moindre au début de la reconstitution d'une troupe, comme si elles entendaient vérifier que leurs nouveaux compagnons se montreront à la hauteur. Cela dit, on ne saurait voir là qu'une explication partielle de cette étonnante dilapidation : en effet, même quand les lionnes connaissent déjà leurs partenaires, il leur faut copuler des centaines de fois dès qu'elles sont en chaleur.

Serait-ce le vagabondage sexuel des femelles qui expliquerait ce fabuleux gaspillage ? Concernant la première forme de nymphomanie dont nous avons parlé, cela ne fait aucun doute. Chez le hamster doré, par exemple, plus une femelle est énergiquement stimulée par son partenaire, moins elle sera tentée de répondre aux avances d'autres mâles. Chez les rats, pareille stimulation n'empêchera guère la femelle d'aller voir ailleurs ; cependant, si son principal amant s'est montré suffisamment actif, il y a toutes chances qu'il soit le père de ses ratons. Chez la mésange huppée (un petit passereau), les femelles ne cessent de réclamer des relations sexuelles ; si le mâle ne se montre pas à la hauteur des exigences de sa partenaire, elle ne tardera guère à le tromper.

En ce qui concerne les lions, les choses sont plus compliquées. Tout d'abord, il est plus difficile de les observer que les hamsters, les rats ou les mésanges huppées, de sorte que nos connaissances sur les pratiques sexuelles des lionnes restent assez limitées. Selon certains témoignages, une lionne en chaleur fréquente le même partenaire pendant plusieurs jours ; mais d'autres observateurs affirment que les lionnes changent de mâle chaque jour. Les analyses génétiques montrent qu'à de rares exceptions près les lionceaux d'une même portée sont bien du même père, mais on ne peut guère en tirer de conclusions. Si les lionnes ont un comportement semblable à celui des rates (que l'on me pardonne la comparaison), la paternité de leur progéniture indique bien moins la vertu de la mère que la remarquable efficacité de l'un ou l'autre de ses partenaires.

Comment résoudre la question ? L'expérimentation étant manifestement impossible, on pourrait comparer les lions à d'autres espèces félines, des comportements analogues pouvant reposer sur des mécanismes analogues. Malheureusement, cette comparaison ne fait qu'accroître le mystère : certains félins copulent en effet tout autant que les lions, mais ne présentent pas d'autres similitudes manifestes. Par exemple, la nymphomanie ne saurait expliquer pourquoi les lions vivent en troupe. Des félins solitaires, comme les léopards et les tigres, copulent eux aussi avec frénésie quand leurs femelles sont en chaleur. Ce n'est pas non plus une question de taille des espèces. Le comportement sexuel des lions, des pumas, des léopards, des tigres et des jaguars ne se retrouve pas chez le guépard ou la panthère, ou le guépard des neiges. En revanche, le tout petit chat des sables (espèce peu connue, qui se nourrit de rongeurs dans les déserts du Moyen-Orient et de l'Asie centrale) copule abondamment, ce qui n'est pas le cas d'autres félins de petite taille comme le lynx roux ou l'ocelot. On sait malheureusement très peu de chose sur le vagabondage sexuel des femelles chez ces différentes espèces. Je considère toujours pour ma part que chez les lions cette tendance est l'explication la plus plausible, mais un jury impartial conclurait sans doute que l'affaire n'est pas tranchée.

Je voudrais indiquer, pour finir, que la frénésie sexuelle des punaises d'eau géantes est du second type dont je parlais au début : le mâle bloque les voies de la femelle pour s'assurer qu'aucun autre mâle ne puisse y pénétrer. Cela tient au fait que les punaises d'eau géantes mâles sont des pères dévoués, qui portent les œufs sur leur dos et aident les petits à éclore. Chez ces insectes, les femelles n'aiment pas frayer avec des mâles déjà encombrés de progéniture, de sorte que les mâles n'ont généralement la possibilité de s'occuper que d'une femelle à la fois. C'est ce dont ils se contentent en effet, sauf exception. J'ai entendu parler d'un mâle qui avait insisté pour copuler plus de cent fois en trente-six heures – soit près d'une fois par œuf. J'espère bien que vous ne vous laisserez pas surpasser par une punaise d'eau ?

> *Chère Dr Tatiana,*
> *Je crains bien d'être mal formée. Je suis une* rhamphomyie *à longue queue, qui fréquente toutes les soirées convenables mais chaque fois pour se voir repoussée. Les gars ne m'approchent pas ; quant à une proposition de dîner, n'en parlons pas. J'ai observé que toutes les autres filles ont l'air de soucoupes volantes, alors que j'ai en tout point l'aspect d'une mouche ordinaire. Que puis-je faire à cela ?*
>
> *Quasimoda, Delaware.*

Votre cas est en effet surprenant. En général, chez les rhampsodiques à longue queue, nourriture et sexualité vont de pair. Une heure avant le crépuscule, le mâle capture un insecte appétissant – par exemple un savoureux éphémère – et se met en quête d'une femelle à laquelle apporter sa proie afin qu'elle la dévore pendant qu'ils feront l'amour. Les femelles, quant à elles, se rassemblent en attendant l'arrivée des mâles. Cependant, contrairement à beaucoup d'insectes, les rhamphomyies à longue queue ne se retrouvent pas sur des buttes ou des souches d'arbre. Les mâles préfèrent les clairières des bois, où les groupes de femelles sont clairement visibles sur fond de ciel.

Les mâles des rhamphomyies à longue queue sont tatillons et préfèrent offrir l'insecte qu'ils ont capturé aux femelles les plus corpulentes. On ignore pourquoi il en va ainsi. Chez une espèce géographiquement voisine de la vôtre, cela tient à ce que les femelles bien dodues sont plus près de pondre des œufs, ce qui limite le risque qu'elles aient d'autres rapports entre-temps.

Dans votre cas, cependant, la taille n'indique aucunement une ponte imminente. Certes, dans toutes sortes d'espèces, des insectes jusqu'aux poissons, les femelles les plus replètes sont aussi les plus fécondes, de sorte que leur taille donne une certaine idée du nombre d'œufs qu'elles sont en mesure de produire. Cependant, l'évolution de la taille des femelles de rhamphomyies à longue queue s'est faite de manière assez particulière. Elles possèdent deux poches gonflables, de chaque côté de l'abdomen. Avant de rallier leur groupe, elles s'installent sur des buissons où elles engloutissent de telles quantités d'air qu'elles en deviennent trois ou quatre fois plus grosses.

Essayez donc, je suis sûre que vous parviendrez vous aussi à obtenir cette allure de soucoupe volante.

Nombreuses sont les espèces où les femelles n'acceptent d'avoir de rapports qu'avec des mâles qui leur apportent des cadeaux consistants. Elles rejettent ceux qui ne leur offrent rien et punissent même ceux qui n'ont que peu à proposer, en ne copulant que durant un bref instant. C'est peut-être pourquoi *Pisaura mirabilis*, seule sorte d'araignée connue pour les présents que les mâles font aux femelles, prend la peine de les envelopper dans de la soie. Plus il y a de soie, plus il faut de temps à la femelle pour achever son repas, même si par lui-même le contenu en est médiocre.

Ces cadeaux présentent des formes très différentes selon les espèces. Il s'agit souvent de sécrétions digestibles, contenant des protéines et autres nutriments. Considérons la blatte tropicale *Xestoblatta hamata*. Après l'acte sexuel, la femelle se régale des sécrétions anales du mâle, mangeant pour ainsi dire dans l'assiette. Il arrive aussi que ces sécrétions ne soient pas ingurgitées de la sorte, mais introduites dans le même sac que les spermatozoïdes. Chez l'écaille ornée *(Utetheisa ornatri)*, une espèce de papillon de nuit de l'Amérique tropicale, lors du coït le mâle introduit chez la femelle une substance chimique qui la protège des araignées. Celles-ci la trouvent si répugnante qu'elles la relâchent de leurs toiles juste après l'avoir capturée, coupant tous les liens dont elles l'ont entourée. Une étrange variante s'observe chez le mâle de la cosmosome écarlate *(Cosmosoma myrodora)*, superbe papillon imitant une guêpe et qui porte bien son nom : au cours de la copulation, il recouvre sa partenaire d'un voile imprégné d'une substance qui repousse les araignées. Tous les cadeaux n'ont pas un intérêt aussi purement pratique. Chez les mouches à ballonnet, qui font partie comme les rhamphomyies de la famille des lampididés, le mâle confectionne pour la femelle un gros ballon de soie blanche avec lequel elle jouera pendant qu'il lui fera l'amour.

Plus leurs cadeaux deviennent dispendieux, plus les mâles se montrent attentifs au choix de la partenaire à qui ils l'offriront. On n'emmène pas n'importe qui au Ritz, n'est-ce pas ? Chez la sauterelle mormone (cousine des criquets et sauterelles vertes, mais aux élytres vestigiaux, donc incapables de voler), le mâle se retrouve dans une pénible situation dès le premier coït, car la sécrétion de son présent lui fait perdre le quart de son poids total. Comme on l'imagine bien, ces jeunes mâles se montrent difficiles et ne s'adressent qu'à des partenaires bien dodues. Beaucoup de papillons connaissent un déficit du même ordre : les mâles, après s'être accouplés, sont hors d'état de reconstituer rapidement une offrande suffisante. C'est pourquoi les papillons mâles, eux aussi, se montrent extrêmement difficiles dans leurs choix amoureux.

Toutefois, dans le cas des rhamphomyies à longue queue, ce n'est pas tant la valeur de leur cadeau qui rend les mâles attrayants, c'est tout simplement qu'ils peuvent se permettre de se montrer difficiles. En effet, les femelles de cette espèce ont perdu toute capacité de chasser et dépendent entièrement d'eux pour leur nourriture. C'est pourquoi vous feriez bien de vous laisser un peu bedonner, si vous voulez attirer leur attention.

Il ne suffit pas de baisser son pantalon pour se montrer un mâle. Des relations sexuelles satisfaisantes exigent une certaine dépense physique, surtout dans les espèces où les femelles ne se contentent pas d'un seul compagnon. Le sperme revient alors très cher. Non seulement le mâle devra éjaculer une énorme quantité de spermatozoïdes, mais il ne sera pas en mesure de le faire fréquemment. C'est une situation difficile, car si une femelle vous trouve médiocre, elle n'attendra pas longtemps pour aller chercher ailleurs. C'est pourquoi, avant de bondir sur la première femelle venue et apparemment avide, souvenez-vous de cet avertissement de l'écrivain anglais lord Chesterfield à son fils, en 1774 : « Le plaisir est bref, la position ridicule et l'effort détestable. »

3
Fruits de la connaissance

Pourquoi les femelles ont-elles une telle tendance à courir la prétentaine ? Parce que, en règle générale, plus leurs mœurs sont légères, plus leurs rejetons sont beaux et sains. Cependant, cela tient à des raisons très différentes selon les espèces.

Chère Dr Tatiana,
Je m'appelle Vikram et suis un jacana bronzé. Je fais partie d'un harem, j'ai bâti un nid et fait tout ce qu'il fallait, mais ma femelle ne s'intéresse pas à moi et ne me fournit pas d'œufs à couver. Quelle peut bien être mon erreur ?

Un époux négligé.
Tamil Nadu (Nord de l'Inde).

Parlez donc plus fort, criez, hurlez ! Chez les jacanas bronzés, c'est à peu près tout ce qui attire l'attention des femelles qui, de leurs longs doigts élégants, trottent sur les feuilles de nénuphars. C'est que ce sont des oiseaux très occupés. La femelle doit défendre un vaste territoire, rencontrer de nouveaux compagnons, pondre ses œufs. Vous n'arriverez à rien en vous traînant comme une plume mouillée : il faut vous faire entendre.

Les femelles des jacanas tiennent leurs affaires bien en main. Elles copulent avec tous les mâles de leur harem (souvent jusqu'à quatre), passant de l'un à l'autre. Ce sont les mâles qui s'occupent des petits – de sorte qu'un mâle occupé à couver ou à donner la becquée est dispensé de copulation. C'est ainsi qu'une femelle possédant un harem peut avoir jusqu'à quatre fois plus de poussins que si elle avait un seul partenaire. Cela montre ce que vous pouvez obtenir d'elle, si vous vous montrez utile.

Ce besoin de soutien est une des raisons pour lesquelles tant de femelles changent si souvent de partenaire. Examinons le cas du nandou d'Amérique du Sud, un oiseau ressemblant aux autruches et qui pas plus qu'elles ne sait voler. Chaque mâle reçoit des œufs de plusieurs femelles. Il les couve tous et élève les poussins. Dans la pampa, la saison venue, on voit se promener les mâles entourés de leurs petits, qu'ils maintiennent regroupés en sifflotant doucement. Pendant ce temps, les femelles sont en vadrouille pour s'accoupler à d'autres mâles et leur confier le soin d'autres couvées. En fait, ce système – où les mâles s'occupent des petits de plusieurs femelles, qui elles-mêmes répartissent leurs œufs entre plusieurs mâles – est très répandu, particulièrement chez les poissons.

Même dans des systèmes où les femelles ne font pas preuve d'une telle lubricité, elles peuvent recevoir encore plus d'aide si elles se laissent facilement approcher. Chez la carouge à épaulettes rouges, bien reconnaissable, le mâle avec lequel une femelle a frayé accourt à sa défense si son nid est attaqué. Cela peut donner lieu à de difficiles conflits : si le principal compagnon d'une femelle la soupçonne de le tromper, il peut fort bien cesser de se soucier d'elle. De même, chez le bruant des roseaux, les mâles feront moins d'efforts pour nourrir les poussins s'ils ne sont pas certains que ce sont vraiment les leurs.

Mais les jacanas bronzés semblent beaucoup moins préoccupés par ce genre de choses. Pour autant que l'on sache en l'état actuel des analyses génétiques, il est courant dans cette espèce que les mâles élèvent des poussins qui ne sont pas issus d'eux. Pourquoi s'en accommodent-ils ? C'est qu'ils n'ont pas le choix. Chez eux, ce sont les femelles qui commandent. La femelle pèse 60 % de plus que le mâle, lequel ne peut que lui obéir ou abandonner la place. Comment un tel système s'est-il mis en place ? J'aimerais beaucoup pouvoir vous le dire, d'autant que bien des femmes apprécieraient sans doute de connaître la réponse...

> *Chère Dr Tatiana,*
> *Je suis un indicateur à dos jaune, propriétaire d'un remarquable immeuble : un flanc de collines qui comporte de nombreux nids d'abeilles géantes de l'Inde. Beaucoup de filles viennent me voir et me laissent les posséder. Elles prétendent que c'est par amour, mais je me demande pourquoi ensuite elles s'empiffrent de cire d'abeille. Je commence vraiment à me demander si elles n'en font pas autant avec tous les mâles. Pouvez-vous me rassurer sur ce point ?*
>
> *De plus en plus méfiant pour mon nanan.*
> *Himalaya.*

Un brin d'extase pour un rayon de miel ? L'échange me paraît équitable. Vous disposez, après tout, d'une substance dont elles ont besoin : de la cire d'abeilles. Et elles vous offrent des œufs à féconder. En fait, je ne vois pas pourquoi les femelles vous donneraient du plaisir sexuel sans rien en tirer pour elles-mêmes, ni pourquoi elles se contenteraient d'un seul bienfaiteur. Voici cependant qui pourra peut-être vous rassurer : les femelles de votre espèce ne sont pas des parangons de vertu, mais certainement pas non plus des sottes sans cervelle, loin de là. Elles n'ont de rapports sexuels qu'avec des mâles disposant d'un territoire et, de ce fait, capables de leur procurer de la cire d'abeille, ce qui écarte bon nombre de prétendants.

Mes garçons, je crains de devoir vous apprendre que le sexe et l'appétit sont étroitement liés. Vous vous souvenez de la rhamphomyie à longue queue ? Eh bien, nombreuses sont les autres espèces où les femelles entendent bien échanger sexualité contre nourriture. Il y a plus d'un moyen de répondre aux appétits féminins. Tout d'abord, comme notre ami à dos jaune, vous pouvez défendre un territoire contenant des substances dont les femelles ont besoin, et exiger d'elles au moins un coït chaque fois que vous les recevez. Vous pouvez également partir en quête de nourriture à leur offrir. Troisième méthode, mais que je ne recommanderais guère qu'à des insectes tels que vous, vous pouvez sécréter des cadeaux à partir de ce que vous avez vous-mêmes ingurgité.

Malheureusement, si la nourriture peut vous permettre d'obtenir des relations sexuelles, elle ne peut vous assurer de l'amour. Dans les espèces où les femelles s'offrent librement contre pitance, elles sont généralement mieux nourries, et leur progéniture est plus abondante. Prenons l'exemple du criquet duettiste. Si elles en ont la possibilité, les femelles de cette espèce échangeront sexe contre aliments avec jusqu'à vingt-cinq partenaires. Les femelles volages pondent davantage de paquets d'œufs (et avec chaque fois plus d'œufs que celles qui ne s'accouplent qu'une seule fois). Quand les temps sont durs et que la nourriture se fait rare, la petite heure et demie nécessaire pour faire l'amour et se nourrir n'est pas du temps perdu. Chez la nommée piéride du navet, un papillon qui affectionne les prairies humides, le mâle vierge éjacule un sac de sperme équivalent à quelque 15 % de son poids total. Outre des spermatozoïdes, ce sac contient des aliments, et les femelles qui ont des rapports avec plusieurs mâles vierges pondent des œufs plus nombreux et plus gros que celles qui n'en ont qu'avec un seul ; en outre, elles vivent plus longtemps. Si elles ont des amants non vierges, elles seront davantage encore portées au vagabondage sexuel. Les mâles qui ont déjà copulé ne leur apportent pas autant d'éléments : leurs sacs de sperme sont à peine d'à moitié aussi importants que ceux de leurs congénères vierges. Les femelles suppléent ce manque d'aliments en nouant des relations avec d'autant plus de mâles.

La vie est dure. Les filles, n'oubliez pas que les mâles effectuent d'incroyables efforts pour trouver ou produire des aliments – pourtant, vos rapports avec eux ne garantissent même pas que leur sperme vous sera utile. Cette constatation a donné lieu à de vigoureuses controverses sur la question de savoir pourquoi, après tout, les mâles se soucient de nourrir les femelles. Certains pensent qu'un bon repas n'est pour un mâle qu'une sorte de préliminaire à l'acte sexuel. D'autres estiment que le mâle s'efforce de se montrer un bon père, en apportant à la femelle des éléments nutritifs indispensables qu'elle pourra incorporer dans ses œufs et qui donneront à leur progéniture un bon départ dans l'existence. On a analysé les œufs de centaines d'espèces pour déterminer si les substances apportées par les mâles avaient effectivement été incorporées. Les résultats sont très variables. Il arrive que la femelle transmette ces éléments nutritifs à ses œufs, mais aussi qu'elle s'en nourrisse elle-même. Il arrive également que des aliments fournis par un mâle servent à des œufs fécondés par un autre. Mais il n'y a rien là qui doive surprendre. Les filles préféreront toujours faire l'amour avec les garçons qui leur offriront le plus ; après, c'est à elles de choisir ce qu'elles feront de ces cadeaux. Tout ce qu'un mâle peut faire, c'est espérer qu'il lui a donné satisfaction. C'est là que réside l'espoir.

> *Chère Dr Tatiana,*
> *Je suis une perche marine dorée, mâle, et j'ai entendu dire que les femelles volages tendent à l'emporter dans mon espèce parce qu'elles ont plus de rejetons que toutes les autres. Comment puis-je interrompre cet effilochement du tissu moral chez les perches des futures générations ?*
>
> *Très indigné.*
> *Basse-Californie (Mexique).*

Il est exact que, chez beaucoup d'espèces, les femelles qui s'accouplent le plus ont une progéniture plus nombreuse et plus saine que celles qui se restreignent. Mais rassurez-vous, ce n'est pas le cas des poissons de votre espèce. Certes, les perches marines dorées femelles sont effrontées, elles s'en vont chercher les mâles dans les vagues déferlantes sans attendre qu'eux-mêmes les sollicitent. Mais même les plus grosses, celles qui ont le plus de chances de séduire plusieurs mâles, n'ont pas des embryons plus nombreux, plus volumineux ou plus toniques que celles qui ne s'accouplent qu'une fois.

Alors, pourquoi ces perches femelles courent-elles après les mâles ? Personne ne le sait exactement. On a soutenu qu'elles voulaient accroître leurs chances en cas de stérilité de leurs partenaires. Mais, de façon générale, je ne crois pas que ce soit une explication convaincante de ces comportements volages : chez la plupart des espèces, les femelles s'accouplent beaucoup plus qu'il ne serait nécessaire pour éviter la stérilité. Je n'admets guère non plus l'idée reçue que les femelles qui amassent du sperme s'apparient à nouveau parce qu'elles seraient venues à en manquer. Cette situation peut certes se produire, mais, dans la plupart des espèces, elles recommencent à s'accoupler bien avant qu'une telle diminution ne pose réellement problème. Et, tant qu'à affronter les préjugés, je voudrais aussi démentir que le vagabondage sexuel des femelles vise à accroître la diversité génétique de leur descendance. Ce comportement accroît toujours la diversité génétique, mais telle est rarement sa visée.

Dans le cas de la perche marine dorée, la théorie d'une crainte de la stérilité des mâles semble toutefois plausible. Les perches marines dorées sont des animaux bizarres. Au lieu de répandre leurs œufs et leurs spermatozoïdes dans la mer comme le font la plupart des poissons, elles copulent : le mâle introduit directement son sperme dans l'orifice génital de la femelle. Qui plus est, les femelles ne pondent pas d'œufs mais sont vivipares. Il s'écoule cependant un long délai – plusieurs mois – entre le moment où la femelle s'accouple et celui où elle féconde ses œufs. Durant l'hiver, par ailleurs, les mâles cessent de s'intéresser au sexe, et leurs testicules se ratatinent. Si une femelle n'avait qu'un compagnon et que celui-ci s'avérait stérile, elle ne pourrait procréer de toute l'année. Ce n'est certainement pas cela que vous souhaiteriez ?

Vous soulevez pourtant là une fort intéressante question. Lorsque la tendance au vagabondage sexuel est d'origine génétique, alors en effet ce type de comportement devient plus courant, les femelles volages tendant à avoir plus de rejetons que leurs consœurs monogames. C'est ainsi que fonctionne la sélection naturelle. Malheureusement, nous ne savons pas grand-chose des gènes qui influencent le comportement sexuel des femelles chez les diverses espèces animales, en l'occurrence chez la perche marine dorée. Tout ce que je puis dire, c'est que tant chez la mouche *Drosophila melanogaster* que chez le grillon balbutiant de l'Ouest *Gryllus integer*, les femelles n'ont pas toutes le même penchant pour les relations sexuelles, et que cela s'explique largement par des différences génétiques. C'est pourquoi, les gars, vous devriez bien observer la mère de votre petite amie : si c'était une luronne, il y a toutes les chances pour que sa fille le soit aussi.

Chère Dr Tatiana,

Je me consume d'angoisse existentielle. Je suis un diopsidé[1] Cyrtodiopsis dalmanni *; chaque soir les femelles se pressent pour copuler avec moi, mais il est rare que je les revoie une seconde fois. Pire encore, parmi mes visiteuses il en est peu qui soient vierges – et je sais qu'elles courent les mâles. Pourquoi ne leur suis-je pas suffisant ?*

Avec le sentiment de ne pas être à la hauteur.
Malaisie.

Il est notoire que les femelles de votre espèce sont très généralement libertines. Elles sont irrésistiblement attirées par les mâles imposants, d'apparence impériale, dont l'écart entre les yeux dépasse la longueur de leur corps. Sous les tropiques, comme vous le savez par expérience, les diopsidés se rassem-

1. Mouche aux yeux pédonculés.

blent près des ruisseaux au crépuscule et s'y installent pour la nuit, sur les fins poils absorbants des racines qui dépassent des berges. Les femelles recherchent les poils absorbants tenus par les mâles aux plus longs pédoncules – et elles copulent avec eux au matin, avant de s'envoler pour prospecter leur objectif pour le lendemain.

C'est qu'en réalité, voyez-vous, les femelles peuvent bien raconter qu'elles cherchent un partenaire gentil, sensible et dévoué, que la personnalité importe plus que l'apparence... En vérité, dans la plupart des espèces, elles pratiquent une véritable discrimination sexuelle, fondée sur l'apparence physique. C'est pourquoi, de façon générale, elles préfèrent les mâles aux queues ridiculement longues, avec des coiffures fantaisistes ou, en l'occurrence, des yeux placés à l'extrémité de pédoncules longs et rigides.

Darwin était intrigué par les extravagantes parures et décorations qui ornent tant de mâles. L'évolution des armes était facile à expliquer, moins celle des parures. Bien souvent, celles-ci semblent aller à l'encontre de la sélection naturelle, en rendant la survie beaucoup plus difficile. La queue du paon peut bien paraître magnifique – mais a-t-on jamais vu un paon voler ? C'est un affublement presque ridicule, qui alourdit considérablement ces oiseaux et en fait d'excellentes proies pour les tigres.

Pour expliquer comment d'immenses traînes ou autres affiquets pouvaient se développer malgré le risque couru vis-à-vis des prédateurs, Darwin conçut une notion encore plus radicale que celle de l'évolution par sélection naturelle : celle de la « sélection sexuelle », selon laquelle les femelles préféreraient avoir des relations avec les plus beaux mâles. De ce fait, les beaux mâles auraient plus de rejetons que les autres, et leur plus grand attrait esthétique l'emporterait sur les risques courus du fait d'avoir une queue de grande taille.

On ne manqua pas de tourner Darwin en dérision. Les femelles de telles espèces auraient donc le sens de la beauté ? Ridicule ! Ce serait à elles qu'il reviendrait de choisir ?

Absurde ! Mais, comme si souvent, c'est bien lui qui avait raison. De nos jours, personne ne contesterait que chez de nombreuses espèces ce sont les femelles qui décident activement avec qui nouer des relations sexuelles, et que ces préférences peuvent expliquer l'apparition d'extravagants ornements. Ce qui reste toutefois l'objet d'une âpre controverse, c'est de comprendre ce qu'elles gagnent à choisir les plus longs pédoncules oculaires ou les traînes les plus longues. S'agit-il seulement de signaux sexuels, ou y a-t-il encore autre chose ?

En principe, il n'y a rien là d'incompatible. La simple attirance sexuelle peut évoluer par ce que l'on appelle « l'emballement de Fisher », ou l'avantage d'avoir des « enfants séduisants ». Qui est Ronald Aylmer Fisher ? Une des sommités de la génétique mathématique du XXe siècle. Selon son modèle, les goûts des femelles sont au départ arbitraires ; disons que, si par exemple elles préfèrent les mâles à longues queues, c'est à prendre comme un simple fait. Mais il s'ensuit que les mâles dotés d'une longue queue auront davantage de rapports sexuels. Les femelles qui préfèrent les longues queues auront quant à elles des rejetons à longues queues (donc « séduisants ») – qui à leur tour auront davantage de rapports sexuels, et ainsi de suite. Au bout du compte, les queues des mâles deviendront de plus en plus longues. Quand ce processus prend-il fin ? Le plus souvent, lorsque l'inconvénient d'avoir une queue un peu trop longue et d'être de ce fait plus exposé aux prédateurs l'emporte sur l'avantage d'être un peu plus attirant sexuellement.

D'un autre point de vue, la beauté pourrait n'être pas seulement un facteur superficiel. Selon l'hypothèse des « bons gènes », des queues ridiculement longues, des coiffures fantaisistes ou des pédoncules oculaires exagérément longs montrent aux femelles non seulement qu'un mâle possède les gènes correspondants, mais que l'ensemble de son patrimoine génétique est bon. En d'autres termes, les mâles dotés d'une longue queue sont tout bonnement les meilleurs : leur belle tournure indique qu'ils possèdent les meilleurs gènes – et donc que leur progéniture aura plus de chances de survivre.

La théorie de l'emballement et la théorie des bons gènes sont en principe toutes les deux logiques. Mais, comme toujours, il est difficile de retrouver ce que Mère Nature a entendu faire dans tel ou tel cas particulier. Permettez-moi de vous en donner quelques exemples. Les biologistes qui étudient les oiseaux sauvages leur mettent souvent des petits bracelets de couleur autour des pattes pour être en mesure de les distinguer de loin. Bien évidemment, ces bracelets ne constituent pas une caractéristique héréditaire. Cependant, il s'avère que les femelles du diamant mandarin trouvent extrêmement attirants les mâles qui portent des bracelets rouges, au point qu'elles leur donneront une couvée supplémentaire. Les bracelets verts en revanche n'apportent pas cet avantage. Peut-être les femelles jugent-elles que la couleur verte ne s'accorde pas à l'orangé des pattes ; toujours est-il que les mâles affublés de bracelets verts n'ont guère de succès auprès d'elles. Peut-on imaginer facteur plus arbitraire ?

Cependant, si cette préférence démontre que les femelles peuvent se montrer capricieuses – principe de base pour la théorie de l'emballement –, dans des situations plus naturelles il est souvent extrêmement difficile de déterminer si les femelles s'accouplent parce qu'elles trouvent qu'un mâle est attirant ou parce qu'elles sont en quête de bons gènes.

Un bon exemple de cette énigme est celui des paons. Les paonneaux issus des mâles aux queues les plus belles ont de meilleures chances de survie que ceux dont les pères ont un aspect plus banal – ce qui, à première vue, confirmerait l'hypothèse des « bons gènes ». Le problème est qu'il se peut aussi qu'en réalité cela soit dû à ce que les femelles qui s'accouplent avec les mâles les plus attirants s'occupent peut-être davantage de leur progéniture. Chez les canards colverts, une femelle qui s'accouple avec un mâle des plus séduisants produit des œufs plus gros que lorsque son partenaire est laid. Or la dimension des œufs est déterminante quant à la survie des canetons. Il s'avère cependant que le charme du mâle n'influe en rien sur cette dimension des œufs. La différence relève entièrement du degré d'affection de la femelle. Pourquoi donc celle-ci tient-elle compte de ce facteur ? Qui sait, peut-être faut-il en revenir à l'hypothèse de Fisher, peut-être que chez les canards les femelles portent davantage d'attention à leurs canetons quand elles savent qu'ils seront eux aussi plus attirants à l'âge adulte ? On n'en sait rien car, s'il est certain que les femelles ne modifient pas la taille de leurs œufs, il se pourrait qu'elles procèdent à des adaptations plus subtiles. Par exemple, une mère peut accélérer sensiblement la croissance de ses poussins en modifiant la teneur en testostérone d'un œuf.

Votre cas, cher ami aux yeux pédonculés, est tout aussi complexe. Quand les femelles s'accouplent avec vous, que cherchent-elles : de bons gènes ou des rejetons attirants ? Il est démontré que, si l'environnement larvaire est rude, seuls quelques mâles s'avéreront posséder les gènes nécessaires pour développer de grands pédoncules. Ici encore, à première vue, cela renforce l'hypothèse des « bons gènes » : les femelles choisiraient les mâles les plus aptes à supporter un environnent difficile. Hélas, faute d'informations sur la capacité de ces mâles à obtenir une progéniture plus résistante que celle d'autres mâles, il nous est impossible de trancher. En choisissant les mâles aux plus longs pédoncules oculaires, les femelles accroissent-elles aussi leurs chances d'avoir des enfants séduisants ?

Chère Dr Tatiana,

Je suis un chernète scorpioïde, cette espèce de phorétique qui monte sur les arlequins de Cayenne. C'est du moins ce que je devrais être. Mais quand j'ai trouvé un coléoptère sur lequel monter, je n'ai pas été admis à bord. Une grosse brute a aidé ma petite amie à monter, mais m'a repoussé quand le longicorne s'est envolé. Elle était contente de partir avec lui, et je sais qu'elle couche avec lui, cette traînée. En attendant, je reste abandonné ici, pauvre chernète scorpioïde collé à sa branche pourrissante. J'ai bien essayé d'agiter mes pinces

> *devant des arlequins de Cayenne qui volaient au-dessus de moi, mais aucun n'est descendu. Comment faire pour sortir de cette impasse et trouver une fille qui me sera fidèle ?*
>
> *En rade au Panamá.*

Mon garçon, tout ça fait beaucoup de problèmes. Commençons par le plus urgent : vous tirer de cette branche. J'ai bien peur que vous n'alliez nulle part en agitant ainsi vos pinces. Les chernètes scorpioïdes vivent sur des branchages en pourrissement – de préférence tombés d'un figuier. Le seul problème, dans cet accommodement par ailleurs excellent, c'est qu'un jour ou l'autre la branche sera complètement décomposée et ses occupants condamnés à mort. Comment, en effet, s'échapper de ce morceau de bois avant qu'il ne se soit complètement gâté ? Grâce justement aux arlequins de Cayenne.

Ceux-ci sont de magnifiques coléoptères, dont les élytres brun-noir sont décorés de marbrures orange et blanches. Mais ce qui est plus intéressant encore que leur aspect, c'est qu'ils habitent eux aussi sur des branches en voie de décomposition. C'est un cycle qui commence lorsqu'une femelle pond ses œufs sur une branche de figuier récemment tombée. Ses larves se développent à l'intérieur du bois, pendant plusieurs mois, puis en sortent entièrement développées. C'est là le moment favorable pour vous. Les chernètes scorpioïdes sont de minuscules arachnides, beaucoup plus petits que les véritables scorpions, encore que la différence la plus importante tienne à ce qu'ils ne possèdent pas de dard. Cela signifie que vous pouvez vous installer sous les élytres d'un arlequin de Cayenne, en attendant le moment où celui-ci vous emportera vers de nouvelles branches cassées, où vous trouverez des partenaires et pourrez pondre des œufs.

Cependant, comme vous l'avez constaté, l'espace disponible sous les élytres de ce cérambycidé n'est pas immense. Même sur un grand insecte ne peuvent guère grimper qu'une trentaine de chernètes scorpioïdes. De plus, un gros chernète mâle a vite fait de prendre possession de cet espace et de se débarrasser de ses concurrents. Sous couvert de galanterie, il laisse monter les femelles avant les autres mâles. Ensuite, une fois le cérambycidé envolé, il a des relations sexuelles avec le plus grand nombre possible de ses compagnes. En cet instant même, comme vous avez raison de le craindre, votre petite amie est sans doute en train de s'accroupir sur un spermatophore que votre « grosse brute » a déposé pour elle sur le dos de l'arlequin de Cayenne. J'en suis navré pour vous. Et j'ai bien peur de devoir vous donner d'autres mauvaises nouvelles. Les arlequins de Cayenne, une fois parvenus à l'âge adulte, ne sont plus attirés par les vieilles branches tombées, de sorte qu'ils ne peuvent plus vous servir d'éventuels passeurs. Si vous ne trouvez pas d'autre cérambycidé sur le départ, vous resterez abandonné à tout jamais, membre inutile d'une population condamnée.

Vous pouvez cependant trouver quelque consolation. Lorsque l'arlequin de Cayenne qui transporte votre petite amie trouvera une nouvelle branche brisée, il y débarquera votre amie et les autres femelles. Là, dans le bois pourrissant, elle mettra au monde sa progéniture. Comme elle est capable d'emmagasiner les spermatozoïdes, certains de ses enfants seront probablement aussi les vôtres. Aussi, quoique toujours bloqué sur votre bout de bois, pensez à toutes ces larves qui vous ressembleront…

Quant à trouver une femelle de votre espèce qui vous serait fidèle, c'est à peu près aussi probable que d'attraper une étoile filante. Les femelles des chernètes scorpioïdes adorent courir la prétentaine : elles refusent très généralement les sollicitations de leurs précédents amants et préfèrent de nouvelles conquêtes. Pourquoi cela ? C'est très simple. Les femelles qui s'accouplent avec deux mâles ont plus de chances d'avoir des rejetons que celles qui s'accouplent deux fois avec le même. Cela ne signifie aucunement que beaucoup de mâles soient stériles, mais plutôt, semble-t-il, que les femelles qui ne s'accouplent qu'avec un seul mâle ont tendance à avorter. Il semblerait que les gènes paternels et maternels soient souvent incompatibles. En s'accouplant avec différents mâles, les femelles contournent cette difficulté.

À mon avis, c'est pour éviter de telles incompatibilités génétiques que chez beaucoup d'espèces les femelles se montrent si entreprenantes. Ce n'est encore là qu'une hypothèse récente, qui n'a été vérifiée qu'auprès d'espèces aussi accessibles que l'abeille domestique. Néanmoins, l'incompatibilité génétique entre les deux sexes est probablement chose courante. Par exemple, chez la bruche à quatre taches *(Callosobruchus maculatus)*, l'aptitude du mâle dans la compétition spermatique dépend partiellement de l'agencement des gènes de sa partenaire. Et il ne fait aucun doute que chez nombre d'espèces l'incompatibilité génétique soit une importante cause de stérilité.

Chez l'être humain, par exemple, quelque 10 % des couples ne parviennent pas à faire d'enfants. Parmi ces cas, 10 à 20 % ne semblent pas dus à la stérilité de l'un des partenaires, mais à une incompatibilité génétique. Qui plus est, nombre de femmes ont tendance à accoucher prématurément de fœtus qui étaient en parfait état. Là encore, le problème vient souvent de l'interaction entre les gènes des partenaires. Cela donnerait-il une explication à l'infidélité féminine ? Je n'ai pas de réponse à cette question.

Cela étant, on dispose d'éléments assez convaincants pour penser que les animaux sont dotés de mécanismes innés en vue d'échapper d'emblée à ces difficultés. On notera, par exemple, que les gènes principalement responsables des fausses couches font partie d'un vaste complexe désigné comme le complexe majeur d'histocompatibilité (CMH). Ces gènes sont essentiels au système immunitaire. Ils contribuent à assurer la résistance aux maladies infectieuses et, chez l'être humain, sont la cause du rejet d'organes transplantés. Ce complexe ne comporte peut-être pas moins d'un millier de gènes différents, dont certains présentent à leur tour un bon millier de formes, soit une incroyable diversité. Tout indique que le CMH confère à chaque individu une odeur spécifique. Par exemple, tant l'être humain que les souris perçoivent à l'odorat la différence entre deux individus ayant un patrimoine génétique identique, à l'exception du CMH. On a souvent reproduit l'expérience dite « du T-shirt malodorant ». Des hommes ou des femmes sont invités à renifler des T-shirts portés durant plusieurs jours par des personnes du sexe opposé. Régulièrement, ces cobayes préfèrent les odeurs des individus dont les gènes de ce complexe ne sont pas les mêmes que les leurs. Oui, vous avez bien compris : les fausses couches sont davantage à redouter quand les deux membres du couple ont en commun certains gènes CMH.

Bien entendu, aucune femme ne tomberait amoureuse uniquement d'une odeur corporelle, et en examinant comment se forment effectivement les couples, on ne trouve aucune structure générale à ce niveau, Il n'en reste pas moins surprenant que, lors de l'expérience du T-shirt, les seules femmes qui appréciaient l'odeur du vêtement de leur partenaire étaient celles qui usaient de pilules contraceptives. On en ignore la raison, mais si cette constatation s'avérait exacte de façon générale, cela entraînerait des conséquences assez troublantes.

Chère Dr Tatiana,

Je préfère ne pas vous indiquer mon identité, car ce n'est pas à propos de mon propre cas ou de celui de mon espèce que je vous écris. Mais de celui de voisins extrêmement bruyants, à savoir un groupe de chimpanzés. Dès que leurs guenons sont en chaleur, on se croirait dans une rue à putes. Hier même, j'ai pu voir une nénette baiser avec huit gars en l'espace d'un quart d'heure. Une autre fois, j'en avais vu une autre s'en faire sept, à raison de quatre-vingt-quatre fois en huit jours. Pourquoi sont-elles aussi salopes ?

Époustouflée et les yeux écarquillés.
Côte-d'Ivoire.

C'est une excellente question que vous soulevez là. Cette extraordinaire promiscuité sexuelle des chimpanzés femelles n'a pas manqué d'intriguer bien des chercheurs. Pour être franche, je vous avouerai que l'on ne sait toujours pas pourquoi elles sont si incroyablement déchaînées. Deux théories sont toutefois habituellement avancées.

– La première affirme que ces guenons s'accouplent avec de nombreux partenaires afin de créer une compétition entre leurs spermatozoïdes. En d'autres termes, cette compétition ne serait pas la conséquence mais bien la cause du fait que les guenons ont des rapports sexuels avec plus d'un seul mâle. Je sais combien cette idée peut sembler incongrue. Cependant elle mérite d'être examinée de près, car on la voit régulièrement ressortir pour justifier le comportement licencieux des femelles de nombreuses espèces. Voyons donc comment on a pu tenter de la justifier.

L'hypothèse de départ est que certains mâles sont beaucoup plus aptes que d'autres à féconder les œufs des femelles. Peu importe à quoi tiendrait cette différence, l'important est qu'elle serait héréditaire. Autrement dit, cette capacité à féconder les œufs aurait un fondement génétique, certains gènes se transmettant de père en fils. Et c'est pourquoi les femelles qui s'offrent le plus facilement auraient des rejetons mâles plus aptes, à leur tour, à devenir pères que celles qui ne s'accouplent qu'une fois.

Cependant, on ne connaît à l'appui de cette théorie que des indices pour le moins indirects. Je ne rejette pas l'idée qu'elle puisse être exacte, mais j'attends toujours de lire une démonstration rigoureuse établissant que la compétition entre spermatozoïdes est la principale raison pour laquelle les femelles de toutes espèces se montrent si volages. Les biologistes ont soulevé d'interminables controverses sur le déroulement de cette compétition, mais un grand nombre de facteurs sont ici en cause : l'ordre d'arrivée, le temps nécessaire à la démarche, le nombre de mâles concernés, etc. Certaines de ces variables ne dépendent évidemment pas d'un simple facteur génétique. Ainsi les rates ont-elles un appareil génital bifurqué, d'où souvent des performances différentes entre les spermatozoïdes qui empruntent la voie de gauche ou celle de droite.

Imaginons, cependant, que l'on puisse prouver qu'un certain mâle l'emporte toujours sur les autres. Cela n'implique aucunement que cette supériorité sera transmise à ses rejetons mâles. En effet, il existe au moins un élément décisif pour la transmission de la qualité des spermatozoïdes qui ne peut se transmettre d'une génération à l'autre, à savoir les organites qui permettent aux spermatozoïdes de se déplacer : les mitochondries. Ce sont ces minuscules éléments qui apportent leur énergie aux cellules. Chez la plupart des espèces, les mitochondries s'héritent uniquement par voie maternelle. Peuvent-elles amoindrir les chances qu'aura un mâle de féconder des œufs ? Et comment ! Des mitochondries défectueuses sont cause de stérilité, notamment chez l'homme, le bélier, le coq... Inversement, certains spermatozoïdes ne présentant rien de remarquable par eux-mêmes peuvent sembler des moteurs turbo, comme si quelqu'un avait installé des fusées sur une vulgaire brouette. Il n'est pas difficile de voir en quoi réside le problème. Il ne suffit aucunement de démontrer que les spermatozoïdes de tel ou tel mâle sont particulièrement compétitifs : reste à prouver que cela relève d'une caractéristique héréditaire. J'aurais d'ailleurs tendance à penser que des facteurs encore inconnus interviennent dans la taille, le nombre et la complexité des spermatozoïdes, chez les espèces où ceux-ci se trouvent en situation de compétition. Toutes les autres composantes sont héréditaires et tendent sans doute à compenser ces éventuels facteurs.

– La seconde théorie visant à expliquer pourquoi les chimpanzés femelles sont à ce point volages est celle du brouillage. Celle-ci relève qu'en s'accouplant avec le premier mâle venu la femelle crée une confusion quant à la paternité du rejeton. Et, de toute évidence, si une femelle aime les partouzes, selon votre description, elle-même ne peut savoir qui est le père de ses enfants. Quel avantage en découle-t-il pour elle ? Eh bien, un mâle estimant qu'un petit est peut-être de lui s'abstiendra de le tuer. Car l'infanticide est un risque réel : il n'est pas rare que les chimpanzés mâles massacrent des jeunes, bien que l'on ignore, pour l'instant, s'ils sont davantage portés à s'en prendre à la progéniture des guenons avec lesquelles ils n'ont pas copulé.

En ce qui vous concerne personnellement, si vos caractéristiques biologiques s'y prêtent, me permettrez-vous de vous suggérer de déménager dans un quartier plus convenable ?

Chère Dr Tatiana,

Je suis une mouche du fumier, de sexe mâle. J'ai entendu dire que, dans mon espèce, les spermatozoïdes sont choisis par l'œuf lui-même. Cela est-il exact et, en ce cas, que puis-je faire pour rendre mon sperme plus attrayant ?

Le dandy de la bouse de vache.

C'est là une affaire fort délicate. La question de savoir si les œufs (c'est-à-dire les femelles) jouent un rôle actif dans le choix des spermatozoïdes reste problématique. Une chose est certaine, c'est que les femelles peuvent rejeter le sperme de certains mâles. Prenons pour exemple le calmar sépioïde. Chez cette espèce, les mâles déposent un spermatophore n'importe où sur la tête ou les tentacules de la femelle. Celle-ci peut alors soit faire passer cette offrande dans sa spermatothèque, où elle conserve les spermatozoïdes, soit s'en débarrasser en se grattant.

On peut également citer le cas des poulets d'élevage. Les poules qui copulent avec un coq peu câlin ont tendance à rejeter son sperme lorsqu'il se retire. Mais quant à savoir si elles conservent le sperme de plusieurs coqs, puis choisissent le meilleur, ou si chaque œuf manifeste une préférence particulière pour tel ou tel spermatozoïde, c'est une tout autre question. Je ne connais qu'un seul cas où il semble bien que la seconde hypothèse soit la plus vraisemblable.

Avez-vous déjà rencontré un cténaire (couramment dit « noix de mer ») ? Non ? On en connaît une centaine d'espèces, quoique leur tendance à vivre en grande profondeur fasse que l'on peut s'attendre à en trouver beaucoup d'autres encore. À première vue, les cténaires ressemblent aux méduses ; les uns comme les autres sont des invertébrés le plus souvent translucides, vivent dans l'eau et peuvent vous infliger de vilaines piqûres.

La similitude n'est pourtant qu'apparente. Les cténaires ont un corps plus ferme que les méduses, mais la principale différence apparaît dans l'origine de leur nom, issu du grec *kteis* : ce « peigne » est composé de huit ramages de cils vibratiles disposés sur les flancs de chaque cténaire et qui se meuvent ensemble pour propulser paisiblement l'animal. Le *Beroe ovata* de la Méditerranée, une des plus grosses espèces de cténaires, a la forme d'une cloche. Pour qui sonne le glas ? Ne vous posez pas trop la question : si vous appartenez à une autre espèce de cténaire, je crains bien que ce ne soit pour vous, car le béroé est un prédateur vorace, qui nage la bouche béante pour engloutir les cténaires d'autres espèces. Quand il n'a plus faim, il referme sa gueule et cesse de chercher des proies. Mais venons-en à l'essentiel : le béroé de la Méditerranée a un mode de reproduction tout à fait singulier.

Tout comme la plupart des cténaires, il est hermaphrodite et dissémine dans la mer aussi bien des œufs que des spermatozoïdes. L'autofécondation est rare : généralement, les spermatozoïdes libérés par un cténaire ne parviennent pas à franchir l'enveloppe externe de l'œuf qu'il a lui-même lâché dans l'océan. Rien d'étonnant jusque-là. C'est seulement après que l'œuf a été fécondé que les choses se compliquent. Aussi longtemps qu'un seul spermatozoïde est parvenu à pénétrer dans l'œuf, la larve du cténaire commence à se développer, ce qui paraît bien normal. Mais c'est lorsque plusieurs spermatozoïdes pénètrent le même œuf que les choses deviennent vraiment intéressantes.

Chez l'être humain, lorsque plusieurs spermatozoïdes entrent dans le même œuf, celui-ci ne se développe pas. En revanche, chez beaucoup d'animaux (par exemple les requins), la polyspermie n'est nullement un obstacle mais au contraire la norme. Chez notre ami béroé, il semble tout au contraire que ce soit chez la femelle que se décide au bout du compte la course au choix du partenaire. Le gamète femelle se promène et va « rendre visite » tour à tour à chacun des gamètes mâles avant de « décider » auquel il préfère finalement s'unir. Ce processus peut durer des heures si le gamète femelle ne choisit pas le dernier spermatozoïde rencontré, mais continue sa promenade et va en retrouver un autre qu'il avait apprécié auparavant. Qui sait comment choisit ce gamète femelle ? La question a fait l'objet de si peu d'études qu'il est bien difficile de proposer une explication.

Il ne fait aucun doute que, sans que nous en ayons connaissance, de telles complications puissent également se produire chez d'autres espèces. Mais il s'avérerait difficile d'en trouver la preuve. En effet, les œufs des béroés sont fécondés en dehors du corps de l'animal, et il est aisé de les examiner sous un microscope. Pour les espèces à fécondation interne (notamment celles qui pratiquent la copulation), il n'est guère possible de trouver un microscope permettant d'étudier le déroulement de l'action. De ce fait, nous ne pouvons guère que proposer des hypothèses concernant la sélection des spermatozoïdes. Simplement, lorsque l'on constate qu'un mâle parvient à féconder davantage qu'un autre les œufs d'une femelle, cela ne signifie nullement que son sperme ait été préféré. Les spermatozoïdes peuvent en effet être soit plus performants, soit mieux compatibles. Ce phénomène peut aussi relever du hasard. Chez le canard colvert, par exemple, des femelles inséminées artificiellement par un assortiment de spermatozoïdes provenant de plusieurs mâles ont tendance à utiliser le sperme du même pour une couvée donnée. L'heureux élu n'est toutefois pas le même chaque fois, même si le mélange spermatique est identique – ce qui tendrait à prouver que cet effet est plus attribuable à l'agroupement des spermatozoïdes qu'à une véritable préférence pour le sperme d'un mâle en particulier.

En ce qui concerne les mouches du fumier, on a pu soutenir que la décision prise par la femelle de se servir du sperme d'un mâle plutôt que d'un autre dépendrait du fait qu'elle déposerait ses œufs sur une bouse située à l'ombre ou au soleil. L'idée est des plus captivantes, mais une affirmation extraordinaire appelle des preuves tout aussi extraordinaires, dont on ne dispose généralement pas. En tout état de cause, si j'étais vous, je m'efforcerais d'écarter l'idée que c'est votre partenaire qui fait le choix du sperme. Si une mouche du fumier mâle copule suffisamment longtemps, elle peut déloger le sperme des mâles précédents (pour parvenir à cette fin, les mâles de petite taille doivent s'obstiner plus longtemps que les gros, car ils délivrent plus lentement leur sperme). Une fois que son sperme a remplacé celui de ses prédécesseurs, le mâle a tout intérêt à surveiller la femelle jusqu'à ce que les œufs éclosent. Cela lui évitera de craindre que ses propres spermatozoïdes soient éjectés par d'autres. Mieux vaut toujours prendre garde.

Ainsi, voyez-vous, les femelles ont plus d'une raison de folâtrer, encore que nous soyons loin d'en connaître les raisons dans chaque cas particulier. Au cas où vous rencontreriez une femelle en quête de relations sexuelles et souhaiteriez comprendre ses motivations, voici une liste de possibilités :

– le sperme qu'elle avait emmagasiné est épuisé ;
– ses amants précédents étaient stériles ;
– ses amants précédents avaient de mauvais gènes ;
– ses amants précédents étaient porteurs de gènes incompatibles ;
– ses amants précédents étaient trop laids ;
– elle souhaite une certaine diversité dans sa progéniture ;
– elle vous désire pour des raisons alimentaires ;
– elle entend participer à l'éducation de ses enfants ;
– elle veut mettre vos spermatozoïdes en compétition ;
– elle cherche à s'offrir, ainsi qu'à ses œufs, un large choix de spermatozoïdes pour sélectionner les meilleurs ;
– elle veut que personne, y compris elle-même, ne sache qui est effectivement le père.

Vous aurez observé qu'il manque sur cette liste une possibilité toute simple : que la femelle fasse l'amour par plaisir. C'est là une omission délibérée : nous ignorons à peu près tout quant à l'évolution du plaisir sexuel. Je tendrais pour ma part à penser que celui-ci a tendance à s'accroître lorsque les femelles ont beaucoup à espérer d'un comportement volage.

Braves gens, il convient d'enterrer définitivement l'idée que cette liberté sexuelle des femelles serait un malheureux accident, un « dysfonctionnement », un effet de contrainte ou simplement un dernier recours pour se débarrasser d'un mâle envahissant (ce qu'on appelle « polyandrie de convenance », en présumant que tel mâle cessera de harceler telle femelle dès qu'il aura obtenu d'elle ce qu'il voulait). Cela ne veut pas dire que les femelles ne se laissent jamais faire sous la contrainte ou par force. Ni que s'accoupler à droite et à gauche produise toujours de bons effets. Chez l'hyménoptère braconidé *Macrocentrus ancylivorus*, par exemple, une femelle s'accouplant trop souvent sera bientôt si engorgée de sperme qu'elle ne parviendra plus à féconder ses œufs.

Mais, qu'on le veuille ou non, chez d'innombrables espèces – des sauterelles aux drosophiles, des chernètes scorpioïdes aux araignées, des carouges à épaulettes rouges aux chiens de prairie –, le fait est que non seulement les femelles s'accouplent avec de nombreux mâles, mais que cela leur assure un réel bénéfice : les femelles les plus volages produisent des descendants plus nombreux et mieux portants. La sélection naturelle, apparemment, sourit plutôt aux catins. Désolée, les gars.

4
À l'épée ou au pistolet ?

L'art du duel consiste à savoir quand se battre, quand prendre la fuite – et quand jouer un sale tour.

Chère Dr Tatiana,
Je suis une guêpe du figuier et je me sens affolée. Tous les mâles que je connais sont psychopathes. Au lieu de nous faire la cour, ils passent leur temps à se déchirer entre eux. Que faire pour les en empêcher ?

Pour qu'on donne sa chance à la paix.
Ribeirão Prêto (Brésil).

J'ai bien peur que vous n'y puissiez rien. Votre communauté compte parmi les plus violentes de notre planète. À chaque récolte de figues sur un arbre, des millions de jeunes guêpes mâles meurent en se battant entre eux. C'est pourquoi ces mâles présentent des têtes énormes, de gigantesques faux en guise de mandibules, des épaules lourdement cuirassées. Et c'est pourquoi ils semblent tous détraqués : chez votre espèce, c'est à la vie à la mort. Mais ne vous inquiétez pas trop. Une fois ses concurrents éliminés, le vainqueur ira vous faire l'amour. Comment s'est développée cette brutalité ? La réponse tient au très particulier mode de vie de votre espèce.

Partout, sous les tropiques inondés de soleil, les lémuriens, les oiseaux, les rongeurs, les chauves-souris font leurs délices des figues. Les figuiers comptent parmi les plus grandes réussites de la nature. Très anciens, abondants, on en connaît quelque huit cents espèces, de toutes formes et toutes tailles. Certains, comme les banians, se développent latéralement, lançant depuis leurs branchages d'épaisses nouvelles racines. D'autres ne sont que de tout petits arbustes. D'autres encore sont des parasites qui finissent par étouffer les plantes qui les ont accueillis. Mais quel que soit leur mode de vie, les figuiers ont tous une caractéristique commune : le besoin que de minuscules agonidés s'occupent de leur pollinisation. Sans ces insectes, ils ne seraient pas en mesure de se reproduire. Ainsi, dans l'île hawaiienne de Kauai, on a introduit des figuiers qui, en l'absence de ces lyménoptères, n'ont pas trouvé le moyen de se multiplier.

Bien que chaque espèce de figuier ait sa propre espèce d'agonidé, les différents systèmes fonctionnent de façon très semblable. Le cycle commence lorsqu'une petite guêpe femelle se pose sur la fleur d'un figuier, un réceptacle périforme abritant plusieurs centaines de minuscules fleurettes qui ensemble formeront un fruit. La petite guêpe attaque ce réceptacle, y perdant souvent ses ailes et ses antennes, et féconde les graines se trouvant à l'intérieur. Selon l'espèce de l'agonidé, cette pollinisation peut se faire au hasard des mouvements désordonnés de l'insecte, ou au contraire par un dépôt sélectif de pollen sur les organes reproducteurs de certaines fleurettes. Ensuite, la guêpe pond ses œufs – un par ovaire choisi – et meurt.

Ses larves éclosent à l'intérieur des graines des figues, ce qui montre combien elles sont minuscules : ces graines ne dépassent guère un ou deux millimètres de long. Les jeunes agonidés ressortent alors de la figue, non sans prélever chacun une taxe de pollinisation, à raison d'une graine par pollinisation. Cela peut ne pas sembler beaucoup, mais il convient de faire le compte : certains figuiers cèdent jusqu'à la moitié de leurs graines à ces percepteurs. Parmi les petites guêpes, ce sont les mâles apparus les premiers qui aident les femelles à sortir de leur graine. Ils s'accouplent immédiatement, après quoi ils grignotent galamment une ouverture pour permettre aux femelles de s'échapper du fruit.

Eux-mêmes, étant dépourvus d'ailes, meurent dans la figue qui a servi de berceau. Quant aux femelles, dûment fécondées, elles prennent leur envol pour trouver une nouvelle figue dans laquelle s'introduire – et ainsi de suite (cela signifie-t-il que les hommes ingurgitent de petites guêpes mortes chaque fois qu'ils mangent une figue ? Oui et non. Les différentes variantes de figuiers cultivés n'ont pas toutes besoin d'agonidés pour donner des fruits. Certains pourtant en ont besoin, auquel cas manger des figues signifie en effet avaler également de petites guêpes mortes. Mais ce n'est pas vraiment un problème. Tout d'abord, elles sont vraiment minuscules et ne contiennent aucun venin ; au contraire, elles fournissent un léger apport en protéines).

Vous aurez observé que je n'ai encore rien dit des combats entre les petites guêpes mâles. C'est parce que celles qui assurent la pollinisation des figuiers sont généralement tout à fait pacifiques. Cependant, ce ne sont pas les seuls occupants d'une figue. Outre son pollinisateur propre, chaque espèce de figuier doit s'accommoder d'autres guêpes parasites, parfois jusqu'à vingt-cinq espèces différentes, parmi lesquelles certaines sont devenues des pollinisateurs inefficaces. Elles poursuivent également leur existence en dehors de la figue, mais les poches qu'elles emplissaient jadis de pollen restent désormais vides. D'autres s'attaquent franchement aux agonidés pollinisateurs. Dans l'ensemble, on sait peu de chose de la biologie de ces parasites, mais le fait est qu'ils sont souvent enclins à la violence.

La différence tient à la façon dont les femelles des guêpes parasites pondent leurs œufs. La plupart, plutôt que de se glisser dans le réceptacle, se contentent de le percer et d'y injecter leurs œufs de l'extérieur. Cela signifie que ces femelles n'ont pas à déposer tous leurs œufs en un seul endroit, comme le font les agonidés pollinisateurs, mais qu'elles en pondent dans plusieurs réceptacles. Quand les fruits sont formés, on peut voir sur la peau des figues des mouchetures qui correspondent aux perforations pratiquées par diverses femelles.

Disperser des progénitures dans plusieurs figues peut avoir deux conséquences. Dans les espèces à faible densité de population, les mâles risquent de ne trouver aucune femelle à l'intérieur d'une figue ; aussi n'est-il pas surprenant que là où cela pourrait se produire, les mâles disposent d'ailes pour aller chercher des partenaires dans d'autres figues que celle où ils ont vu le jour. Mais chez les espèces – dont la vôtre fait partie – où l'intérieur des figues est souvent bondé, les mâles ne volent pas. Chaque fruit hébergera alors quantité de concurrents, d'où évidemment des conflits.

La lutte à mort est un moyen efficace, mais bien dangereux, d'éliminer un rival. C'est pourquoi les mâles ne cherchent pas, en général, à tuer l'autre, sauf s'ils ont beaucoup à y gagner et peu à y perdre. Car la mort, bien entendu, empêche toute reproduction ; de sorte que les combats mortels se rencontrent surtout chez des espèces comme la vôtre, qui ne vivent que le temps d'une saison de reproduction. Cependant, le système de l'accouplement unique n'entraîne pas par lui-même que la violence devienne l'état normal des choses. Deux autres facteurs sont décisifs. Tout d'abord, il faut que les femelles réceptives soient réparties, dans l'espace et le temps, de telle sorte que la seule chance pour un mâle soit : ici et maintenant. En second lieu, il faut que le combat accroisse le nombre de femelles avec lesquelles s'accoupler : quel sens y aurait-il à passer son temps à se battre, si cela n'améliorait pas les occasions de copulation ? C'est tout simple : si les femelles sont nombreuses mais ne font l'amour qu'une fois, les mâles qui copulent seront plus efficaces que ceux qui se battent entre eux. Cette considération dynamique explique pourquoi les combats entre mâles sont en fait très rares chez les hyménoptères pollinisateurs.

Très peu d'animaux ont une telle réputation d'extrême violence, et le peu que nous en savons correspond au même scénario. Il y a par exemple les poissons annuels d'Afrique et d'Amérique du Sud, qui sont de petits cyponédontes. Leur mode de vie est réellement étonnant. Ils habitent des flaques, des étangs, des fossés, qui se dessèchent une partie de l'année. Quand l'eau vient à manquer, ils meurent, et seuls survivent leurs œufs, enfouis sous la boue sèche en attendant la prochaine saison des pluies.

Recueillez cette boue, ajoutez de l'eau, et vous obtiendrez très rapidement des poissons ! Un tel phénomène peut expliquer pourquoi les gens ont longtemps cru à la génération spontanée. Lorsque les pluies arrivent, il faut faire vite. Comme il n'y a pas moyen de se déplacer vers un nouveau milieu, chaque individu s'efforce de devenir le plus gros poisson de la petite mare : les mâles de certaines de ces espèces sont réputés pour être les poissons les plus pugnaces que l'on connaisse. À mon avis, plus la mare est éphémère, plus la bataille doit être sanglante.

On peut également citer les rainettes de Rosenberg. Ces grenouilles tropicales, de teinte brune, ont développé de véritables couteaux à cran d'arrêt : sur chaque main, à côté du pouce, elles sont munies d'un aiguillon tranchant et rétractable, en forme de faux. Cette arme reste généralement enfouie dans des replis de chair. Mais lorsque deux de ces rainettes mâles s'affrontent, ces aiguillons sortent pour taillader la face de l'adversaire, visant en particulier les yeux et les tympans. Nous ignorons le nombre de victimes qu'occasionnent ces combats dans la nature, mais on sait qu'ils sont souvent mortels. Comme vous pouvez vous en douter, la compétition pour pouvoir s'accoupler est acharnée. Et – cela concorde avec nos hypothèses – les rainettes de Rosenberg ne vivent pas longtemps non plus. Même en l'absence de combats, il en est peu qui survivent d'une saison de reproduction à la suivante.

L'exemple le plus étrange de cette sorte de violence paraît se présenter non pas chez un animal mais chez un végétal, à savoir l'orchidée catasète ostracé *(Catasetum ochraceum)*, et des espèces proches. Les fleurs femelles de ces espèces ne reçoivent de pollen que d'un seul pollinisateur. Immédiatement après leur fécondation, elles se referment sur elles-mêmes pour former un fruit. Aussi la compétition entre les fleurs mâles est-elle terrible. Mais, puisque ce sont des plantes, ces mâles ne peuvent s'attaquer directement entre eux. De ce fait, ils dirigent leur agressivité sur l'infortuné intermédiaire. Les fleurs mâles s'en prennent à la première abeille qui s'aventure en elles et lui déversent sur le dos de visqueux paquets de pollen. Il existe une espèce où la fleur mâle lance son pollen à la vitesse stupéfiante de 323 centimètres par seconde. Et comme ces paquets peuvent atteindre jusqu'à 23 % du poids de l'hyménoptère, l'abeille n'apprécie guère ce traitement. Après ces agressions, elle évitera les autres fleurs mâles et n'ira plus visiter que les inoffensives fleurs femelles.

Mais, quant à la brutalité, aucun être vivant ne saurait rivaliser avec les guêpes du figuier. Un chercheur de ma connaissance a tenté d'étudier les combats de ces insectes – pour conclure qu'il n'arrivait jamais à temps pour y assister. Chaque fois qu'il incisait une figue, il n'y trouvait qu'un seul mâle survivant, en train de célébrer ses victoires en s'accouplant avec toutes les femelles présentes dans le fruit. Cela explique bien, voyez-vous, pourquoi tous les mâles que vous connaissez ont des comportements si affreux. Peut-être que, l'ayant compris, vous parviendrez à leur pardonner d'être aussi fous…

Chère Dr Tatiana,

Je ne comprends pas ce qui m'est arrivé. Peut-être pourrez-vous m'aider. Je suis un éléphant d'Afrique, âgé de vingt-sept ans, et j'aimais beaucoup aller m'asperger dans les mares, ou autres innocents plaisirs. Mais ces joies ont disparu de ma vie. Je me sens irrité en permanence : dès que j'aperçois un autre mâle, j'ai envie de le tuer. Et je suis obsédé par la sexualité. Chaque nuit je fais des rêves érotiques, et la vue d'une belle éléphante m'excite au plus haut point. Pire encore, mon pénis est devenu vert. Suis-je malade ?

Très inquiet.
Du parc national d'Amboseli (Kenya/Tanzanie).

Agressivité incontrôlable, luxure obsessionnelle, angoisse morbide quant à votre santé sexuelle : rien de plus normal pour un mâle approchant la trentaine. Il n'y a pas de quoi s'inquiéter.

C'est seulement un cas de SINBAD[1] (*Single Income, No Babe, Absolutely Desperate* : salaire unique, pas d'enfant, complètement désespéré). Mais, malheureusement pour vous, il y a de fortes chances que vous restiez dans le même état peut-être une vingtaine d'années encore. Les éléphantes préfèrent les mâles plus âgés. Tant que vous n'aurez pas grandi, elles se tiendront à l'écart – et leurs mères, leurs sœurs barriront pour attirer des mâles plus âgés qui sauront vous faire détaler.

J'ai bien peur que, chez beaucoup d'espèces, les femelles n'incitent les mâles à se battre entre eux avant de se laisser posséder. Quand l'envie leur en prend, elles se mettent bien en évidence, puis se tiennent en retrait et observent les combats avant de s'accoupler avec le vainqueur. Par exemple, les femelles des éléphants de mer boréaux font un véritable raffut quand un mâle tente de les monter, ce qui a immédiatement pour effet de rameuter tous les autres mâles des environs, même ceux qui étaient en train de somnoler.

La poule birmane – ancêtre de nos poulets d'élevage – pousse un grand cri quand elle pond un œuf, ce qui paraît étrange puisqu'elle avertit ainsi d'éventuels prédateurs affamés qu'ils trouveront là un menu. Mais il semble aussi que ce comportement incite tous les coqs du voisinage à entrer en lutte pour déterminer auquel reviendra la chance de féconder son prochain œuf. À mon avis, l'exemple le plus déplorable est celui du termite du Nevada *(Zootermopsis nevadensis)*, qui habite dans du bois pourrissant. Chez cette espèce, mâles et femelles vivent habituellement en couples. Ils se rencontrent dans un morceau de bois approprié et y fondent un nid. Durant cette première période, si le mâle trouve que sa compagne n'est pas à sa convenance, il s'en ira probablement voir ailleurs. Mais, en pareil cas, la femelle invitera généralement un autre mâle à partager le nid, d'où presque toujours une rivalité violente entre les deux mâles. Entre les combats, la femelle soi-

1. À noter que *sin* signifie « péché » et *bad* « mauvais », sans parler du célèbre marin. (NdT.)

gnera l'un puis l'autre. (Il arrive aussi, assez rarement, que l'un des mâles invite au nid une seconde femelle, ce qui entraînera des hostilités entre celle-ci et la première.)

Pour conclure sur ce sujet et pour autant que je sache, les femelles du guépard n'encouragent pas leurs admirateurs à se déchirer entre eux, mais elles trouvent leurs combats excitants et entrent en chaleur peu après avoir assisté à une telle lutte.

Pourtant, la provocation des femelles n'entraîne pas en général un amoncellement de cadavres. On pourrait dire : « C'est celui qui sait se battre mais aussi prendre la fuite qui sera en mesure de faire l'amour le lendemain. » Quel est l'intérêt de se battre si l'on sait qu'on sera perdant ? – surtout si, en s'inclinant, on peut espérer trouver ailleurs une autre partenaire... C'est pourquoi, même chez les animaux qui ne copulent qu'une seule fois dans toute leur vie, la lutte est assez rarement fatale. Si un mâle survient et s'aperçoit qu'un autre est arrivé le premier, il peut y avoir un peu de bagarre, mais c'est plutôt une démonstration de force qu'une bataille en règle.

Examinons le cas des tétranyques tisserands ou araignées rouges des serres, minuscules bestioles qui sont un fléau pour l'agriculture car elles se nourrissent des cellules végétales qu'elles transpercent de leurs pièces buccales et vident complètement. Bien qu'il s'agisse d'acarites, les tétranyques sont capables de tisser des toiles tout comme leurs cousines les araignées. Dans cette espèce, les mâles convoitent les nymphes sur le point d'effectuer leur dernière mue et de devenir des femelles adultes ; pour cela, ils se tiennent en alerte : premier arrivé, premier servi. Supposons qu'un mâle à l'affût s'asseye sur la femelle, enserrant son corps de ses pattes : si un second mâle arrive à son tour et refuse de battre en retraite malgré toutes les menaces, il y aura forcément conflit. Les deux mâles vont agiter leurs pattes antérieures et lutter l'un contre l'autre, souvent en essayant de faire trébucher l'adversaire en lui lançant des fils de soie. Ces combats connaissent parfois une issue mortelle, mais c'est rare : en général, le plus fluet des combattants se résout à prendre la fuite.

La taille est un élément déterminant dans le combat au corps à corps. Chez tous les animaux, du boa constricteur jusqu'à l'homme, le plus corpulent des antagonistes est nettement avantagé, de sorte qu'en général le plus petit des deux se retire. Habituellement, la bataille n'est rude que lorsque chacun des adversaires considère qu'il peut l'emporter – c'est-à-dire quand ils sont à peu près de même taille. C'est pourquoi beaucoup d'animaux ont mis au point d'étranges rituels pour évaluer leur rival. Vous souvenez-vous de ces mouches dont les yeux sont placés à l'extrémité de longs pédoncules rigides ? Les mâles évaluent leurs forces respectives en se mettant l'un face à l'autre pour comparer l'envergure de ces pédoncules. Si la différence est minime, ils se battront ; sinon, le plus faible renoncera au combat. C'est pourquoi on peut pronostiquer quand un accouplement sera précédé d'une lutte : les mâles font tout ce qu'ils peuvent pour accroître leur taille. Les éléphants mâles, pareillement, font en sorte de poursuivre leur croissance tout au long de leur existence, au lieu de l'interrompre à la puberté comme la plupart des mammifères. Le plus grand nombre de ceux-ci cessent de croître à la puberté, leurs os se soudant à ce moment-là, tandis que chez les éléphants cette soudure ne se réalise pas avant qu'ils n'aient atteint la cinquantaine. C'est pourquoi les mâles peuvent devenir deux fois plus corpulents que les éléphantes.

Pourtant, chez les éléphants justement, la taille n'est pas le seul facteur déterminant. Les mâles les plus puissants, même très corpulents et déjà âgés, n'ont envie de se battre qu'à certaines époques de l'année, quand ils sont en proie à une sorte de déchaînement, le rut. Chez les jeunes mâles, une période de rut ne dure que quelques jours, mais chez les plus vieux elle peut atteindre quatre mois. Lorsqu'un éléphant mâle est en rut, son taux sanguin de testostérone peut s'accroître d'un facteur cinquante. Aussi ne doit-on pas s'étonner des graves effets que cela induit dans son comportement.

Les mâles en rut déploient tous les symptômes que vous me décrivez et d'autres encore. Par exemple, ils agitent les oreilles, secouent la tête, et de leur pénis dégouline une urine fortement odorante – ce qui explique cette malheureuse teinte verdâtre à laquelle vous faisiez allusion. Le rut affecte même leurs modes de communication. La plupart de leurs échanges se font au moyen d'infrasons dont la fréquence est bien inférieure à ce que l'oreille humaine est capable de percevoir, mais audibles par les autres éléphants à des kilomètres. Les éléphants mâles sont généralement d'un caractère secret, silencieux – et, contrairement aux femelles, ne disposent pas d'un important vocabulaire (en réalité, ce n'est pas tant l'étendue de leur vocabulaire qui est en cause, mais le fait que chez l'éléphant le vocabulaire des mâles et celui des femelles n'ont pratiquement aucun rapport. Les éléphants mâles et femelles auraient beaucoup de mal à s'entretenir des mêmes sujets, à supposer qu'ils en aient envie. Il m'est arrivé aussi de ressentir cette impression...). Mais l'éléphant en rut barrit en permanence, annonçant sa frénétique luxure et sa furieuse agressivité à tous ses congénères à portée de voix. Les éléphants en rut sont aussi beaucoup plus enclins à engager des bagarres, et, si leur adversaire est à peu près de la même taille, le combat risque de devenir rude. C'est très dangereux, car une bagarre de plusieurs heures sous la chaleur du soleil africain peut mener à une issue fatale. De round en round, les rivaux déracinent des arbres et se lancent des morceaux de bois ; si, à la fin du combat, les deux lutteurs sont toujours sur pied, le vainqueur pourchasse le perdant sur plusieurs kilomètres. C'est sans doute pourquoi les gros mâles en rut tentent généralement de s'éviter les uns les autres – et ceux qui ne sont pas dans cet état se tiennent à bonne distance des mâles en rut.

Chère Dr Tatiana,

Je m'appelle Rob et suis une punaise des lits mâle, de l'espèce Xylocoris maculipennis. *J'ai lu quelque part que si je fais l'amour avec mon bon ami Fergus, il ira ensuite décharger mon sperme chez Samantha. Cela est-il exact ?*

Le semeur de discorde entre les draps.

Tout d'abord, vous n'êtes pas une véritable punaise des lits, mais une punaise pirate de la famille des anthocoridés, voisine il est vrai de celle des cimicidés (punaises des fleurs). Inutile de prétendre le contraire. Quant à votre question, elle me donne l'impression que vous avez trop lu de littérature française grivoise (pour être franche, c'est également mon cas). On prétend que les mâles de votre espèce sont dotés d'un pénis comparable à une aiguille hypodermique, dont ils percent la cuticule de leur partenaire, de sorte que le sperme que vous avez injecté à un autre mâle se répand dans tout son corps, jusque dans ses gonades. Cette hypothèse paraît certes attrayante, elle m'a toujours paru entrer dans la catégorie des faits que les journalistes appellent « trop joli, ne surtout pas vérifier ». Pour aller vite, ma réponse est que oui, c'est possible, mais peu probable.

Mon scepticisme tient à deux raisons : l'une pragmatique, l'autre théorique. Au niveau des faits, cette assertion reste peu convaincante, n'étant fondée que sur de bien faibles indices ; et jamais n'ont été vraiment menées d'expériences relatives à votre espèce. Qui plus est, les recherches concernant l'espèce la plus proche de la vôtre, à savoir la punaise des lits européenne, n'ont jamais permis de mettre en évidence des relations sexuelles entre mâles. Du point de vue théorique, la situation que vous décrivez me paraît tout à fait sujette à caution : un mâle qui puisse résister à servir ainsi d'intermédiaire se trouverait nettement avantagé par rapport à un congénère moins doué, de sorte que les gènes résistants en viendraient bientôt à se répandre dans toute la population. C'est exactement ce qui s'est produit chez le botrylle étoilé *Botryllus schlosseri*, une ascidie couramment appelée « outre de mer ».

Ces animaux parcourent des cycles de reproduction soit sexuels, soit asexués. Ils vivent en colonies sur des rochers ou des récifs. Une ascidie ressemble à un tout petit tonneau avec deux siphons sur le dessus ; dans une colonie d'ascidies, ces tonneaux sont enchâssés dans une tunique gélatineuse. À considérer l'individu adulte, jamais on ne se douterait qu'il s'agit d'un animal, encore moins d'un urocordé, donc très proche des vertébrés. Seules les larves, qui ressemblent à de rudimentaires têtards, le donnent à penser. Lorsqu'une larve s'installe sur un nouveau rocher, elle devient une ascidie adulte et commence à se reproduire de façon asexuée, constituant un groupe d'individus génétiquement identiques, qui partagent une même circulation sanguine.

Lorsque des colonies voisines étendent leur territoire, elles peuvent en venir à se rencontrer. Elles ont alors deux possibilités : soit unir leurs forces pour constituer une colonie plus importante, soit se rejeter l'une l'autre en dressant une barrière physique : une ligne dans le sable que ni l'une ni l'autre n'auront le droit de franchir. En cas de fusion, il peut se produire une situation grave : certaines cellules des individus d'une colonie peuvent, à travers le réseau sanguin commun, envahir les gonades de tous les individus de l'autre colonie. C'est une véritable guerre de conquête : venu le temps de la reproduction sexuelle, les membres de la colonie envahie sont contraints de produire des œufs et des spermatozoïdes qui ne proviennent pas d'eux-mêmes. Comme on peut s'en douter, il en est résulté une évolution des mécanismes de reproduction pour éviter cette sorte d'agression contre les gonades. Les colonies de botrylles se montrent très difficiles quant à leurs choix de fusion : ceux-ci sont subordonnés à un système complexe de vérification quant à l'analogie génétique des deux populations. Les colonies ne fusionnent que lorsqu'elles possèdent des gènes analogues – et sont donc probablement déjà apparentées. En revanche, chez les punaises des lits et les punaises pirates, rien n'indique qu'il existe des mesures de défense contre cette sorte de détournement gonadique – et je suis prête à parier que ce n'est pas ce qui se produit en premier.

Cependant, chez certaines espèces, les mâles possèdent des moyens plus efficaces pour éliminer leurs rivaux : les rendre impuissants. On a constaté cette perfidie chez au moins un ver acantocéphale, *Moniliformis dubius*, qui fait le malheur des blattes et des rats. Tant qu'ils sont à l'état de larves, ces vers vivent dans l'intestin des blattes ; lorsque celles-ci sont avalées par un rat, les vers deviennent adultes et s'accouplent dans l'intestin de celui-ci. Pour peu romantique qu'elle soit, telle est la réalité. Ce qui nous importe ici, c'est que les vers femelles arrivent à maturation en même temps, situation qui, comme vous le savez, suscite des combats acharnés. Mais, en ce cas précis, il ne s'agit pas d'une lutte mais d'un sabotage, plus exactement d'une « cimentation ». Lorsqu'un mâle s'accouple à une femelle, il termine l'acte sexuel en lui obstruant les organes génitaux par une ceinture de chasteté, constituée par une sorte de ciment. Et ils n'ont aucunement honte d'en faire autant entre mâles : en appliquant le même mortier aux organes de leurs rivaux, ils les empêchent de copuler. Cela signifie-t-il que les vers acanthocéphales mâles ne savent pas faire la différence entre mâles et femelles ? Peut-être. Toujours est-il que lorsqu'un mâle « cimente » un autre mâle, il ne lui transmet pas de sperme, de sorte que son but semble être effectivement de le rendre impuissant.

On a également parlé de tactiques semblables pour expliquer de mystérieux comportements chez d'autres espèces. Par exemple, chez la punaise des chauves-souris africaine – grosse punaise qui se nourrit du sang des chauves-souris pendant que celles-ci sont accrochées la tête en bas –, le ventre des femelles offre au sperme des mâles une structure génitale très particulière, entièrement séparée de l'organe où leurs œufs seront fécondés. Le plus curieux est que les mâles présentent une structure génitale analogue (une sorte de vagin secondaire). On pourrait se dire qu'ils cherchent par là à égarer leurs rivaux, en les engageant à déposer chez eux, et non chez des femelles, leurs spermatozoïdes, ce qui dégraderait leur capacité de reproduction. Cependant, comme tout mâle capable de distinguer entre les deux genres s'en trouverait considérablement avantagé, je serais surprise qu'il faille chercher par là la véritable raison d'être de cette double structure chez les mâles.

À mon sens, ces tactiques de dépossession apparaissent surtout lorsque les mâles ne transmettent pas directement leurs spermatozoïdes mais les mettent dans un sac (un spermatophore) qu'ils déposent quelque part dans l'espoir qu'une femelle passera par là et qu'ils sauront la persuader de le ramasser. Chez certaines espèces, on aurait observé que les mâles écrasent ou mangent tous les spermatophores qu'ils rencontrent ; chez d'autres, ils déposent leur propre spermatophore au sommet de celui d'un autre mâle, ce qui finit par donner une sorte de stalagmite de sperme. D'autres mâles s'interposent dans les couples qui s'apprêtent à se transmettre les spermatozoïdes. Ainsi, le pléthore de Jordan, une espèce d'amphibie qui ressemble à un lézard, joue admirablement ce rôle de troisième roue. Lorsqu'un couple se constitue, le mâle et la femelle exécutent un ballet où la femelle suit le mâle en jouant avec sa queue jusqu'à ce qu'il dépose son spermatophore ; il arrive qu'un autre mâle s'insère entre les deux, puis repart avec la femelle ; il faudra alors au premier au moins quelques jours pour reconstituer un nouveau spermatophore…

Peut-être les pléthores de Jordan se montrent-ils là un peu stupides, mais peut-être aussi le risque de cette supercherie est-il assez faible pour que le premier mâle n'ait pas réellement besoin de surveiller alentour pendant qu'il fait l'amour.

Chère Dr Tatiana,

C'est un vrai fiasco. Je suis une épinoche à trois épines, de sexe mâle, et complètement désespérée. Tandis que je surveillais mes œufs, j'ai soudain entendu du bruit près de moi. Je me suis alors retournée, juste une seconde, et en si peu de temps tous mes œufs avaient été dérobés. Qui a pu commettre un acte aussi affreux, et comment puis-je empêcher que cela ne se reproduise ?

Je voudrais retrouver mes œufs.
Vancouver (Canada).

Le piratage des œufs est un problème ancestral. Il n'y a d'autre solution que de renforcer votre vigilance. Le problème est que, chez nombre d'espèces de poissons, les femelles préfèrent déposer leurs œufs dans un nid qui en contient déjà d'autres. Sans doute estiment-elles que cette antériorité démontre qu'il s'agit d'un endroit sûr, que le mâle qui l'a choisi est particulièrement viril ou que c'est un bon père, qui ne dévorerait pas ses petits. Pour ainsi dire, il maintiendrait le même comportement. Cependant, chez l'épinoche, on assiste à un véritable marché noir des œufs. Je n'entends pas insinuer que l'on rencontre, au bas des lacs ou des rivières, des gueules patibulaires en train de monnayer des œufs en réalité volés. Tout au contraire, le pillard conserve son butin pour lui-même et emporte ces œufs dans son propre nid, pour démontrer qu'il n'y a là aucun danger et qu'il ne dévorera pas ses futurs enfants. Pourquoi les épinoches sont-elles si particulièrement enclines à cette pratique ? À la vérité, on n'en sait trop rien. Peut-être est-ce tout bonnement parce qu'il est aisé de subtiliser les œufs des épinoches : contrairement à ceux d'autres espèces de poissons, car ils sont agglomérés les uns aux autres, formant des grappes faciles à emporter.

On observe un phénomène analogue dans les forêts ombrophiles de Papouasie-Nouvelle-Guinée et d'Australie. Les aristocrates de ces forêts sont les oiseaux à berceaux ou oiseaux jardiniers, proches parents des paradisiers. Tout comme ceux-ci, les oiseaux à berceaux se nourrissent principalement de fruits. Leur taille respectable leur permet sans grande difficulté de monopoliser les arbres fruitiers, au détriment de concurrents plus petits. De la sorte, comme tous les aristocrates, ils disposent de beaucoup de temps libre, qu'il leur faut bien meubler par un passe-temps, qui en l'occurrence n'est autre que l'art.

Les oiseaux jardiniers mâles consacrent des semaines entières à bâtir et à décorer des berceaux de verdure. Ceux-ci, selon les espèces, peuvent aller d'une clairière délicatement ornée de feuilles diverses à des cabanes hautes de plus de quatre mètres ou à des tours dépassant trois mètres, avec des brindilles tressées coloriées de jus de fruits pressés, décorées de fleurs, de champignons, de plumes, de peaux de serpent, de coquilles d'escargots, d'ailes de papillons, de têtes de bousiers – de tout ce qui aura pu attirer le regard de l'artiste. Ainsi un chercheur faillit-il se faire dérober son appareil photo par un oiseau jardinier qui le jugeait bon à compléter sa collection ; un autre y perdit presque ses chaussettes. Les styles artistiques varient notablement selon les populations, y compris de la même espèce, de sorte que si dans tel secteur ce sont les fleurs qui dominent, dans celui d'à-côté ce pourront être les ailes d'insectes. Qui plus est, il ne s'agit pas du tout d'hétéroclites collections de détritus : tous ces objets sont choisis et disposés avec le plus grand soin. Si quelqu'un s'introduit dans une de ces tonnelles et déplace les objets, l'artiste les redistribuera tels qu'ils se trouvaient auparavant. Et si vous examinez comment il procède en premier lieu, vous constaterez qu'il s'agit d'une véritable recherche : les oiseaux jardiniers essaient différents agencements en fonction des éléments dont ils disposent.

À quoi cela vise-t-il ? À séduire les femelles, bien évidemment. Celles-ci se pressent auprès des berceaux en vue de s'accoupler. Et, entre diverses façons de se voir préférés par elles, les oiseaux jardiniers ne reculent pas devant le pillage ou le vandalisme. Oui, je crains fort qu'ils ne répugnent pas à nombre de crapuleries pour parvenir à leurs fins. Le pillage sévit. On voit des objets rares ou fort prisés disparaître d'une tonnelle pour réapparaître en une autre. Il n'est pas rare non plus que certaines d'entre elles soient régulièrement dévastées, voire entièrement détruites par des vandales qui, tout comme les détrousseurs d'œufs ou le premier cambrioleur venu, approchent subrepticement parmi les broussailles, à pas feutrés, et se figent au moindre bruit.

Garçons, si vous vous sentez épuisés par de telles agressions, c'est probablement dû à une poussée de testostérone. Gardez votre sang-froid, ne vous ruez pas sur le premier mâle que vous apercevrez – et, surtout, ne vous lancez jamais dans un combat à propos d'une femelle. Rappelez-vous bien cela : rares sont les circonstances qui méritent vraiment de jeter le gant pour se battre. Si jamais vous en doutiez, lisez plutôt les règles de combat que je vous propose ici.

RÈGLES DE COMBAT

Vous ne devriez vous disposer à un combat à mort qu'en cas de réponse affirmative aux deux questions suivantes :

– Est-ce là votre seule chance d'accouplement, ici et maintenant ?

– Un tel combat augmentera-t-il le nombre de femelles avec lesquelles vous pourrez éventuellement avoir des rapports ?

Si ces deux conditions ne sont pas remplies au point de vous mettre en péril de mort, il peut rester judicieux néanmoins de tenter le corps à corps. Mais ne vous résolvez jamais au combat si vous n'estimez pas envisageable d'avoir le dessus. La taille des adversaires restant un facteur déterminant, vous ne devriez jamais vous attaquer à plus gros que vous. Pour la même raison, avant d'engager le combat, ne lésinez pas sur l'intimidation : fléchissez bien vos muscles, gonflez fort la poitrine, braillez, faites tout ce qu'il faut pour montrer à votre adversaire que contre vous ses chances sont nulles. Si après tout cela vous vous trouvez moins effrayant que votre adversaire, battez immédiatement en retraite. Au contraire, s'il vous semble que vous avez toujours des chances de l'emporter, ne désespérez pas.

Dans le chapitre qui suit, je tenterai de vous donner quelques indications en ce sens.

5
Comment un perdant peut-il néanmoins l'emporter ?

Que faire si vous êtes pauvre ? Que faire si vous êtes moche ? Que faire si vous êtes une mauviette ? Et si vous êtes une mauviette à la fois fauchée et horrible à voir ? Ne prenez pas la situation trop au tragique, lisez plutôt ce qui suit…

Chère Dr Tatiana,

Je suis un pou des éponges[1] et, récemment, j'ai gagné une bataille pour un atrium[2] peuplé d'un vaste harem de superbes femelles. Toutefois, je commence à me demander si certaines d'entre elles ne seraient pas en réalité autres qu'elles ne paraissent : plusieurs ressemblent à des travestis.

Dois-je craindre de faire un symptôme paranoïaque ?

Craignant de m'être fait avoir.
Golfe de Californie.

Vous n'êtes pas le seul mâle à vous être posé ce genre de questions. Savez-vous pourquoi Jules César répudia son épouse Pompée ? Parce qu'il lui était venu aux oreilles qu'elle s'était laissé séduire par un jeune homme, Publius Clodius, qui

1. Espèce de petit crustacé isopode, de la famille des sphénomatidés. (NdT.)
2. Cavité centrale d'une éponge. (NdT.)

déguisé en femme était parvenu à prendre part à la fête de la Bonne Déesse, exclusivement réservée aux femmes. César était dans le vrai quant à cette affaire d'affublement, quoique en réalité la tentative de séduction eût échoué. Il n'eut cependant aucune pitié pour Pompée, déclarant : « L'épouse de César doit être au-dessus de tout soupçon. »

Mais vos craintes sont mieux fondées que celles de César. Certains mâles, chez les poux des éponges, ressemblent énormément à des femelles, par exemple en ce qui concerne leur taille : alors que vous-même êtes sans doute deux fois plus gros qu'une femelle, ces mâles sont de la même taille qu'elles. Ou bien encore, parlons des uropodes – appendices postérieurs caractéristiques des poux des éponges, des crevettes, des homards et autres crustacés... Tandis que vous-même exhibez d'énormes uropodes, qui laisseraient à croire que vous vous êtes attaché au derrière une paire de cornes crochues, ces autres mâles dont vous parlez présentent des uropodes de toute petite taille, tout comme les femelles. C'est ainsi que ces travestis parviennent à s'infiltrer incognito dans des harems. Plus un harem est important, plus ce fait risque de se produire ; si le vôtre est conséquent, je crains fort qu'il ne comporte plus d'un mâle déguisé en femelle. Mais si vous y regardez d'un peu près, je suis certaine que vous saurez détecter ces travestis.

À quoi tient ce phénomène ? Vous savez comme moi que la discrétion est une règle de sécurité capitale. Chez une espèce telle que la vôtre, les femelles restent rassemblées, de sorte qu'un gros mâle peut assez facilement défendre son groupe. De même, chez les espèces où les plus gros mâles contrôlent des territoires où les femelles viennent les rencontrer, les plus petits ne peuvent se risquer au corps à corps. Aussi, compte tenu de cette situation, adoptent-ils souvent des tactiques plus subtiles, qui leur permettent de s'immiscer furtivement.

Ces stratagèmes sont chose courante, tout particulièrement parmi les poissons, où l'on en a la démonstration chez plus de cent vingt espèces. Prenons l'exemple de la perche-soleil bleue, espèce d'eau douce d'Amérique du Nord. Les gros mâles défendent chacun leur territoire, où les femelles viennent les rencontrer. Ensuite, c'est au mâle qu'il revient de s'occuper des œufs et du frai. Les mâles les plus petits ont toute l'apparence de femelles et se comportent comme elles, flirtant de la même façon avec le gros mâle. Lorsque survient une véritable femelle, le simulateur lui fait également la cour et éjacule au même moment que le maître du domaine. Sans parler des mâles plus petits qui s'empressent de sortir de l'ombre en cet instant opportun... Repensons au malheureux Jules César qui s'était cru en péril !

Cependant, qu'est-ce qui amène un mâle à se déguiser ainsi à des fins de chapardage ? Cela dépend. Chez certaines espèces, les mâles adaptent leur comportement aux conditions environnantes. Par exemple, chez l'agrion tacheté *Calopteryx maculata*, les mâles défendent leur territoire le long des cours d'eau. Mais les vieux mâles fatigués n'y parviennent plus, de sorte que des jeunes plus énergiques les chassent du secteur qui jusque-là était le leur. Les anciens n'en désespèrent pas pour autant. Ils se faufilent dans le territoire d'un autre mâle et tentent leur chance auprès des femelles tandis que le propriétaire attitré est occupé à se battre ou à forniquer ailleurs. De même, les mâles épuisés des limules (crabes des Moluques) ne recherchent plus les rencontres en pleine mer, comme ils le faisaient plus jeunes : ils grimpent avec quelque difficulté au-dessus de couples ayant déjà frayé sur la berge et mêlent leur propre sperme au récent mélange des semences mâles et femelles.

Tout aussi bien, un jeune mâle encore en pleine croissance peut « choisir » le travestissement. Par exemple, s'il se trouve dans un milieu pauvre à un moment décisif de son développement, il peut inhiber des gènes qui codent pour des armes encombrantes ou des parures incommodes. De fait, ces appendices représentent un coût génétique important, et il n'est guère utile d'en disposer si de toute façon vous ne l'emporterez jamais au combat.

On trouve un processus comparable chez une abeille des déserts d'Amérique du Sud, *Perdita portali* : certains mâles deviennent très gros mais sans qu'il leur pousse d'ailes, arborant en revanche d'énormes mandibules bien faites pour le combat ; d'autres, qui restent de petite taille, sont au contraire dotés d'ailes mais n'ont que de faibles mandibules. Cette différence tient à l'alimentation qu'ils ont reçue. Les mâles que leur mère a abondamment nourris deviennent gros, les autres non.

Il faut enfin tenir compte d'un important facteur génétique – comme dans votre cas. Le système est simple et basé sur un certain gène dont il existe trois variantes : alpha, bêta, gamma. Chaque jeune pou des éponges hérite de deux versions de ce gène, une de chaque parent. Les mâles alpha ont reçu les deux variantes alpha sur ce gène. Si un mâle a reçu une version bêta, il deviendra un mâle bêta, d'apparence femelle – quelle que soit l'autre version dont il a hérité. Troisième possibilité : si un jeune mâle a hérité d'une variante alpha et d'une variante gamma, ou de deux variantes gamma, ce sera un mâle gamma – c'est-à-dire un « petit mâle ».

Chez les poux des éponges, les femelles se soucient peu de savoir avec qui elles copulent. Apparemment, elles cherchent avant tout la compagnie d'autres femelles. C'est pourquoi, lorsqu'elles quittent les champs d'algues où elles broutaient et nagent vers des eaux plus profondes pour aller s'accoupler et couver leurs œufs, elles sont attirées par les éponges où se trouvent déjà d'autres femelles. Cette tendance à se rassembler a pour conséquence que les mâles alpha, ou bien ne trouvent pas de compagne, ou bien en trouvent plusieurs. Et c'est bien pourquoi ces mâles, dans des combats qui peuvent durer plus d'une journée, s'affrontent autour de colonies déjà établies. L'entrée d'une cavité d'éponge s'apparente à une sorte de cheminée. Le mâle alpha résident s'y tient caché la tête en bas, de sorte que ses énormes uropodes puissent dépasser à l'extérieur. Lors d'un combat, il tentera de rejeter l'intrus, lequel s'accroche à l'éponge pour expulser de sa cheminée l'actuel maître des lieux. On peut prédire, presque à coup sûr, que l'envahisseur l'emportera s'il est plus gros que son adversaire.

Les mâles bêta et gamma sont eux aussi attirés par les éponges qui contiennent déjà des femelles. Aussi n'êtes-vous en rien responsable du fait que certains mâles gamma soient parvenus à pénétrer au sein de l'éponge. Je ne doute pas que vous n'ayez vaillamment tenté de les en empêcher, ni que, si jamais vous en avez détecté un, vous ne l'ayez expulsé hors de l'éponge. Le problème, pour vous, c'est de vous trouver dans cette position inversée pour tenter de renifler ces congénères, de plus en plus insistants. À force de poussées, ils parviennent le plus souvent à se faufiler jusqu'en haut de la cheminée. C'est alors qu'interviennent les mâles bêta. Ceux-ci n'ont pas seulement l'apparence de femelles mais aussi un comportement semblable ; ils se laissent cajoler de la même façon. C'est-à-dire en fait qu'ils se laissent secouer vigoureusement.

Pourquoi ne pouvez-vous au moins repérer les mâles bêta et les empêcher de pénétrer ? C'est qu'ils sont les moins nombreux de la population mâle, environ 4 % (les mâles gamma en représentent 16 %). Aussi n'est-il peut-être pas mauvais d'admettre à l'occasion ces prétendues femelles. Cependant, demanderez-vous, cela n'amènera-t-il pas la population à être prise en main par ces travestis ? Je ne le pense pas. En effet, si l'un des trois types de mâles jouissait d'un avantage clair et substantiel, il s'ensuivrait une augmentation de sa fréquence, jusqu'à la disparition des deux autres. Or nous savons que les trois types persistent : il faut en conclure que chacun joue correctement son rôle dans certaines situations, mais non dans toutes.

On trouve un exemple frappant de la manière dont les chances des mâles peuvent dépendre des autres mâles chez le lézard de Californie, petit reptile vivant notamment sur les affleurements rocheux des chaînes côtières de cet État américain. Ici encore, il existe trois types de mâles : à gorge orange, bleue ou jaune. Ceux à gorge orange, de grande taille et belliqueux, contrôlent de vastes territoires. Ceux à gorge bleue, plus petits et plus paisibles, se contentent de moins d'espace. Les gorges jaunes ressemblent à de tendres femelles, ne se combattent jamais et ne possèdent pas de territoires en propre. Vous vous doutez bien que ces trois sortes de mâles entretiennent avec les femelles des relations bien différentes. Les mâles à gorge orange sont des séducteurs nés ; ils copulent avec toutes les femelles de leur territoire et ne se privent pas non plus de pénétrer sur le territoire d'un voisin pour s'y trouver d'autres amies encore. Les gorges bleues s'intéressent moins à la quantité de leurs partenaires sexuelles, mais sont de tempérament très possessif et surveillent attentivement leurs femelles. Quant aux mâles à gorge jaune, vous l'aurez deviné, ce sont des pleutres qui ne s'accouplent que lorsque les autres mâles sont occupés ailleurs.

En fin de compte, ces différentes stratégies se valent. La vigilance des mâles à gorge bleue fait qu'ils sont rarement cocufiés par ceux à gorge jaune ; en revanche, il ne leur est pas facile de protéger leurs femelles des mâles à gorge orange, plus corpulents et plus agressifs. Mais, trop occupés par ce problème, ils ne peuvent plus grand-chose contre les gorges jaunes ! Résultat ? Une continuelle fluctuation. Si les gorges orange réussissent bien une année, l'année suivante ce seront les gorges jaunes, et l'année suivante les gorges bleues – et ainsi de suite. La clé de la réussite, c'est d'être le mâle qu'il convient au moment qu'il convient.

Chère Dr Tatiana,

Pour le paon que je suis, ma queue est plutôt minable. Elle n'est pas très grande, et certains de ses ocelles sont mal disposés. L'ensemble donne l'impression que l'on louche. Lorsque je fais la roue, les femelles ne se contentent pas de marquer leur indifférence, elles n'ont pas même un regard pour moi. Que faire pour y remédier ?

Un pauvre ignoré.
Sri Lanka.

Voici mon conseil : ralliez-vous à une bande. Si vous ne parvenez à rien par vous-même, c'est en général la meilleure des solutions. Quelle sorte de bande ? Cela dépend des circonstances. Dans les espèces où quelques mâles seulement contrôlent des territoires, tandis que les autres ne font que rôder autour, une bande forme généralement une organisation très souple : les laissés-pour-compte se regroupent pour attaquer ensemble. Par exemple, chez la girelle-paon à tête bleue, poisson des coraux caraïbes, il arrive que des jeunes se concentrent pour chasser un grand mâle de son territoire. Lorsque arrive une femelle, tous fraient avec elle.

On observe souvent des invasions comparables dans les colonies d'otaries à crinière. Chez cette espèce, les mâles sont trois fois plus gros que les femelles et, comme l'indique bien leur surnom de « lions des mers », porteurs d'une impressionnante crinière. Les plus corpulents des mâles surveillent leur harem sur les plages et en écartent les plus jeunes. Pourtant, ceux-ci peuvent nourrir quelque espoir. De temps à autre, des groupes pouvant compter jusqu'à une quarantaine de jeunes mâles envahissent une plage, dispersent le harem, copulent avec les femelles et parfois même les enlèvent. Pour ce faire, le mâle prend la femelle entre ses mâchoires, l'entraîne avec lui, puis tente de se protéger de ceux qui ne manqueront pas de s'opposer à la manœuvre – souvent, il s'assied sur elle pour l'empêcher de s'échapper.

Mais, dans votre cas, une telle tactique de loubard n'aurait pas de sens, car les paonnes ne vivent pas en harems, elles sont beaucoup plus indépendantes. C'est pourquoi ce qui vous conviendrait le mieux serait une bande de mâles paradant ensemble dans un groupe de reproduction.

De tels groupes sont chose courante dans des espèces telles que la vôtre, où les femelles n'attendent des mâles que leur sperme. (Les femelles s'affichent parfois aussi en groupes, mais c'est rare.) Par définition, cette sorte d'organisation n'a rien à voir avec des questions de nourriture, de gîte ou de sexualité : tout au contraire, ce sont les femelles qui viennent leur rendre visite pour comparer les différents mâles et leurs qualités. Une fois son choix fait, la femelle copule et s'en repart. Pour les femelles, c'est un système génial : elles peuvent avoir des relations sexuelles avec le mâle de leur choix, sans être obligées de le revoir le lendemain.

Les choses sont plus pénibles pour les mâles : cette évaluation par les femelles introduit une compétition entre eux. C'est pourquoi les espèces qui pratiquent cette parade collective déploient les plus incroyables talents, les plus fabuleux concours de beauté au monde. Ils n'y sont pas choisis selon leur personnalité ou leur savoir-faire vis-à-vis des enfants, mais uniquement sur leur apparence, leur voix, leur agilité ou tout autre élément qu'une femelle aura jugé attrayant. Chez *Cyrtocara eucinostomus*, un poisson qui mesure jusqu'à dix centimètres, ce que les femelles trouvent le plus intéressant, ce sont les châteaux de sable coniques que les mâles édifient bouchée après bouchée, au rythme d'une toutes les quinze secondes. C'est un travail considérable. Les plus hauts de ces châteaux, ceux que préfèrent les femelles, exigent deux semaines de travail et peuvent atteindre un mètre à la base, c'est-à-dire près de dix fois la longueur du poisson.

Chez l'hypsignathe monstrueux, grande espèce de chauve-souris de l'Ouest, les femelles ont une préférence pour les mâles capables de pousser les croassements les plus puissants. Cela explique l'apparence assez particulière du mâle. Deux fois plus lourd que la femelle, il présente une tête semblable à celle d'un cheval, et son larynx occupe plus de la moitié de sa cavité corporelle. À l'époque de la reproduction, les mâles se rassemblent pour brailler des heures durant tant soir que matin, et les femelles viennent faire leur choix.

Mais il est difficile d'entrer dans ces coalitions. Pourquoi est-ce que je vous suggère de le tenter ? Essentiellement, parce que vous m'avez vous-même indiqué qu'il n'y avait pas d'autre solution. Cela tient à deux raisons.

La première est d'ordre général. Chez beaucoup de ces espèces, les femelles sont davantage attirées par les mâles en tant que groupe de parade qu'à titre individuel – et plus le groupe est important, plus il les attire. Comme vous ne parviendrez manifestement pas à attirer des femelles par vous-même, vous n'avez rien à perdre à choisir cette solution. Les paons, contrairement à d'autres espèces, admettent au sein de ces coalitions des mâles dépourvus d'attrait sexuel.

La seconde raison concerne plus particulièrement votre situation. Vous pouvez jouer un rôle si vous trouvez vos frères et demi-frères. Même si vous-même n'obtenez pas de rapports sexuels, par votre simple présence vous pouvez les aider à attirer des partenaires. Je sais bien que cela peut paraître une proposition un peu brutale. Pourtant, comme vous avez avec vos frères beaucoup de gènes en commun, vous pourrez transmettre certains des vôtres en les aidant à transmettre les leurs.

Comment les retrouverez-vous, ces frères ? Ne vous faites pas de souci à ce propos. Les paons savent se reconnaître entre frères, même sans s'être jamais rencontrés. Comment cela se fait-il ? Je n'en sais rien. Comme dans toute société secrète un peu sérieuse, la raison n'en est connue (du moins jusqu'ici) que par les paons eux-mêmes...

En formant un tel groupe consanguin, vous vous écarterez sensiblement de la plupart des autres espèces où les mâles se constituent en coalitions. La seule autre espèce où l'on connaisse une telle pratique est un autre oiseau, le tétras-lyre. Et vous serez également éloigné d'autres espèces où des bandes de vauriens se constituent, mais sans rapports de parenté. Cependant, demandez-le à n'importe quel mafieux : quels que soient leurs objectifs, les bandes constituées de frères sont les plus dignes de foi.

Les lions constituent l'exemple le plus connu de coopération fraternelle. Les lionnes vivent en groupes familiaux et élèvent leurs petits comme une unique portée. La réussite reproductive d'un mâle dépend du temps pendant lequel il parvient à demeurer auprès d'une même famille de lionnes – et du nombre d'autres lions avec lesquels il coopère. Plus une coalition est ample, plus longtemps elle se maintiendra. Et l'on constate que les coalitions de plus de trois mâles sont toujours formées de proches parents : frères, demi-frères, à l'occasion quelque cousin. (Les lions qui vont par paires peuvent être ou non consanguins ; ceux qui vont par trois comportent trois proches parents, parfois seulement deux plus un étranger.) Cela signifie que des frères ou cousins nés en même temps – qu'ils soient grands ou petits, faibles ou forts – auront beaucoup plus de chances d'avoir une progéniture par la suite. Pour la même raison, les lionnes qui donnent naissance à plusieurs fils simultanément auront plus de petits-enfants : leurs fils seront en mesure d'établir de plus larges coalitions.

Il est remarquable que les lionnes semblent avoir évolué précisément en ce sens : elles paraissent capables d'accroître les chances que leurs fils trouvent des partenaires pour leurs futures coalitions. Les analyses relatives aux naissances mettent en lumière deux traits significatifs. D'une part, lorsqu'une lionne donne naissance à une portée abondante, celle-ci comportera en règle générale plus de mâles que de femelles. D'autre part, quand plusieurs lionnes de la même troupe accouchent à la fois, les petits mâles sont considérablement plus nombreux. Comment font-elles pour obtenir cette synchronisation ? Rappelez-vous que, lorsqu'un nouveau groupe de lions prend la tête d'une troupe, leur premier soin est de tuer ou de chasser les lionceaux qu'ils y trouvent. Cela a pour effet de redonner leurs chaleurs à toutes les femelles. De ce fait, celles-ci deviendront gestantes et procréeront à peu près en même temps, d'où une cohorte plus nombreuse. Par la suite et sous l'emprise des mêmes lions, les naissances seront de plus en plus écartées : c'est que les lionnes, lors de cette première gestation, tendent à donner le jour à des fils plutôt qu'à des filles (par un mécanisme encore inconnu).

C'est pourquoi, voyez-vous, cher ami aux ocelles de travers, si votre mère avait lu une certaine page d'un certain *Livre des lions*, vous ne feriez plus la rose toujours en vain. Suivez plutôt mon conseil.

Chère Dr Tatiana,

Mâme, je suis un grillon balbutiant de l'Ouest, gravement tourmenté. Je ne cesse de chanter et de chanter, mais jamais une nana en vue... La dernière que j'aie aperçue est partie avec un salopard qui s'était planqué dans les buissons, et je me suis retrouvé tout seul en compagnie de quelques mouches. Est-ce que je m'y prends mal ?

Fou d'espoir.
Texas.

Vous avez été victime de l'infâme stratégie « je laisse le mec payer l'addition puis j'embarque la nana ». Je suis sûre, sans l'ombre d'un doute, que chacun connaît des garçons qui s'en remettent. Mais le problème est plus grave chez les espèces où les mâles annoncent leur position à toutes les femelles qui peuvent passer. Certains parviennent à leurs fins, mais d'autres sont aux aguets.

Chez certains ostracodes de la mer des Caraïbes, petits crustacés du genre *vargula*, et qui ressemblent à des haricots nains, les mâles séduisent les femelles en lançant des scintillements et en s'agitant dans l'eau à la nuit tombante. Comment produisent-ils ces lumières ? Grâce à la sécrétion de substances chimiques qui, mises en présence d'eau, produisent des éclairs rutilants. À mesure qu'il nage, le mâle laisse derrière lui une traînée lumineuse. Les différentes espèces lancent leurs appels à des rythmes différents, indiquant des sillages d'aspect différent. Or, si l'on sondait une colonne d'eau avec un filet, on y trouverait certainement quantité de mâles rôdant par là sans autant d'effort, espérant intercepter les femelles attirées par les appels des plus entreprenants.

Ce genre de parasitisme est évidemment une tactique dont le succès dépend du nombre de parasites et de protagonistes. Il est impossible qu'il n'y ait que des parasites, car il faut bien que quelqu'un se charge du recrutement des femelles. Du reste, vu le désavantage qu'il y a à rester silencieux (les femelles préfèrent très largement les chanteurs aux fainéants), pourquoi tous les mâles ne chantent-ils pas ?

Il y a nombre de raisons à cela. Par exemple, les mâles de l'hypsignathe monstrueux ne restent pas silencieux par choix mais par nécessité. Ces amphibiens se reproduisent dans des mares ; les mâles les plus vigoureux coassent à partir des territoires qu'ils détiennent déjà et qu'ils défendent vigoureusement. Dès qu'ils aperçoivent un intrus, ils l'attaquent et, en cas de victoire, lui infligent une bonne leçon en le plongeant sous l'eau pendant plusieurs minutes (pourquoi ne le massacrent-ils pas tout simplement ? On l'ignore. Peut-être ne souhaitent-ils pas voir leur eau souillée par des cadavres en décomposition…). Comme la taille constitue toujours un atout lors d'une lutte, les spécimens de petite taille l'emportent rarement. C'est pourquoi ils restent discrets et se dissimulent à la limite des territoires, ne laissant dépasser que leur tête, prêts à intercepter les femelles qui se dirigeraient vers un mâle plus vigoureux. Mais chez les grillons balbutiants tels que vous, ce silence s'explique autrement : il s'agit des mouches auxquelles vous faites allusion.

Les femelles des grillons balbutiants préfèrent de loin les mâles qui chantent. Malheureusement, c'est aussi le cas des femelles des mouches parasites auxquelles vous faites allusion. Elles déposent leurs œufs sur le corps des chanteurs, et leurs larves y pénétreront pour se nourrir de leur chair, provoquant leur trépas en l'espace d'une semaine. Qu'un grillon devienne un chanteur ou un embusqué, cela tient largement à des facteurs génétiques. Mais quant à savoir si la situation des mâles chanteurs est meilleure, cela dépend de l'abondance de ces mouches. Les années où celles-ci sont nombreuses, les embusqués s'en tirent mieux, et leurs gènes se répandent bien. Quand elles se font plus rares, ce sont les chanteurs qui prennent l'avantage, et leurs gènes tendent à l'emporter.

C'est tout un univers rude et brutal. Les chauves-souris à lèvres frangées s'emparent des grenouilles chanteuses. Elles s'y connaissent bien et font parfaitement la différence entre les espèces venimeuses et les plus délicieuses, entre celles qui sont trop grosses à porter et celles qui leur conviennent mieux. Les aigrettes bleues s'en prennent aux grillons chanteurs mâles. Les hémidactyles verruqueux méditerranéens restent tranquillement à l'affût, à proximité des terrains des mâles des grillons décorés, pour s'emparer des femelles qui viennent les écouter chanter. Et ainsi de suite.

Pis encore, certains prédateurs ne se contentent pas d'exploiter ces signaux sexuels, ils vont jusqu'à les imiter. Par exemple, les araignées pêcheuses sont de véritables caméléons chimiques. Les femelles adultes de cette espèce, sédentaires et bien dodues, avec des teintes qui évoquent des fientes d'oiseaux, ont développé une technique de chasse tout à fait particulière. Elles attrapent leurs proies au moyen d'une sorte de lasso, fait d'une boule gluante attachée au bout d'un filament et que ces araignées utilisent avec une de leurs pattes de devant pour attraper les insectes passant devant elles. Chez certaines espèces, ces araignées vont jusqu'à faire tournoyer ces lassos autour de leurs têtes, tout droit sorties d'un western spaghetti. Comment s'y prennent-elles pour que leurs proies se rapprochent d'elles ? Quand elles se mettent en chasse, elles émettent une odeur semblable à celle des papillons de nuit femelles. Bien entendu, les mâles accourent pour voir de quoi il retourne. Pauvres garçons ! S'ils sont attrapés, ils se retrouvent enveloppés dans une toile jusqu'à ce que l'araignée soit disposée à les dévorer (différentes sortes d'araignées dégagent des senteurs différentes et attirent de ce fait des insectes de différentes espèces).

Curieusement, les araignées pêcheuses mâles chassent tout comme les jeunes de la même espèce en diffusant une odeur féminine – quoique, par une amusante coïncidence, ce soit l'odeur de femelles des psychodés, mouches qui ressemblent à des papillons de nuit en miniature. Pourquoi ces araignées adultes chassent-elles de la même façon que les jeunes ? C'est qu'en général les mâles raccourcissent après l'éclosion, devenant nettement plus petits que leurs partenaires – et donc, pas plus que les jeunes, ils n'utilisent de lassos, car leur taille ne leur permettrait sans doute pas de les utiliser efficacement. C'est à l'aide de leurs quatre pattes de devant qu'ils capturent leurs proies.

Il arrive cependant que les proies trouvent d'étonnantes répliques. Prenez l'exemple de la guêpe fouisseuse *Oxybelus exclamans*. Quelquefois, cette espèce voit ses nids envahis par un insecte dont la pratique rappelle celle du coucou chez les oiseaux : une mouche à viande dépose ses œufs dans les alvéoles d'un nid d'oxybèles. Quand ses larves éclosent, elles dévorent toute la nourriture que les guêpes avaient accumulée pour leur descendance. Entre-temps, les mouches à viande mâles rôdent autour des nids de guêpes, dans l'espoir de rencontrer des femelles. Mais, s'ils n'y prêtent pas attention, ils s'apercevront bientôt que ce sont en fait les guêpes qui les ont capturés, pour donner pitance à leur propre progéniture.

Concernant votre problème particulier, je vous conseille d'aller sur-le-champ voir un médecin. Il n'est pas exclu que vous ayez besoin d'un sérieux traitement chirurgical.

Chère Dr Tatiana,

Je suis une femelle d'iguane marin, scandalisée par le comportement des jeunes d'aujourd'hui : je ne cesse de rencontrer des groupes qui se masturbent en ma direction. C'est révoltant. Je suis certaine qu'ils n'auraient pas osé se comporter de la sorte à l'époque de Darwin. Que puis-je faire pour que cela cesse ?

Écœurée.
Îles Galápagos.

Il m'arrive souvent de recevoir des lettres de jeunes iguanes marins mâles, frustrés de voir que les femelles s'intéressent si peu à eux. Mais c'est la première fois que j'entends une doléance en sens inverse. Considérons les faits du point de vue de ces garçons. En voici un, d'une belle coloration tirant sur le rouge, sa crête hérissée vingt bons centimètres au-dessus du corps, de la tête à la queue : il est tout prêt à passer à l'action, il attend fébrilement de se servir de l'un de ses deux pénis (car, comme beaucoup de reptiles, il en possède deux, côté gauche et côté droit). Mais, étant jeune et donc de petite taille, il n'a pas grande chance. Ce n'est pas tant que les femelles préféreraient s'accoupler avec des mâles plus âgés et plus corpulents, mais plutôt que, si jamais le jeune parvient à en pénétrer une, il risque fort d'être chassé par un mâle plus massif avant de parvenir à l'orgasme. C'est pour cela que les jeunes mâles se masturbent lorsqu'ils voient passer une femelle. Cette branlette réduit le temps nécessaire pour éjaculer et du même coup le risque de se voir interrompu prématurément. C'est pourquoi je crains bien que ce comportement ne soit destiné à se perpétuer. Les jeunes masturbateurs engendrent probablement plus de petits que ceux qui s'abstiennent de cette pratique.

La masturbation est-elle courante chez d'autres espèces ? Certes. Chez nombre de primates, les individus des deux sexes s'y adonnent assidûment. Par exemple chez le concoctèle fuligineux, singe au dos gris ardoise d'Afrique de l'Ouest, repérable à sa longue queue et aux étonnants favoris blancs qui ornent ses joues, certaines femelles se stimulent manuellement pendant la copulation. Les orangs-outans, mâles et femelles, s'excitent sur des objets sexuels qu'ils ont confectionnés avec des feuilles ou des brindilles. On peut citer le cas d'une femelle de chimpanzé, élevée dans une famille humaine, qui se masturbait en feuilletant des exemplaires de *Playgirl*, tout excitée par les photos d'hommes nus, surtout celles des pages centrales.

D'autres mammifères aussi se masturbent. Les mâles du cerf commun le font en frottant dans l'herbe l'extrémité de leurs andouillers. Cet acte ne dure guère qu'une quinzaine de secondes, du début jusqu'à l'éjaculation. Durant le rut, certains s'y adonnent plusieurs fois par jour. Mais d'autres espèces, en l'occurrence l'iguane marin, s'y livrent-elles également par crainte d'une interruption durant la relation sexuelle ? À dire vrai, la question n'a pas fait l'objet de bien nombreuses recherches. On en sait davantage sur une question voisine : celle des gros testicules.

Disposer de gros testicules est le moyen le plus simple, pour les mâles de petite taille, d'accroître leurs chances de féconder des œufs. C'est tout à fait logique. Chez les espèces où les mâles de petite taille ne peuvent espérer s'accoupler que moyennant un stratagème de dissimulation, ils sont forcément engagés dans la compétition spermatique. Comme vous ne l'ignorez pas, cette compétition s'apparente assez à une tombola : plus on détient de tickets, plus on a de chances d'obtenir un lot. De la même façon, les mâles de petite taille qui investissent une plus grande portion de leur corps à la production de spermatozoïdes peuvent se procurer davantage de « tickets » et améliorer ainsi leurs chances de réussite. En revanche, les mâles de grande taille, aussi longtemps qu'ils restent suffisamment efficaces dans la garde de leurs femelles, n'ont pas besoin d'autant de « tickets » ni donc de fournir les efforts nécessaires.

C'est pourquoi, bien souvent, il n'y a pas proportionnalité entre la taille des individus mâles et celle de leurs parties intimes : les hommes les plus grands ne sont pas nécessairement dotés de plus gros attributs. En fait, c'est souvent l'inverse qui est vrai.

Le poisson-crapaud appelé « adjudant », qui fréquente les côtes du Pacifique, depuis l'Alaska jusqu'à la Californie, en est un exemple extrême. Les mâles de cette espèce jouissent soit d'un gros cerveau, soit de gros testicules. Ceux qui sont du type « intelligent » creusent une cavité sous les rochers de la zone intertidale. Une fois ce nid préparé, ils vocalisent pour attirer des femelles, parfois durant tout un quart d'heure. À cette fin, ils sont dotés de puissants muscles vocaux et de neurones additionnels pour commander ces muscles. Lorsqu'une femelle accourt, elle dépose lentement ses œufs sur le plafond du nid ; pendant ce temps, le mâle vient de temps en temps frémir autour d'elle, ce qui signifie que lui-même émet des spermatozoïdes. Quand elle a fini de pondre (ce qui peut durer jusqu'à une vingtaine d'heures), il la rejette hors du nid pour prendre soin des œufs fécondés et se remettre à chanter pour attirer d'autres femelles.

Les mâles de l'autre catégorie (à gros testicules) se faufilent dans le nid au moment crucial. Eux n'ont pas la capacité de chanter, faute de l'outillage mental et physiologique nécessaire ; ils ne sont capables que de grognements. Mais alors, qu'est-ce qu'ils sont bien montés ! Au niveau du poids, ils ont des gonades neuf fois plus lourdes que celles des mâles « intelligents », et si grosses que leur ventre semble celui d'une femelle enceinte. Il y a en effet de quoi grogner, plutôt que de chanter...

Mais les « intellos » auraient tort de se montrer trop optimistes. Leur position n'est bien assurée que si les chapardeurs restent en nombre limité. Sinon, ils se trouveront plus exposés dans la compétition spermatique et devront investir davantage dans la production de sperme. Ce pour quoi il leur faudra disposer de plus gros testicules.

Comparons deux espèces de bousiers, *Onthophagus binodis* et *Onthophagus taurus*, qui comptent parmi la vingtaine d'espèces de bousiers introduites en Australie depuis d'autres régions du monde. Le fait est qu'il n'existait pas en Australie de vaches autochtones ; ce furent les hommes qui les y firent venir, ce qui entraîna une production de bouse que les bousiers locaux n'étaient pas en mesure de traiter. De ce fait, d'importants volumes de fumier commencèrent à s'accumuler dans les pâturages. Pour résoudre ce problème, on invita aussi en Australie de nouveaux bousiers, capables d'éliminer tous ces excréments. Concrètement, des bousiers d'autres contrées furent capturés, mis en quarantaine (l'idée d'un insecte mis en quarantaine m'amuse beaucoup), puis lâchés en Australie.

Pour en revenir à notre affaire, *Onthophagus binodis* et *Onthophagus taurus* présentent de grandes ressemblances biologiques, aujourd'hui bien connues. Ici aussi cohabitent deux sortes de mâles, les plus gros ont des cornes, les plus petits non [1]. Mâles et femelles se rencontrent sur les bouses fraîches. Les femelles s'accouplent aux plus gros mâles, et ensemble les couples creusent des terriers, en s'interrompant de temps à autre pour copuler (la copulation des bousiers a rarement été observée, mais on sait que chez *O. binodis* le mâle caresse la femelle avec ses deux premières paires de pattes, puis monte sur elle et entre en convulsions tout en lui frappant le dos avec ses pattes antérieures). Leurs terriers sont habituellement constitués par plusieurs passages donnant sur une galerie centrale. Les bousiers installent un bouchon d'excréments à l'extrémité de chaque passage. La femelle dépose un œuf fécondé sur ce bouchon, puis obture cette entrée avec de la terre. Le mâle, bien qu'il aide considérablement sa partenaire dans le ramassage de la bouse et d'autres tâches, évite de quitter tout seul l'entrée du terrier. Sage précaution, car en son absence de petits mâles s'y précipiteraient et copuleraient avec la femelle. Il arrive du reste que ces petits mâles se montrent encore plus perfides et creusent leur propre chemin jusqu'au terrier, en perçant l'une des cloisons.

Les attaques de ces filous affectent davantage *O. taurus* qu'*O. binodis*. Dans cette seconde espèce, les chapardeurs ne constituent qu'un tiers de la population mâle, de sorte qu'un grand mâle reste relativement bien protégé vis-à-vis d'un éventuel cocuage. Et de fait, chez *O. binodis*, les mâles de petite taille consacrent plus d'efforts à la production de spermatozoïdes que les plus corpulents ; ils disposent à la fois de testicules plus gros et d'une production spermatique supérieure. Au contraire, chez *O. taurus*, presque les deux tiers des mâles sont des arnaqueurs, de sorte que l'on ne peut distinguer les mâles de grande ou de petite taille à partir simplement de la taille des testicules.

1. Chez *O. binodis*, les grands mâles présentent un unique andouiller sur le dos ; *O. taurus*, comme son appellation l'indique clairement, possède au contraire deux cornes recourbées sur la tête. (NdT.)

Encore un mot pour vous tous qui craignez d'être trop petits ou trop peu imposants (cela vaut aussi pour les femelles, notez-le bien). Très, très nombreuses sont les espèces où les mâles se répartissent en différents types. Les caractéristiques physiques sont reliées à tel ou tel trait de caractère, de sorte que l'on peut présager du comportement d'un individu simplement en le voyant. Le nombre de ces caractères et leurs propriétés spécifiques varient bien sûr d'une espèce à l'autre. Cependant, deux types principaux sont particulièrement discernables, que nous désignerons comme les « baraqués » et les « nabots ».

– Le baraqué souffre d'un complexe de divinité : il se fait une haute opinion de lui-même, est toujours prêt au combat, consacre beaucoup de temps à se bichonner et à se pavaner. Il a souvent de nombreuses petites amies, mais serait horrifié à l'idée que l'une d'elles puisse le tromper. Mais, si beau puisse-t-il être, il n'est malheureusement doté que de maigres organes génitaux.

– Le nabot reste discret au sein des groupes de mâles. Il n'aime pas se battre. En revanche, il se montre plutôt ambitieux vis-à-vis des femelles. Sur ce point, on aurait tort de lui faire confiance : il ne se donne jamais entièrement à une seule partenaire, et n'hésite pas à tromper ses meilleurs amis. Mais cela s'explique : si menu soit-il, il est le plus souvent bien muni sexuellement. Les nabots font l'amour, pas la guerre.

DEUXIÈME PARTIE

L'évolution de la perversité

Toute guerre entraîne des atrocités : la guerre des sexes ne fait pas exception à la règle. Plus les désirs de la femelle sont incompatibles avec ceux du mâle, plus il en résultera quelque chose d'épouvantable.

6

Comment faire l'amour avec une cannibale ?

Règle numéro un : ne vous laissez jamais dévorer durant les préliminaires.

Chère Dr Tatiana,

Je suis une mante religieuse et j'ai constaté que je prenais davantage de plaisir quand je commençais par croquer la tête de mes amants. En effet, quand je les décapite, ils entrent dans des spasmes prodigieux. Ils se montrent alors moins inhibés, plus pressants, et c'est fabuleux. Est-ce que vous-même ressentez la même chose ?

Je les aime sans tête.
Lisbonne.

Certaines de mes meilleures amies sont également des croqueuses d'hommes... Mais pour ma part, autant vous le dire, le cannibalisme n'est pas mon truc. Je n'en conçois pas moins pourquoi cette façon d'agir vous convient. Les mâles de votre espèce sont en effet de fort piètres amants. Cependant, tout comme on peut voir un poulet décapité se précipiter en tous sens, une mante mâle décapitée entre dans un véritable état de frénésie sexuelle. Pourquoi n'est-ce pas le cas lorsque ce mâle est intact ? Est-il si difficile de faire l'amour sauvagement sans perdre la tête ?

Le mâle de la mante religieuse est en danger au moment où il s'approche de la femelle et lorsqu'il la quitte. En revanche, vous ne pouvez pas l'attaquer lorsqu'il se trouve sur votre dos – position qu'il adopte si vous l'avez laissé intact. Or vous pouvez parfaitement faire l'amour avec lui après même l'avoir attaqué : si vous lui lacérez la tête pendant l'approche, tout son corps sera pris de spasmes qui n'empêcheront aucunement ses organes génitaux d'entrer en contact avec les vôtres. Cependant, de façon assez compréhensible, il cherchera à ce que vous ne parveniez pas à lui trancher le cou. Mettez-vous un peu à sa place : vous aussi en frémiriez jusqu'au bout des antennes.

Or, à peine aura-t-il aperçu une femelle qu'il en sera tout troublé. Et il fera comme tant de générations précédentes ; dès que vous détournerez le regard, il se glissera vers vous. Lorsque vous vous tournerez à nouveau vers lui, il se tiendra immobile comme une statue, espérant se faire passer pour une simple feuille, et cela des heures durant si nécessaire. Dans quel but ? De s'approcher suffisamment pour pouvoir bondir sur votre dos, après quoi il sera en mesure de vous posséder sans inconvénient. Mais, au premier faux mouvement, vous l'enverrez *ad patres*, sa tête sous le bras. Comme tant de ses aïeux, il aura perdu la partie.

Chez plus de quatre-vingts autres espèces, on a pu voir les femelles dévorer leurs amants avant, pendant ou durant l'acte sexuel. Les araignées comptent parmi les principales coupables, mais on peut y ajouter plusieurs autres sortes de mantes, certains scorpions et quelques moucherons. Les femelles de ceux-ci (petites mouches à l'appétit redoutable) achèvent leurs amants de façon particulièrement affreuse : elles les capturent comme n'importe quelle proie habituelle et leur plongent leur trompe dans la tête tout en coïtant. Leur salive transforme leur cervelle en une véritable soupe, qu'elles absorbent entièrement, avant de jeter le squelette céphalique vide aussi négligemment qu'un enfant se défait d'un jouet devenu ennuyeux. Seule cette virilité absorbée par elles, et se répandant dans tout leur corps, distingue pareil repas de n'importe quel autre.

Cette explication du comportement de la femelle comme étant une erreur navrante mais innocente est certes plausible. Peut-être aussi s'agit-il d'un comportement psychotique induit par la situation de captivité. Après tout, on ne l'a observé que chez un tiers à peine des femelles d'espèces cannibales confinées en laboratoire, dans une petite cage où pourtant le mâle n'a pas la possibilité de s'enfuir ou de se cacher.

La mante religieuse compte toutefois parmi les rares espèces cannibales que l'on ait observées tant en laboratoire qu'en milieu ouvert, et chez cette espèce le cannibalisme est aussi fréquent dans les deux cas. La seule différence est que dans les situations d'enfermement l'acte sexuel dure plusieurs heures de plus – sans doute parce que le mâle est trop terrifié pour se retirer. Quant à l'excuse « c'est par simple erreur que j'ai dévoré mon amant », je ne saurais bien sûr nier qu'un accident puisse toujours se produire. Mais je connais plusieurs variantes d'araignées chez lesquelles il ne fait aucun doute que la femelle a bel et bien l'intention délibérée d'arracher la tête de l'autre et non de perdre la sienne. Lorsqu'elle aperçoit un mâle, elle lui fait signe d'approcher et adopte une position de soumission (« je suis toute à toi »), mais seulement pour fondre alors sur lui, le ligoter et le traîner dans son garde-manger avant même qu'il ait eu le temps de la traiter de cannibale…

Le problème est que bien souvent le mâle est capturé et dévoré avant d'avoir eu la moindre chance de s'accoupler. Du point de vue de son patrimoine génétique, c'est un désastre puisque ses gènes distinctifs ne sont pas resélectionnés pour l'espèce tout entière. Qu'en est-il du point de vue de la femelle ? Eh bien, cette habitude n'est pas aussi malsaine qu'on pourrait le penser. Pour beaucoup d'entre elles, elles auront trouvé là un excellent repas. Chez l'épeire diadème, par exemple, les femelles grossissent considérablement chaque fois qu'elles ont consommé un mâle. Reste bien sûr le risque qu'une trop grande agressivité vis-à-vis de leurs prétendants fasse qu'elles ne meurent comme elles avaient vécu : de vieilles filles renfrognées.

Mais ce n'est que rarement le cas. Pour comprendre pourquoi, prenons un peu de recul et tâchons de nous faire une idée plus générale de ce qui se passe lorsque les femelles tentent systématiquement de dévorer leurs prétendants avant qu'il n'y ait eu coït. Imaginons tout d'abord un pays où elles se montrent aussi rapaces les unes que les autres. Et que chacune d'elles n'ait qu'un seul rapport sexuel au cours de sa vie. Si chacune dévore son unique soupirant au lieu de le laisser agir, tout le monde y perd : en l'absence de reproduction, l'espèce s'éteint inexorablement. Que se passera-t-il en revanche si certains mâles s'arrangent pour ne pas être mangés avant l'accouplement ? Ceux-là jouiront d'un immense avantage sur les autres. Et si leur procédé repose sur un fondement génétique, ce gène de protection sera transmis à chacun de leurs fils – de sorte que les femelles se feront prendre, malgré leur rapacité.

Certes, dans la réalité, toutes les femelles ne sont pas aussi violentes. Ce qui complique encore les choses : si celles qui ne dévorent pas les mâles avant l'accouplement ne restent pas vierges pour autant, ce sont les plus gentilles et douces qui l'emporteront. En effet, même les mâles dépourvus de gènes de protection auront des chances de s'accoupler. Dès lors, l'avantage de certains mâles sur les autres sera bien moindre – cependant que les femelles les plus voraces auront davantage de chances de trouver des mâles incapables de leur échapper. Les ayant croqués trop tôt, elles ne laisseront pas de descendance, et leurs gènes de rapacité disparaîtront avec elles.

Ajoutons maintenant à la situation une autre importante réalité : voyons ce qui se passe si chaque femelle a toutes les chances de rencontrer quantité de mâles. Peu lui importe donc d'en croquer un bon nombre. En fait, c'est tout à fait dans son intérêt car, si toutes les autres s'efforçaient d'attraper et de dévorer ses amants, elle risquerait de se trouver en situation de pénurie. Dans une culture de cannibalisme femelle, ses propres rejetons mâles ne pourront survivre et se reproduire que s'ils sont capables d'échapper aux griffes des femelles ; aussi faites-vous bien de vérifier les aptitudes de leur géniteur. Cela fera aussi qu'un mâle capable de s'échapper trouvera à nouveau un avantage considérable par rapport aux autres et que donc les gènes qui lui confèrent cette faculté se multiplieront.

Pour résumer, plus les femelles sont portées à vouloir dévorer leurs compagnons, plus il est profitable à ceux-ci de savoir s'échapper, et plus rapidement cette faculté se répandra dans la population concernée.

Cependant, comment un mâle peut-il parvenir à s'approcher suffisamment pour réaliser l'acte sexuel sans se faire capturer ? Évidemment, avancer à pas feutrés est une technique de base – mais qui s'avère inefficace si jamais il lui faut marcher sur une toile d'araignée : le moindre frémissement d'un fil suffit à le faire repérer.

La façon la plus sûre de s'en tirer sans dommage est de mutiler la femelle d'une façon ou d'une autre. C'est ainsi que les mâles de l'araignée *Tetragnatha extensa* n'ont pas peur de la relation sexuelle : ils disposent, au bout de leurs crochets, d'éperons avec lesquels ils maintiennent ouverte la mâchoire de la femelle pour qu'elle ne puisse mordre pendant l'assaut. Le mâle de l'araignée-crabe *Xysticus cristatus*, commune en Europe, est un amant remarquable : avant de faire l'amour, il se munit d'attaches pour immobiliser la femelle (quel plaisir !). Chez *Argyrodes zonatus*, minuscule araignée argentée qui s'installe sur les toiles d'araignées beaucoup plus grosses, les mâles agissent en vrais copains. Chacun porte sur la tête une corne qui sécrète une puissante drogue. L'un d'eux offre cet organe à la bouche de la femelle, pour qu'elle le suce ; elle s'en trouve bientôt groggy et incapable de résister à l'assaut des autres. Espérons pour ceux-ci qu'elle ne se réveillera pas tout à coup en pleine fringale…

Quant à monsieur Mante, il joue vraiment de malheur. Tant qu'il a toute sa tête, son cerveau adresse des messages à son appareil génital, pour lui recommander la sagesse. Cela bloque sa libido, tant qu'il ne se trouve pas en position de coït. Mais une fois sa tête avalée par la femelle, ces messages d'inhibition cessent d'être émis – et le mâle redevient affamé de sexe. Du coup, il est encore en mesure de copuler, alors même qu'il ne reste plus grand-chose de lui. Cela démontre clairement qu'il s'est spectaculairement adapté au cannibalisme femelle. De fait, ce réflexe – « perds la tête s'il le faut, mais baise ! » – est assez répandu chez les insectes mâles.

Chez les humains eux-mêmes, on rencontre quelque chose d'analogue : serrez très fort le cou d'un homme, il s'ensuivra à coup sûr une érection, certes pas liée au plaisir de mourir mais bien au fait que les signaux « du calme, mon garçon ! » en provenance du cerveau n'arrivent plus à destination. La plupart des hommes ne voient là qu'une étrange curiosité médicale. Mais c'est qu'ils n'ont jamais eu l'occasion d'avoir des relations sexuelles avec madame Mante…

> *Chère Dr Tatiana,*
> *Je suis une araignée mâle à dos rouge, espèce australienne, et apparemment un vrai loser. J'ai dit à ma chérie : « Tiens, prends, mange mon corps », et j'ai sauté entre ses mâchoires. Mais elle m'a recraché et m'a dit d'aller me faire foutre. Pourquoi a-t-elle refusé cet ultime sacrifice ?*
>
> *Broyant du noir, en plein désert.*

Effectivement, quoi de plus pervers ? Une croqueuse d'hommes, réputée comme telle, qui refuse de manger un mâle n'aspirant qu'à cela ! Inutile de dire que c'est un problème inhabituel. Mais vous-même me paraissez bizarre. Confronté à une femelle cannibale, on conçoit mal qu'un mâle tente de lui paraître encore plus appétissant.

Tout d'abord, bien qu'ils soient plus fréquemment dévorés après l'acte sexuel qu'avant, la plupart des mâles préfèrent encore ne pas l'être du tout. Rien de surprenant à cela : la mort signerait la fin de leurs aventures amoureuses. Un mâle ayant gardé quelque chance de s'accoupler à nouveau n'aurait d'autre hâte que de décamper – sans tendres murmures, sans la traditionnelle cigarette d'après l'amour. Vous devriez plutôt la rosser un peu pour qu'elle cesse de vous poursuivre. Chez le scorpion des sables du Mojave *(Paruroctonus mesaensis)*, le mâle donne une raclée à la femelle puis s'enfuit. Chez la lycose enragée *(Lycosa rabida)*, il projette en l'air sa dulcinée ; pendant qu'elle récupère de ce choc, lui-même a filé...

Mais qu'en est-il si vous ne pouvez espérer vous accoupler à nouveau ? Par exemple, si vous n'étiez destiné à copuler qu'une seule fois, si votre espérance de vie était brève, si la recherche d'une autre femelle était vouée à l'échec... En pareils cas, inutile de vous formaliser quand votre partenaire achèvera de vous dévorer. Chez l'araignée *Argiope aemula*, le mâle résiste vigoureusement à la capture tant qu'il n'a pas obtenu ce qu'il voulait, mais il est tellement excité par l'acte qu'il décède *in copula*. Ce n'est pas le pire des sorts, si la femelle elle-même opte pour des funérailles gastronomiques. Chez l'annélide *Nereis caudata*, il en va un peu de même, à ce détail près qu'ici c'est le mâle qui dévore la femelle. Ces vers, qui ressemblent à des rince-bouteilles, vivent dans les sables et les boues des fonds marins. Après que la femelle a déposé ses œufs, le mâle les introduit dans un long tube qu'il a fabriqué, et c'est là qu'il les féconde. Il les surveille ensuite, tel un dragon gardien d'un trésor, jusqu'à l'éclosion, attendant que les larves soient capables de sortir au grand jour. La femelle, pour sa part, rend l'âme peu après avoir pondu. Si le mâle décide, comme il arrive parfois, d'en faire sa pitance, de toute façon cela ne change plus rien pour elle.

Y a-t-il d'autres mâles qui dévorent leurs partenaires ? Je n'en ai jamais entendu parler. En tout cas, ceux dont nous savons qu'ils mangent des femelles ne le font pas durant l'acte sexuel. Le cannibalisme platonique, lui, n'en reste pas moins une réalité. Depuis les amibes jusqu'aux singes, il se pratique couramment. Chez le requin des sables, par exemple, cela va jusqu'au cannibalisme intra-utérin : le plus gros des fœtus avale les embryons des deux sexes, dans le ventre même de leur mère. Sans doute connaissez-vous ce quatrain :

Le requin, cet animal méchant,
Dévore les poissons sur-le-champ.
Rien de surprenant car déjà, en pleine mer,
Il mangeait ses frères dans le sein de sa mère [1].

La raison pour laquelle le cannibalisme platonique est beaucoup plus répandu que le cannibalisme sexuel est toute simple : le cannibalisme est dangereux, il se peut toujours que la victime convoitée se retourne victorieusement contre vous. C'est pourquoi la plupart des cannibales sont plutôt pleutres et ne s'attaquent pas à des proies de taille comparable. De façon générale, dans une société de cannibalisme, les adultes mangent les enfants, les enfants les plus forts mangent les plus faibles, et ces derniers mangent les œufs. Jusque chez les amibes, les individus cannibales sont des géants. C'est pourquoi le cannibalisme entre adultes (platonique ou sexuel) reste quelque chose de très rare.

Qui plus est, pour la plupart des mâles, il serait aberrant de dévorer leurs compagnes : ils perdraient du même coup les œufs qu'ils se sont donné tant de mal pour féconder. C'est ainsi que les mâles du crabe nageur *Ovalipes catharus* se comportent en gentlemen. Dans cette espèce de portunidé, tout le monde mange tout le monde, mais à une réserve près : on n'est en danger que durant la mue. C'est le règne de la lâcheté : les crabes en situation difficile ne sont pas en mesure de se défendre.

Malheureusement, comme tous les crabes en général, les femelles de cette espèce ne peuvent s'accoupler que pendant la mue, ce qui les expose au risque d'une attaque cannibale. Mais celle-ci ne saurait se faire sans tout un cérémonial. Lorsqu'un mâle rencontre une femelle sur le point de muer, il l'entraîne avec lui jusqu'à ce que sa carapace soit devenue molle. Il lui fait alors l'amour très longuement – parfois des journées entières –, la protégeant ainsi d'autres mâles aux intentions douteuses, jusqu'à ce que sa nouvelle carapace soit endurcie et

1. Traduction de Fabien Raimbault. (NdT.)

qu'elle puisse se défendre par elle-même. Cette galanterie n'est pas désintéressée, du reste. En détournant les mâles qui risqueraient de la dévorer, le premier écarte aussi ceux qui voudraient s'emparer d'elle et accroît ainsi ses chances d'être l'unique père de sa portée. Ce n'est pas un mince enjeu : une grosse femelle peut produire jusqu'à 250 000 œufs.

Les mâles, donc, dévorent rarement leurs partenaires ; qu'en est-il des hermaphrodites ? On ne sait presque rien sur cette question. Cependant, beaucoup d'hermaphrodites sont des cannibales platoniques, et j'imagine que parfois, lorsque deux individus se rencontrent, l'un d'eux cherche plutôt la gaudriole, l'autre plutôt de la nourriture. Mais, comme tant l'un que l'autre préféreraient ne pas être mangés, je tendrais à penser que le problème se pose rarement. À mon avis, s'il survenait un risque de cannibalisme sexuel, des contre-mesures apparaîtraient rapidement. Par exemple, si vous vous sentez particulièrement exposé en faisant l'amour avec un partenaire plus gros que vous, vous prendrez en horreur les individus de grande taille. On a même pu suggérer que le risque de cannibalisme expliquerait la surprenante brièveté des relations sexuelles entre les limaces de mer de l'espèce *Hermissenda crassicornis*. Le terme de « limace » rend mal compte de la sublime beauté de cet animal. Ne dépassant pas deux centimètres de longueur, la limace de mer ressemble à une limace terrestre, mais transformée comme par un puissant enchantement : un corps à l'aspect de porcelaine légèrement bleutée, avec derrière la tête une ravissante raie orangée et, plus bas, un superbe bouquet de branchies plumeuses, comme si ce numibranche portait un manteau piqueté de queues de renard. Mais, dès qu'il s'agit de sexe, les deux animaux ne font pas dans la dentelle. Tels des chevaliers à la joute, ils s'élancent l'un vers l'autre sans répit, lance tendue pour se mettre à bas. Pourtant, si cette coutume est tout à fait particulière, il n'est pas certain que le cannibalisme en soit la cause.

Pour prendre un autre cas très particulier, il n'en est peut-être pas d'autre que celui des araignées-jockey mâles dont vous êtes ici le porte-parole et qui cherchent à se faire cannibaliser. Leur impulsion est si forte que l'on se bat parfois pour ce privilège ; l'un des mâles agrippe l'autre pour l'extirper des mâchoires de la femelle, l'enveloppe de filaments comme s'il s'agissait d'une mouche, puis se rue à son tour vers les mâchoires meurtrières. La scène paraît d'autant plus absurde que les mâles de cette espèce sont des nains, presque cent fois plus petits que les femelles, de sorte que le combat évoque la danse de deux rats autour d'un lion. Il va sans dire qu'une telle frénésie suicidaire ne se manifeste que dans des circonstances bien particulières : lorsque votre propre sacrifice vous permet de laisser derrière vous une progéniture plus importante que si vous étiez resté indemne. Pour l'instant en tout cas, votre espèce est la seule chez laquelle on ait constaté pareille inclination. Un mâle de l'araignée-jockey dévoré féconde beaucoup plus d'œufs qu'un mâle survivant. Pourquoi ? Souvenez-vous que la sexualité des araignées mâles consiste à insérer leurs pédipalpes dans les deux orifices jumeaux de la noire pilosité du ventre de la femelle. Or, même en ayant le bout de votre abdomen pris dans ses mâchoires, il vous est possible d'atteindre ces orifices. Et il se trouve que l'acte sexuel dure plus longtemps que le temps qu'elle prend à vous mâchouiller, ce qui vous donne plus de chances de lui insérer assez de spermatozoïdes pour féconder davantage d'œufs. Le défi consiste donc pour vous à vous montrer le plus appétissant possible.

Tout le secret est de bien choisir le moment. Les femelles de l'araignée-jockey ne sont pas gloutonnes ; si elles n'ont pas faim, elles ne mangent pas. Inutile donc de vous présenter après qu'elles ont fait un repas. Il vous faudra attendre qu'elles aient retrouvé une lueur d'appétit, dans leurs huit petits yeux perlés. C'est alors qu'en échange de ce qui vous attend vos rejetons pourront vous être vraiment reconnaissants.

Je crains fort que nous n'ayons toujours pas compris pourquoi les femelles de certaines espèces deviennent cannibales, alors que leurs consœurs d'espèces très voisines ne le sont pas. Tout ce que je puis dire et qui va de soi, c'est que les cannibales ne sont jamais végétariennes mais uniquement prédatrices, et sont généralement plus grandes et plus fortes que leurs proies, qu'elles sont donc capables de vaincre. Aussi, mes garçons, si vous êtes tombés amoureux d'une grande femme rapace, vous pouvez devenir son dîner aussi bien que son petit ami habituel. S'il vous semble que vous courez un risque, surtout posez-vous cette question : souhaitez-vous rencontrer le Créateur tout de suite ou plus tard ?

Si la réponse est « plus tard », alors pensez SAFE SEX (*Stealthy Approach, Forceful Embrace, Swift EXit).* Si la réponse est « maintenant », pensez-y à deux fois : mettriez-vous votre tête à couper que vous en tirerez bénéfice ? Si c'est le cas, préparez vos dernières paroles – et espérez avoir pour épitaphe : « Il fut fécond. » Quant aux filles, je leur dirai qu'il est absurde de dévorer les mâles sans vous en être servies. Si vous aimez les réduire en bouillie, rappelez-vous que le cannibalisme n'est un bon choix que si vous ne risquez pas de rester vierges. Cela étant dit : *bon appétit !*[1]

1. En français dans le texte. (NdT.)

7
Crimes passionnels

Assassinats, violences sexuelles, viols… À quoi tout cela est-il dû ? Au fait que certains mâles refusent de considérer « non » comme une réponse.

Chère Dr Tatiana,
En principe, je suis une abeille solitaire, mais je n'arrive jamais à trouver un moment à moi. Dès que je sors le nez de mon nid, je suis assaillie par des mâles qui apparemment n'ont rien de mieux à faire que d'enquiquiner le monde. Ils ont l'air de prendre plaisir à m'importuner pendant que je vaque à mes occupations. Ça n'a rien d'amusant, il y a de quoi en devenir folle. Comment faire pour les virer ?

Une fille n'est jamais seule à Oxford.

Les mâles, chez les guêpes et les abeilles, sont bien connus pour être des fainéants. Chez les espèces sociales telles que l'abeille domestique ou le frelon, qui vivent dans de vastes nids sous l'empire d'une reine, les mâles se contentent de baguenauder tandis que leurs sœurs – les ouvrières – triment à rechercher des vivres, à nettoyer le nid, à élever les petits.

Il arrive d'ailleurs que les ouvrières se révoltent. Chez la guêpe papetière *Polistes dominulus*, elles se livrent à un sport cruel, le « gavage de mâles ». Elles bourrent un mâle de nourriture, puis le piquent, le piétinent et l'introduisent de force, tête la première, dans une cellule vide du nid. Une ouvrière se tient derrière lui, ne cessant de le pousser et de lui piquer le bout de l'abdomen pour l'empêcher de sortir de là. Les mâles risquent d'autant plus de subir ce traitement lorsqu'une ouvrière revient au nid avec de la nourriture ; le temps qu'il soit parvenu à se dégager, cette nourriture aura déjà été distribuée aux membres méritants du nid et aux larves.

Mais si les espèces sociales, avec leurs essaims bourdonnants, sont les chouchous des médias, la plupart des abeilles et des guêpes relèvent au contraire d'espèces solitaires. En ce cas, toutes les femelles se reproduisent, il n'y a pas une reine et des ouvrières. Cela ne veut pas dire qu'il n'y ait pas de vauriens. Trop souvent, la femelle est pour ainsi dire une maman gâteau – elle bâtit le nid, pond les œufs, assure la nourriture des petits –, tandis que le mâle n'est qu'un incapable clochard. Cela peut entraîner des problèmes. Dans votre cas, cela signifie que, après avoir pris son petit déjeuner de nectar, il a devant lui toute la journée pour courir les femelles.

De plus, à ce niveau, c'est un vrai casse-pieds. Les mâles de votre espèce ne s'embarrassent pas de subtilités ; ils entreprennent de séduire les femelles en se précipitant sur elles, au point de les envoyer au tapis quand elles sont en plein vol. C'est pour elles une vraie gageure que d'aller butiner pollen et nectar pour approvisionner le nid. Cependant, elles peuvent encore s'estimer heureuses de leur sort : dans d'autres espèces, quand de jeunes désœuvrés rôdent en bande, les choses peuvent tourner au pire.

Une femelle de bighorn (mouflon du Canada) peut se voir poursuivie durant des kilomètres par des meutes de jeunes mâles avides. C'est une course épuisante et souvent dangereuse : pour leur échapper, il lui faudra souvent sauter sur d'étroites corniches de paroi rocheuse. Encore doit-elle s'estimer heureuse d'être une brebis de montagne : l'île Longue, la plus grande de l'archipel des Kerguelen après l'île principale, légendaire amas de rochers juste au nord du cercle polaire antarctique, est peuplée d'un abondant troupeau de moutons domestiques abandonnés à leur sort depuis plus de trente ans. Avec quel résultat ? En comparaison, *Sa Majesté des mouches*[1] apparaît comme un enfantillage. Les brebis ne sont pas seulement poursuivies, mais battues à mort par des troupes de béliers. La traque se poursuit jusqu'à ce que la victime soit trop épuisée pour fuir encore. Les béliers tentent alors d'en abuser sexuellement. Ils y parviennent rarement (dès que l'un d'eux tente de le faire, un autre charge sur lui et le déloge), mais c'est une maigre consolation. Ces séances peuvent se poursuivre pendant des heures, au cours desquelles la brebis est de plus en plus maltraitée ; quand elle s'écroule d'épuisement, les béliers la frappent à coups de pattes et de cornes jusqu'à ce qu'elle se relève. Si elle survit à tout cela, elle risque d'être achevée par les pétrels. Ces énormes oiseaux de mer (leur envergure peut dépasser deux mètres) ont la fâcheuse habitude d'éviscérer les animaux affaiblis, en leur déchirant l'anus de leurs gros becs recourbés.

Les brebis ne sont pas les seules à subir de pareils traitements. Les femelles de certaines grenouilles, par exemple, peuvent passer des moments affreux. Ainsi des grenouilles de Tschudi, une espèce australienne remarquable par les sons qu'émettent les mâles pour attirer des partenaires. Comme beaucoup d'autres grenouilles, les femelles de cette espèce viennent dans les mares pour frayer. Si tout se passe bien, elles y rencontrent des mâles, qui montent sur leur dos et les enlacent de leurs pattes – une position caractéristique nommée amplexus. La femelle expulse ses œufs dans l'eau, et le mâle les asperge de son sperme. Si elle a le malheur d'attirer plusieurs mâles, ils se bousculeront pour conquérir cette position. Dans le meilleur des cas, elle verra moins de ses œufs fécondés. Car elle risque en outre d'être étouffée par leurs étreintes. Ce genre de tragédies ne concerne pas que cette espèce : il arrive aussi parfois aux femelles de la grenouille sylvestre qui attirent plusieurs mâles de se voir asphyxiées dans la mêlée qui s'ensuit.

1. *Lord of the Flies*, film dramatique réalisé en 1963 par Peter Brook d'après le roman de William Golding. (NdT.)

Encore vaut-il peut-être mieux mourir noyée que débitée en morceaux. Chez certaines espèces solitaires d'abeilles et de guêpes, les mâles sortent de leur hibernation avant les femelles et se rassemblent autour des terriers dont celles-ci vont émerger. Dès qu'il en surgit une, elle risque d'être purement et simplement dépecée par les mâles qui se battent pour la posséder. Les femelles des mouches du fumier se dirigent vers des bouses fraîches pour s'accoupler et pondre leurs œufs. Elles aussi risquent, si elles sont assaillies par plusieurs mâles, d'être mises en pièces – ou submergées d'excréments gluants. Peut-être, après tout, le simple démembrement n'est-il pas le pire des sorts possibles…

Une fois par an, les femelles de l'éléphant de mer boréal se rassemblent sur les plages pour accoucher, élever leurs petits et forniquer, avant de regagner l'eau. Sur beaucoup de ces plages, les plus gros des mâles – je parle de bêtes pouvant atteindre cinq mètres de long et peser plus de deux tonnes et demie – sont en mesure de tenir les plus petits à l'écart du secteur des femelles. Mais ces jeunes mâles brûlent d'impatience. S'ils aperçoivent une femelle qui retourne vers l'océan, ils galopent derrière elle et, dans leur désir effréné de copuler, peuvent la frapper à mort puis se disputer son cadavre. Les phoques des îles Hawaii, seuls phoques réellement tropicaux, sont une des espèces les plus menacées au monde, avec environ six cents spécimens restants. Malheureusement, la plus grande menace pour eux, ce sont… leurs congénères. En effet, les attaques des phoques mâles contre les femelles sont la principale cause de mortalité, car souvent elles sont brutalisées pendant des heures par des bandes de mâles amoureux ; elles peuvent être battues à mort ou violemment mordues, puis abandonnées à des requins-tigres attirés par le vacarme. Le problème est si grave que, pour tenter de sauver cette espèce de l'extinction, on rabat parfois les mâles afin de leur administrer des drogues réprimant leur libido.

Tout cela peut paraître insensé. Mais le plus fort est que cette violence n'est nullement intentionnelle. Les mâles n'ont rien contre les femelles, ils ne gagnent rien à ce qu'elles meurent avant d'avoir enfanté. Pourquoi alors sont-ils si agressifs ? C'est un cercle vicieux. Les choses risquent d'autant plus de mal tourner que les mâles sont nombreux à solliciter les faveurs de rares femelles de passage, situation fréquente lorsqu'ils se rassemblent en des lieux où les femelles sont obligées de passer pour procréer, ou encore si quelques mâles occupent de vastes territoires de reproduction et que les autres se tiennent aux aguets à leurs frontières. En ce cas, rien n'est trop risqué, rien n'est acquis d'avance : si un mâle se tient à l'écart d'une femelle et se contente de lui tirer sa révérence, il est assuré de ne pouvoir s'accoupler avec elle. Il doit au contraire se précipiter pour faire valoir ses droits. S'il parvient à chasser les autres soupirants, c'est à lui qu'il reviendra de féconder les œufs. Le problème est que cela vaut pour tout le monde, d'où inévitablement des mêlées. Si la femelle succombe, eh bien tant pis : du point de vue du mâle, c'est tout comme si un rival l'avait emporté sur lui.

Le point de vue de la femelle est évidemment tout différent. Aucune ne souhaite être démembrée, noyée ou battue à mort, d'autant que cela réduit à néant toute future chance de reproduction. Si le risque de mourir prématurément ou d'être sérieusement blessées est important, il est évident que les femelles développeront des mesures de défense. C'est toujours le même processus. Certaines femelles peuvent posséder des caractéristiques réduisant le risque d'être assaillies, blessées ou tuées. Si ces caractéristiques ont un fondement génétique, les gènes correspondants se répandront. Cela dit, lorsqu'une femelle doit faire face à plusieurs mâles, il est rare qu'elle puisse leur opposer grand-chose pour se défendre. Même les plus vaillantes parviennent rarement à repousser plusieurs attaquants ou à se battre sans trêve pendant des journées.

Alors, que faire ? Une solution courante est de recourir à un garde du corps. Les mouches du fumier, par exemple, préfèrent former leur couple avec des mâles corpulents, ce qui leur donne plus de chances d'être laissées tranquilles. Les femelles de l'éléphant de mer boréal, qui copulent puis retournent vers l'océan, se font raccompagner jusqu'au bord de la plage, ce qui limite les risques de nouvel assaut. Chez les gerris dentés (insectes d'apparence délicate qui glissent sur la surface des mares et des eaux), une femelle se battra pour se débarrasser d'un importun, s'il ne se trouve que peu de mâles à proximité. Par contre, si se défaire de l'un ne doit mener qu'à se quereller avec un autre, puis un autre et encore un autre, elle préférera accepter le premier qui se sera présenté. Sa présence réfrénera l'ardeur des autres. Des gardes du corps peuvent aussi s'avérer utiles, même lorsqu'il n'y a pas danger de mort : quand elles sont accompagnées par un mâle, les femelles des faisans et des pigeons consacrent davantage de temps à se nourrir et moins à se garder des prédateurs ou des autres mâles que lorsqu'elles se trouvent seules.

Mais vous, chère amie trop affairée, n'avez nul besoin d'un garde du corps pour échapper au harcèlement. Chez votre espèce, on peut prédire à quels moments et en quels lieux les mâles se mettront à bourdonner. Mieux encore : vous n'avez aucun endroit particulier où devoir vous rendre. Cela signifie que les mâles ne peuvent se tenir à l'affût en quelque lieu où vous ne pourriez éviter d'aller. Il vous suffit de vous tenir à l'écart d'eux. S'ils se trouvent massivement réunis sur un parterre de fleurs, choisissez-en un autre. C'est ce que font la plupart de vos consœurs.

Courage donc ! Il arrive même que cette mentalité grégaire des mâles tourne à l'avantage des femelles. Prenez l'exemple du philante *Philanthus basilaris*. Il s'agit de guêpes solitaires qui chassent d'autres guêpes ainsi que des abeilles. Les mâles de cette espèce se rassemblent, chacun défendant un petit territoire, et se rendent insupportables en harcelant le premier insecte de passage, dans l'espoir de trouver la compagne de leurs rêves. Pauvres idiots ! Ils espèrent des relations sexuelles, au lieu de quoi ils sont réduits à l'inaction. Les femelles se vengent de façon atroce de leurs intempestives attentions : celles qui se sont déjà accouplées auparavant vont de temps à autre rendre visite aux groupes de mâles, nullement pour satisfaire leurs désirs mais pour approvisionner leurs familles : elles viennent chercher des mâles pour les entraîner jusqu'à leur nid et les donner en pâture aux larves fraîchement écloses. Eux-mêmes sont tellement en quête de rencontres qu'ils sont faciles à entraîner. Et le pauvre type qui tombera dans les bras d'une de ces dames connaîtra un sort pire que la mort : il sera piqué jusqu'à s'en trouver paralysé mais toujours en vie (car les larves préfèrent la chair fraîche), puis enfermé dans le nid, où les larves le dévoreront vivant. La vengeance, comme on le voit, est un plat qui se mange froid.

Chère Dr Tatiana,
Je suis un mâle de la mouche des algues de Musgrave, d'une sensibilité très « New Age ». *Je sais bien que non veut dire non, mais ça ne me mène pas bien loin. Les femelles de mon espèce sont de sacrées nanas : dès que je leur fais des avances affectueuses, elles me malmènent. Pourquoi se montrent-elles si hostiles, et puis-je y faire quelque chose ?*

Aussi sympa que frustré.
Mallacoota.

Au diable le « politiquement correct » ! Chez votre espèce, non veut dire oui. Si les femelles se montrent agressives, c'est parce qu'elles veulent que vous les dominiez ; en fait, elles refusent d'avoir des relations sexuelles avec un mâle qui ne se montrerait pas à la hauteur. Par conséquent, si vous voulez baiser, il va falloir vous résoudre à être frappé et à recevoir de sales coups, jusqu'à ce que votre partenaire se soumette à vous.

Chez certains animaux, la violence est de règle dans les relations sexuelles. Les phoques crabiers (lesquels, soit dit en passant, ne se nourrissent pas de crabes mais de krill, ces petites crevettes qui peuplent par centaines de millions les eaux glacées de l'Arctique) se mordent sauvagement quand ils font l'amour et finissent souvent couverts de sang. Cela peut sembler répugnant, mais en fait ce n'est guère plus grave que lorsque les êtres humains égratignent le dos de leurs partenaires : ce sont des griffures sans gravité, et l'on continue à faire l'amour sans aucun embarras. Pourquoi ces comportements ? Des goûts et des couleurs…, comme on dit si bien.

Le goût de la violence comporte des risques, bien entendu. L'amour vache laisse des cicatrices chez nombre d'animaux. Les phoques crabiers mâles d'un certain âge ont la tête toute balafrée par des années d'affections féminines. Lorsqu'un bison monte une bisonne, ses sabots de devant viennent râper le dos de celle-ci, lui arrachant parfois des lambeaux de peau. Dès l'âge de huit ans, elle présentera certainement des secteurs dépourvus de poils (pendant la copulation, il lui faut supporter tout le poids de son corpulent partenaire : lorsqu'il éjacule, son spasme l'envoie en l'air, ses sabots de derrière quittant eux aussi le sol). Chez les dugongs, mammifères marins herbivores qui hantent les lits d'herbiers et arrachent les plantes à la racine à l'aide de callosités qu'ils portent à la lèvre inférieure, il n'est pas rare que les femelles arborent des cicatrices sur le dos, dues à la rudesse avec laquelle les mâles les possèdent.

Pire encore, il arrive que surviennent des accidents. Chez le desmognathe pygmée, le mâle plante ses dents acérées dans le cou de la femelle avant de livrer son paquet de sperme ; il arrive qu'il reste accroché à elle et ne parvienne plus à s'en détacher. Chez l'éléphant de mer austral (dont les mâles sont encore plus imposants que ceux de l'éléphant de mer boréal, pouvant atteindre six mètres de long et peser quatre tonnes), parfois un mâle distrait mord sa partenaire non pas dans le cou mais à la tête et la tue en lui défonçant le crâne. Le mâle du vison américain commet parfois une erreur analogue, en transperçant la base du cerveau de la femelle au lieu de lui attraper la nuque. Le baiser, chez la loutre de mer, consiste en une morsure sur le nez, qui peut se révéler mortelle si cette blessure s'infecte.

De tels drames attirent certes l'attention comme le font toujours les mauvaises nouvelles. Mais il convient de considérer la perspective générale. La différence cruciale entre ces accidents et ceux provoqués par une canaille libidineuse est qu'ils ne répondent à aucun intérêt personnel des mâles concernés. Un mâle qui se met à défoncer le crâne de ses partenaires ne laissera pas derrière lui une bien nombreuse progéniture. Aussi, du moins dans les espèces où les femelles ne courent guère le danger d'être assaillies par des bandes de mâles, le risque de mourir au cours de l'acte sexuel est généralement minime par rapport aux autres causes de mortalité possibles, et la probabilité de tels accidents tient au pur hasard, nullement à l'évolution. En effet, les gènes qui pourraient protéger du risque de défoncement du crâne (par exemple en renforçant celui-ci) n'ont aucune raison de se répandre si cette sorte d'accident reste en fait exceptionnelle.

Toutefois, alors que des femelles mortes ne peuvent procréer, des femelles blessées le peuvent – cela dépend de la gravité de la lésion. Aussi pareils accidents sont-ils peut-être plus pernicieux qu'il n'y semble : qu'est-ce qui peut empêcher un mâle de priver une femelle d'une fraction de son existence, si une rossée l'a écartée du circuit sexuel et donc l'empêche de le tromper ? Mais n'ayez pas peur, les filles, les mâles ne pourraient pas maintenir longtemps de telles pratiques. Si, pour une raison ou pour une autre, l'accouplement comportait un véritable risque de mutilation, vous auriez vite fait d'évoluer de sorte à en être protégées.

Nous allons considérer deux exemples. Le premier est celui des requins. Chez ces monstres, la sexualité est souvent brutale. Le mâle saisit la femelle dans ses mâchoires et tente d'introduire un de ses pénis, également appelés ptérogopodes, qui sont des sortes de nageoires pelviennes roulées en tube (Les mâles sont dotés de deux de ces « vrilles », parallèles à leur ventre. Une de leurs extrémités est accolée à leur débouché génital, l'autre prête à pénétrer la femelle. Pendant la copulation, le sperme provenant du débouché génital traverse une de ces deux vrilles, qui le propulse dans la femelle avec un filet d'eau de mer). Les femelles adultes ont souvent des ailerons portant des cicatrices ou auxquels il manque un morceau.

Je n'aimerais certainement pas, quant à moi, être mordue par un requin, même de l'humeur la plus tendre, mais pour une femelle de la même espèce ce n'est pas si grave que cela. Prenons le cas du requin bleu. On observe souvent sur le corps des femelles adultes des morsures ou des cicatrices récentes. Mais elles le supportent fort bien : dès qu'elles atteignent la puberté, leur peau se met à épaissir ; une fois adultes, elles ont la peau deux fois plus forte que les mâles de même taille, à tel point que les dents des mâles ne peuvent la transpercer. Chez la raie de Haller ou pastenague, cousine des requins, non seulement la femelle a une peau plus épaisse, mais le mâle est doté de dents en aiguille spécialement faites pour l'attraper. Tandis que les femelles et les jeunes mâles présentent une denture lisse, aussi régulière que les pierres d'une rue pavée, les mâles adultes disposent d'incisives acérées qui donnent plus d'allant à leurs baisers amoureux. Parfois aussi, c'est la femelle qui mord le mâle, auquel cas celui-ci évolue de manière à réduire le risque. *Falcatus falcatus* est un requin dont on ne connaît que des fossiles, anciens de quelque 320 millions d'années. Les mâles de cette espèce seraient ridiculisés et chassés au loin par les requins d'aujourd'hui. Ils arboraient sur le devant de la tête une sorte de large poignée, nageoire transformée qui leur donnait plutôt l'apparence d'un fer à repasser que d'un requin. À en juger par la position compromettante dans laquelle on a trouvé un couple fossile, il semblerait que cet appendice constituait une défense contre les morsures de la femelle durant la copulation.

Mon second exemple de telles contre-mesures évolutives est celui de la planaire marine *Pseudoceros bifurcus*. Chez ces hermaphrodites, chaque membre de l'espèce est un partenaire sexuel potentiel, de sorte que les combats habituels entre mâles n'ont pas lieu d'être. De fait, pour la plupart des hermaphrodites, la sexualité est une affaire amoureuse toute simple. Mais tel n'est pas le cas de *Pseudoceros bifurcus*. Apparemment, les individus de cette espèce préfèrent jouer le rôle du mâle plutôt que de la femelle, car ils ont mis au point, pour l'insémination, une technique d'attaque et de fuite bien particulière. Celle-ci consiste à planter son pénis n'importe où dans le corps de la victime avant de s'échapper aussi vite que possible. Mais si le fait d'être ainsi poignardé entraîne une blessure béante, il n'empêche pas le spécimen attaqué, s'il reste en mesure de se défendre, de se trouver en fait en situation d'avantage. D'où une lutte pénis contre pénis.

Comme dans toute lutte, les combattants cherchent à frapper sans être eux-mêmes frappés ; l'enjeu n'est pas la mort, mais la pénétration. Ces duels peuvent se prolonger jusqu'à une heure durant. C'est tout un spectacle. Les deux planaires, plates et ornées de subtils motifs colorés et répétitifs, ressemblent à de minuscules tapis persans – elles évoluent dans l'eau comme des tapis volants. Quand elles s'attaquent, on dirait des duellistes rendues invisibles par de longues capes. Le combat prend fin lorsque l'une des deux parvient à clouer l'autre avec son pénis. Cela n'est sans doute pas toujours bien agréable, mais du moins le vaincu aura-t-il présenté une résistance.

J'espère vous avoir convaincu qu'un peu de brutalité maîtrisée n'est pas nécessairement effrayante. En fait, pour en revenir à votre cas, les mâles des mouches des algues apprennent beaucoup de choses à l'occasion des joutes sexuelles. Les mâles avisés ne copulent pas avec toutes les femelles qu'ils maîtrisent, mais seulement avec les plus vigoureuses, certainement parce que ce sont celles qui ont le plus de chances de survie. On ignore pourquoi les mâles sont si tatillons. Mais une des raisons possibles est que les algues où les femelles déposent leurs œufs apparaissent sur les plages de façon imprévisible, de sorte que les femelles les plus robustes ont davantage de chances de vivre assez longtemps pour voir la marée leur apporter des algues. Ne soyez donc pas si timide ! Entrez dans le jeu et forcez les femelles à se soumettre…

> *Chère Dr Tatiana,*
> *Je suis un grillon retentissant et je viens tout juste d'effectuer ma dernière mue. En examinant mon nouveau corps de mâle, j'ai remarqué sur mon dos quelques dents. Cet emplacement m'a paru étrange. À quoi servent ces dents ?*
>
> *Nul en anatomie.*
> *Montagnes Rocheuses.*

Savez-vous ce qu'est un piège à loups ? C'est un engin formé de mâchoires à ressort, maintenues ouvertes comme de grandes bouches souriantes. Lorsqu'un animal monte sur le poussoir dont ces pièges sont munis, les mâchoires se referment subitement, et les dents agrippent leur proie sans lui laisser aucune chance d'évasion. Les trappeurs se servaient de ces pièges pour capturer ours, loups, martres, zibelines, etc. Dans l'Angleterre du XVIIIe siècle, on les utilisait même pour capturer des hommes. Ce n'est pas une plaisanterie : d'énormes pièges à loups d'acier guettaient les braconniers qui traquaient le gibier sur les terres des aristocrates.

Heureusement, les pièges à loups sont aujourd'hui interdits, que ce soit pour les martres ou pour les hommes. Mais notre Mère Nature ne s'embarrasse pas d'une telle délicatesse. Ces dents sur votre dos sont des pièges du même genre, destinés aux femelles. En voici le fonctionnement : chez votre espèce, la femelle se positionne habituellement au-dessus du mâle. Lorsque vous bombez le dos pour rapprocher vos organes génitaux, ce mouvement enserre son ventre entre les dents de ce piège naturel et la tient prisonnière. Une fois ainsi capturée, elle ne peut échapper à l'acte sexuel, qu'elle le souhaite ou non. De fait, ces dents sur votre dos vous permettent de la violer.

Quelle raison avez-vous d'agir ainsi ? Eh bien, c'est que nous avons affaire ici à un monde plutôt cruel. Les femelles des grillons retentissants ont en effet la déplorable habitude de se nourrir du sang des mâles. Peut-être avez-vous également observé chez vous-même un autre caractère anatomique étrange : une paire d'ailes postérieures molles et charnues. Si vous tentiez de vous en servir pour voler, vous n'iriez pas bien loin. J'ai bien peur qu'elles ne soient plutôt là pour donner aux femelles de quoi grignoter. Pendant l'acte sexuel, elles ingèrent un morceau ou deux de ces ailes, puis lèchent le sang qui en suinte. Une fois terminé ce suintement, votre sang coagule, et ces ailes postérieures restent réduites à l'état de bizarres sculptures mutilées. C'est pourquoi les femelles, évidemment, préfèrent les mâles vierges, parce que leurs petites ailes sont intactes : qui donc, après tout, préférerait une nourriture déjà mâchée par d'autres ? Mais cette attitude sélective pose problème aux mâles, largement disposés à copuler plus d'une fois dans leur vie. C'est bien pour cela que, lorsqu'une femelle grimpe sur votre dos pour examiner l'état de ces ailes, vous l'immobilisez avec votre piège à loups. Si vous êtes vierge, cela ne change rien : de toute façon, elle ferait l'amour avec vous. En revanche, si vos ailes ont déjà été rongées, c'est votre trébuchet qui la forcera à rester en place.

Mais ne vous inquiétez pas, vous n'êtes pas la seule espèce à avoir mis en place un dispositif pour arraisonner des femelles non consentantes. Par exemple, les mouches-scorpions, insectes aux longues ailes d'une transparence arachnéenne, maculées de noir. Les mâles de cette espèce portent sur le troisième tergite (pièce dorsale) de l'abdomen un organe notal, sorte de crampon dont ils se servent pour immobiliser les femelles au-dessous d'eux. Tout comme dans votre cas, cet organe notal est utilisé lors de tous les accouplements, mais ne devient véritablement une arme que lorsque le mâle entend posséder la femelle contre son gré. Or, qu'est-ce qui détermine le consentement de celle-ci ? Uniquement son jugement sur la valeur nutritive de son partenaire.

Les mouches-scorpions ont un rituel d'accouplement quelque peu vieux jeu : si le mâle paie à dîner, la femelle se donnera à lui. Comme ce sont un peu les vautours du monde des insectes – des nécrophores qui se nourrissent de charognes d'autres insectes –, un mâle bon chic bon genre offrira pour nourriture un bel insecte mort. Les femelles s'accouplent volontiers avec des partenaires capables de leur offrir un tel festin. Mais les cadavres d'insectes ne se trouvent pas toujours facilement. Pour en trouver, le mâle devra parfois aller en dérober un sur une toile d'araignée – tâche fort dangereuse (Petit conseil : si vous êtes une mouche-scorpion mâle, vous disposez d'un gros pénis bulbeux. Au cas où l'araignée propriétaire d'un garde-manger tenterait de vous empêcher d'agir, servez-vous-en pour la frapper, elle battra en retraite. Si vous êtes une femelle, votre meilleure chance est encore de lui foncer dessus tête baissée).

Lorsqu'un mâle ne parvient par aucun moyen à trouver un cadavre d'insecte, il confectionne à l'aide de ses glandes salivaires une grosse motte gélatineuse, pas aussi délicieuse qu'un cadavre, mais néanmoins très bonne. Pourtant, certains mâles ne sont pas à même de sécréter cette substance et n'ont pas non plus grande envie de chercher à détrousser une araignée. Ils n'ont rien, par conséquent, à proposer aux femelles et doivent recourir à la force.

Tant chez les grillons retentissants que chez les mouches-scorpions, le viol est l'arme des perdants invétérés, des individus en marge de la société, qui ne parviennent pas à propager leurs gènes par un autre procédé. Il est certes préférable de faire l'amour à une femelle consentante qu'à une harpie qui se bat et résiste furieusement : les mâles qui trouvent des partenaires complaisantes ont des relations sexuelles plus longues, transfèrent plus de spermatozoïdes et procréent davantage. Mais si vous êtes un pauvre bougre sans rien à proposer, vous ne séduirez aucune femelle – et la coercition reste votre unique recours. De fait, la sélection naturelle joue en défaveur des perdants qui gardent un comportement correct. Si vous n'avez aucun présent à offrir et rechignez à employer la force, vous n'aurez aucune progéniture, et vos gènes trop scrupuleux disparaîtront avec vous.

N'allez pas penser pour autant que tous les violeurs sont des *desperados*, incapables d'obtenir autrement des relations sexuelles. On a également rapporté des cas de viol chez les homards, les poissons, les tortues, les oiseaux, les chauves-souris et les primates. L'identité des malfaiteurs n'est pas toujours possible à définir : chez le muridé lucifuge, des mâles anonymes se faufilent sur les vastes perchoirs d'hibernation, où ils violent non seulement les femelles mais aussi les mâles. Chez les oiseaux, en revanche, les violeurs sont généralement de respectables concubins réguliers. Prenons l'exemple du guêpier à front blanc, petit oiseau très coloré qui vit par grandes colonies en Afrique centrale et orientale. Chez cette espèce, mâles et femelles forment des couples stables, qui nidifient année après année. Mais qu'on ne s'y trompe pas ! Les guêpiers à front blanc ne vivent pas dans une parfaite utopie matrimoniale, ils pratiquent par ailleurs couramment le viol.

Si une femelle de cette espèce s'aventure seule hors du nid conjugal, elle sera probablement pourchassée par au moins un mâle et souvent jusqu'à une douzaine ; s'ils parviennent à la clouer au sol, ils lui sautent tous dessus pour s'accoupler avec elle. Dans certaines colonies, 5 % des femelles se feront violer chaque année. Or, bien qu'année après année beaucoup de mâles soient célibataires (donc, selon la théorie des *desperados*, suspects au premier chef), ceux-ci ne sont pas les principaux coupables. Presque tous les violeurs potentiels sont appariés à d'autres femelles de la colonie. Un autre oiseau moins connu vivant également en colonies, la petite oie des neiges, se montre encore plus violent. Chez cette espèce, les mâles appariés par ailleurs attaquent couramment des femelles en train de nidifier. Une femelle laissée seule un instant se verra probablement assaillie par le mâle du nid voisin ; et, si précisément elle se trouve seule, c'est en général parce que son concubin est sorti pour tenter d'en violer une autre. Dans certaines colonies, chaque femelle est victime d'une tentative de viol à peu près tous les cinq jours.

Cependant, pour autant que l'on sache, ce comportement effroyable donne rarement lieu à des fécondations. Selon les plus fortes estimations, 1 % seulement des enfants de guêpier à front blanc seraient le fruit de viols ; ce chiffre atteindrait 5 %

chez les oies des neiges, espèce plus rare. Pourquoi, alors, ces mâles ne se contentent-ils pas de veiller sur leur compagne et leurs rejetons, en honnêtes membres de la communauté ? C'est que, tout comme chez d'autres espèces d'oiseaux où les mâles agressent sexuellement les femelles, il existe une étroite promiscuité, de sorte qu'un mâle n'a pas à chercher bien loin pour trouver une possible partenaire : le coût d'une tentative de viol est réduit au minimum, et, de ce fait, le bénéfice potentiel (en termes de progéniture supplémentaire) n'a pas besoin d'être considérable pour que ce comportement persiste.

Mais comment savoir si les femelles ne sont pas également demandeuses ? Il est souvent difficile de juger s'il y a coercition sexuelle : la bagarre n'est pas nécessairement signe de refus, même si beaucoup de femelles ne se défendent qu'en cas de réelle réticence. Soit l'exemple du homard d'Amérique. Chez cette espèce, les femelles sont en mesure de copuler aussi bien quand elles viennent de muer que quand leur carapace est ferme. Celles qui viennent de muer se mettent à fréquenter les mâles et, si elles en trouvent un à leur convenance, elles s'installent avec lui. Cela ne donne lieu à aucune sorte de combat. De la même manière, quand une femelle a la carapace dure mais n'en cherche pas moins la gaudriole, elle offre l'arrière de son abdomen au mâle après des préliminaires des plus brefs. Au contraire, une femelle circonspecte fuira les avances du mâle, qui la prendra alors en chasse et tentera même de la faire sortir de son terrier. Ou, encore, revenons aux mouches-scorpions…

Les panorpes femelles accourent auprès des mâles porteurs de nourriture et font l'amour tout en mangeant ; mais elles fuient ceux qui n'ont rien à leur proposer. S'ils parviennent à les attraper, elles luttent vigoureusement pour leur échapper, se tortillent et détournent l'abdomen pour éviter tout contact génital. Quand une femelle de guêpier s'accouple avec son compagnon (ce qui lui arrive toutes les quelques heures, quand elle est en période de ponte), elle lui permet de la nourrir avec un insecte, puis soulève la queue et demeure immobile pendant qu'il se trémousse derrière elle. Mais lorsqu'elle se voit accoster par d'autres mâles, elle prend la fuite. S'ils parviennent à la mettre à terre, elle presse fortement l'arrière de son abdomen contre le sol en gardant la queue baissée, position qui rend impossible toute relation sexuelle. De plus, avant de quitter son nid, elle pousse un couinement pour appeler son compagnon – s'il est assez proche pour l'entendre – à venir l'escorter. C'est le meilleur des recours : une femelle bien escortée se voit très rarement assaillie.

Tout cela, compte tenu aussi que seule une infime partie des tentatives de viol produit une descendance, indique que chez cette espèce le refus des femelles n'est pas une simple ruse pour attirer l'attention des mâles. Plutôt que de se laisser faire en pensant à autre chose, la plupart des femelles assaillies semblent préférer le trépas au déshonneur. D'où une sérieuse question : puisque leur résistance peut leur valoir de sérieuses blessures, voire la mort, pourquoi les femelles n'ont-elles pas évolué vers une attitude de soumission ? Cette énigme n'a pas fait l'objet de beaucoup d'études, mais pour ma part je tendrais à penser que la soumission comporterait un risque supérieur, en moyenne, à celui d'être blessée ou massacrée. Ce risque n'est pas difficile à comprendre : on se souvient que, chez certains oiseaux, un mâle soupçonnant sa compagne d'infidélité déploiera moins d'efforts pour nourrir ses rejetons, jusqu'à les laisser mourir de faim. Dans certaines espèces de mouches-scorpions, les femelles s'en remettent aux efforts des mâles pour se procurer des vivres en quantité suffisante et ne sont jamais contraintes d'en chercher par elles-mêmes, au risque d'être la proie d'une araignée. La femelle qui ne parviendrait pas à éviter d'être violée devrait procéder elle-même à la recherche de nourriture, ou connaître la faim. On sait par ailleurs que chez certaines espèces les femelles paient lourdement le fait d'être soumises à un accouplement forcé – fût-il effectué par un expérimentateur humain – au lieu de choisir librement leurs partenaires. Tant chez la mouche du vinaigre *Drosophila melanogaster* que chez le grillon provençal *Gryllus bimaculatus*, les femelles attachées à un compagnon ont moins de rejetons que celles qui doivent choisir un partenaire.

Si les mâles des oiseaux, des homards, des mouches-scorpions et des grillons retentissants peuvent trouver avantage à forcer leurs femelles à l'acte sexuel, qu'en est-il chez les humains ? Je sais fort bien que considérer le viol comme un acte naturel – je veux dire par là une composante intrinsèque du comportement des hommes – est une idée désagréable et même révoltante. Mais, pour dire les choses comme elles sont, il faut bien la prendre en compte. L'évolution naturelle est bien loin d'obéir aux règles de la moralité humaine, pas plus que celle-ci ne répond à aucune règle naturelle. Les péchés dits capitaux seraient tout autres s'ils reflétaient les contraintes de l'évolution. Tout d'abord, la concupiscence serait considérée comme une vertu, et la chasteté vivement déplorée. En principe, si la pratique du viol avait évolué chez les humains comme chez tous les autres animaux, les violeurs auraient en moyenne plus d'enfants que les autres hommes, et, par conséquent, les gènes liés à leur comportement ne pourraient que se répandre.

Du point de vue logique, cette conclusion paraît indiscutable. Cependant, il s'avère impossible de prononcer un jugement péremptoire. De façon générale, on ignore tout de l'aspect génétique du viol chez les animaux en général et chez les humains en particulier. Imaginons cependant que l'on découvre que certains hommes sont porteurs de gènes les prédisposant au viol. Cet acte en deviendrait-il pour autant acceptable ? Évidemment, non. La connaissance de l'évolution et de la génétique humaines nous permettra peut-être un jour de mieux savoir pourquoi chacun de nous est comme il est ; mais elle ne peut rien nous apprendre de ce que nous souhaiterions devenir.

Quant aux femelles : si vous souhaitiez connaître le profil d'un mâle prédisposé au viol, eh bien, je ne puis rien vous en dire. Dans certaines sociétés animales, ce sont des perdants sans le moindre espoir devant eux. Dans d'autres, tous les mâles, jeunes ou plus âgés, subordonnés ou dominants, recourent parfois à la force. Il n'existe aucune règle générale. Comment donc la femelle doit-elle se comporter ? Voici un petit « guide d'autodéfense » :

1. N'attirez pas leur attention. Restez cachées ou le moins visibles possible.

2. Ne sortez pas de chez vous toute seule. Procurez-vous un garde du corps ou, à défaut, restez groupées avec d'autres femelles.

3. Surtout, évitez les groupes de mâles désœuvrés. S'ils se rassemblent en un lieu par lequel vous êtes contrainte de passer, tâchez de faire coïncider ce déplacement avec celui d'autres femelles.

4. Portez des armes. Les mâles ont tendance à se montrer plus arrangeants lorsque les femelles sont bien armées.

8
Les furies ne sont pas en enfer

Ainsi donc, les mâles passeraient leur temps à se battre et s'escrimer, tandis que les femelles vivraient dans la paix, l'harmonie et la bienveillance universelle ? Fichtrement invraisemblable…

Chère Dr Tatiana,

Je m'appelle Jérôme et suis un mâle de gallinule poule d'eau. Je suis sérieusement effrayé par le comportement violent des filles de mon espèce : ce ne sont pas d'innocentes demoiselles, mais de véritables brutes. À la moindre avance, elles bondissent et commencent à se déchirer. Pourquoi sont-elles si féroces, et comment puis-je les empêcher de s'entre-tuer ?

Mais où sont les dames d'antan ?
Norfolk (États-Unis).

Ne vous inquiétez pas trop : dans la plupart des espèces, les femelles sont beaucoup trop sensibles pour se battre jusqu'à ce que mort s'ensuive. L'enjeu n'est alors généralement pas un mâle mais quelque chose de vraiment important, par exemple un gîte. Et il est rare que l'issue soit mortelle. Cela se produit parfois chez les thrips, minuscules insectes noirs dont les ailes ressemblent à des plumes en miniature. Chez certaines espèces australiennes, les femelles sont armées de membres antérieurs puissants et capables de s'entre-tuer pour s'emparer d'un de leurs lieux de prédilection : une galle d'acacia. Les reines des fourmis peuvent se montrer agressives. Chez les fourmis moissonneuses de Pergande, dès qu'il semble y avoir péril, les reines coopèrent pour fonder une colonie, l'organiser et la rendre difficilement attaquable par des colonies voisines, plus rapidement qu'une seule ne pourrait le faire. Cependant, dès que cette nouvelle colonie se révèle efficace, les différentes reines se retrouvent à couteaux tirés et sont capables de se mettre en pièces pour prendre le contrôle du nid. Mais de façon générale, pour une femelle, le meurtre de ses rivales ne mérite pas le risque d'être soi-même assassinée.

Cela ne veut pas dire que les femelles ne se battent jamais à propos d'un mâle. Comme vous le confirmera n'importe quelle ancienne élève d'école de filles, les choses se gâtent dès que les garçons sont en relativement petit nombre. Le problème n'est souvent que temporaire : au début de la saison des amours des tritons ponctués, les femelles n'aspirent qu'à copuler, alors que les mâles, ne disposant que d'une réserve limitée de sperme pour toute la saison, se montrent tout d'abord réservés. Il en résulte des manières pour le moins discutables. Comme les tritons déposent leurs spermatophores sur le sol, les femelles célibataires se mêlent aux couples en pleine activité pour dérober le sperme au moment même où le mâle le répand. Mais, à la fin de la saison de reproduction, la plupart des femelles ne s'intéressent plus à la chose – ayant eu des relations sexuelles, elles sont tout occupées à pondre leurs œufs, ce qui leur demande du temps car elles enveloppent chaque œuf dans une feuille –, et ce sont les mâles qui se disputent les femelles encore inassouvies. De la même façon, chez la sauterelle australienne *Kawanaphila nartee*, élégante espèce en forme de brindille, de la sous-famille des phanéroptérinés, les célibataires sont très demandeurs dès le commencement de la saison des amours. Cela tient à ce que ces insectes apprécient le pollen et qu'au début du printemps la plupart des fleurs ne sont pas encore écloses. Mais les mâles courtisent les femelles en sécrétant un copieux repas qu'ils offrent en même temps que leurs gènes, ce qui est néfaste pour tout le monde en cette époque de l'année, où la rareté du pollen entraîne un double désastre : quantité de femelles affamées n'aspirent qu'à l'accouplement, pour avoir de quoi manger, tandis que très peu de mâles ont suffisamment ingurgité de pollen pour proposer un vrai repas. Dans ces circonstances, dès qu'un mâle annonce par des frottements d'ailes qu'il en a confectionné un, plusieurs femelles accourent en toute hâte et revendiquent âprement le droit à l'accouplement. Lorsque le pollen se fait plus abondant, la situation se calme : mieux nourries, les femelles sont moins avides de sexualité, d'autant que plus nombreux sont les mâles capables de les appâter.

Mais ce n'est encore rien. Certaines espèces souffrent d'un déficit chronique pour ce qui est des mâles. Ce déficit est particulièrement dramatique chez le papillon africain *Acraea encedon*, où la proportion des femelles atteint par endroits les 90 %. Pourquoi ? À cause de la redoutable infection due à la bactérie *Wolbachia*, fréquemment rencontrée chez les insectes. Tel un monstre protéiforme, elle produit des effets différents selon les hôtes chez lesquels elle s'installe. Parmi ces papillons-là, elle agit comme le roi Hérode, massacrant tous les embryons mâles dès le début de leur croissance. Là où sévit la *Wolbachia*, les mâles des papillons du genre *Acraea* sont rares – et leurs femelles se bousculent pour en débusquer un.

La cause la plus courante de stérilité est heureusement plus bénigne. Chez certaines espèces où les mâles contribuent à l'élevage des petits, il est impossible à aucun d'eux de surveiller seul tous les œufs et tous les rejetons qu'une femelle est en mesure de produire. Aussi, dans l'idéal, les femelles devraient-elles avoir plusieurs mâles à leur disposition. Mais il en résulte des pénuries en mâles – et des batailles entre femelles. Prenons l'exemple du crapaud accoucheur de Majorque *Alytes muletensis*, un batracien diapré de vert olive et d'orangé qui demeure dans les défilés de cette île méditerranéenne. Le soir venu, les mâles fredonnent des chansons d'amour à partir de caches dans les rochers. Les femelles qui sont prêtes à déposer leurs œufs répondent à l'un ou à l'autre de ces chanteurs en sautillant jusqu'à lui pour faire connaissance. Si son apparence lui plaît, elle lui caresse le museau – équivalent, chez cette espèce, d'un « Tu viens, chéri ? ». Sur cette incitation, le mâle la saisit par-derrière. Elle y répond en se mettant bien en place, après quoi lui-même commence à lui frapper les organes sexuels avec ses orteils. Ils continuent ainsi, avec de brèves pauses, pendant deux ou trois heures, encore qu'un accouplement conséquent puisse se poursuivre toute la nuit durant. La femelle finit par avoir des spasmes et expulse ses œufs, chacun relié au précédent par un mince filament gélatineux, formant comme un collier de pacotille. Dès que le premier œuf surgit, le mâle enveloppe le cou de la femelle de ses pattes antérieures, émet son sperme et se met à croiser et décroiser ses pattes postérieures tel un gymnaste en folie. Le but de ces cabrioles n'est pas difficile à comprendre : le mâle est en train d'enrouler entre ses jambes ce chapelet d'œufs, qui demeurera là jusqu'à ce que les œufs soient prêts à donner des têtards.

C'est là que commence le combat. Une fois que le mâle dispose d'un ruban d'œufs, il devient indisponible aussi longtemps qu'il n'a pas déchargé dans une mare les œufs éclos. Cela peut prendre de dix-neuf jours à deux mois, en fonction de la température, car les œufs se développent plus lentement quand l'eau est fraîche. Or les femelles peuvent produire un ruban toutes les trois semaines, et il leur faut un mâle pour s'occuper d'elles, sinon ç'aura été une occasion perdue. Les mâles disponibles deviennent une denrée très recherchée, et les femelles n'hésitent pas à tenter de détourner ceux de leurs consœurs. Il arrive qu'elles se battent au corps à corps, mais le plus souvent une intruse vient se joindre aux tendres évolutions d'un couple et saisit le mâle par-derrière pour l'empêcher de caresser normalement sa rivale – espérant que cette dernière finira par se lasser de ces claques désagréables.

Ce système, où les mâles s'occupent de la progéniture tandis que les femelles ont besoin de plus d'un mâle chacune, mène fréquemment à des bagarres. C'est pourquoi je soupçonne que chez le rhinoderme de Darwin les femelles sont belliqueuses. Les mœurs sexuelles de cette petite grenouille verte au museau pointu, qui habite dans les litières des forêts chiliennes, ne nous sont pas bien connues. Certains éléments toutefois n'en apparaissent pas moins frappants. Les femelles pondent entre trente et quarante œufs. Ceux-ci, une fois fécondés, demeurent à peu près trois semaines dans la terre humide ; les contractions musculaires des embryons en développement amènent alors les mâles à assumer leur rôle paternel, qui est assez particulier, quasi unique : ils avalent les œufs et couvent les têtards dans leurs sacs vocaux. Après vingt-deux jours, papa ouvre la bouche, et en jaillissent, comme par enchantement, de minuscules grenouilles. Aussi longtemps qu'un mâle a ainsi la bouche pleine, il lui est évidemment impossible de coasser pour attirer d'autres partenaires, de sorte que cette couvaison représente un très sérieux engagement. Contrairement à l'apode de Doederlein, espèce de poissons où les mâles assurent également la couvaison dans leur bouche, le mâle du rhinoderme de Darwin n'avale pas ses rejetons quand il aperçoit une femelle plus séduisante que sa première partenaire. Mais, comme chacun d'eux ne peut accueillir qu'une quinzaine de têtards, les femelles ont besoin de deux ou trois mâles. Qui plus est, chacun de ceux-ci est indisponible pendant plus de sept semaines. Ce système rend bien sûr très intense la compétition entre les femelles.

Pourtant, même quand les mâles se trouvent rassemblés, les femelles se querellent âprement pour la conquête des plus attrayants. C'est toujours la même vieille histoire : chacune préfère épouser un riche héritier plutôt que le clodo du coin.

Jérôme, c'est de cela qu'il s'agit concernant les femelles de votre espèce, elles recherchent les mâles les plus petits et en même temps les plus gras ; aucune n'entreprend les échalas de la troupe. Si vous les voyez se disputer entre elles quand vous vous en approchez, c'est sûrement qu'elles vous trouvent délicieusement enrobé. Pourquoi cette passion pour les petits gros ? Chez les gallinules poules d'eau, ce sont les mâles qui passent le plus de temps à couver les œufs. Ce travail peut ne pas sembler épuisant, il ne l'en est pas moins. Les mâles deviennent discrets alors que s'avance la saison de la reproduction. Or ce sont les plus dodus qui sont le mieux capables de couver les œufs le plus longtemps, de sorte que les femelles qui ont trouvé ces mâles-là peuvent s'accoupler plus souvent, en l'espace d'une saison, que celles dont les partenaires sont plus sveltes. Cette différence suffit à expliquer leur préférence pour des partenaires grassouillets. Mais pourquoi donc petits ? Parce que les mâles de petite taille grossissent davantage : chez les gallinules poules d'eau, les deux caractères vont de pair.

Chère Dr Tatiana,

Je suis un mâle de nécrophore enfouisseur. J'ai fait la connaissance de ma compagne tandis qu'ensemble nous enterrions un tamia. Nous tombâmes amoureux sur-le-champ, et, après des débuts époustouflants, je croyais avoir découvert le paradis. Mais elle s'est transformée en une épouvantable sorcière, qui ne cesse de criailler. Je n'ai plus un instant de tranquillité ; même le soir, si j'essaie de me détendre un peu en faisant le poirier, elle me mord ou me tape dessus. Qu'ai-je fait pour mériter un tel traitement, et comment puis-je m'en débarrasser ?

Je déteste les ennuis et les conflits.
Ontario (Canada).

Êtes-vous bien sûr de ne pas vouloir à la fois le cadavre et l'argent du cadavre ? Vous savez comme moi que lorsqu'un nécrophore enfouisseur mâle fait le poirier, il expose le bas de son abdomen, de sorte qu'il exhale des odeurs sexuelles attractives. Peut-être n'est-ce qu'une simple intuition, mais il se pourrait bien qu'en faisant ainsi le poirier, vous cherchiez en fait à attirer une maîtresse – et que votre compagne trouve votre comportement plutôt exaspérant.

Considérons la situation de son point de vue à elle. Peut-être avez-vous passé ensemble des heures pour enterrer ce tamia, deux cents fois plus lourd que n'importe quel nécrophore enfouisseur. Avec un peu de chance, vous aurez trouvé le corps gisant sur une terre meuble, de sorte que vous n'aurez eu qu'à creuser par-dessous. Mais si au contraire le sol était dur, il vous aura fallu traîner le cadavre, peut-être sur plusieurs mètres, pour trouver un lieu plus favorable. Une fois l'animal enterré, hors de portée des fourmis et des mouches à viande, il vous aura encore fallu le dégarnir de sa fourrure et masser ses pauvres chairs pour en faire une boule, repas qui attendra vos larves dès que celles-ci seront écloses et capables de ramper jusqu'à ce corps mort. Heureuse progéniture ! Quoi de meilleur, pour entrer dans la vie, qu'un tamia prédigéré, déjà en état de putréfaction ? Imaginez la scène : ces larves installées sur la carcasse et se soulevant la bouche ouverte, tels des oisillons sur lesquels leurs parents se penchent pour leur donner la becquée... On ne peut que se réjouir de penser que ces larves visqueuses, qui ne ressemblent en rien à leurs superbes parents, arboreront un jour, tout comme vous, des élytres d'un noir luisant et festonnés de rouge.

Mais voilà que par votre acrobatie vous venez troubler cette scène idyllique. Certes, il serait idéal pour vous d'avoir une maîtresse maintenant : vous auriez de plus nombreux enfants si vous parveniez à attirer une seconde femelle vers le cadavre. Mais la présence d'une rivale et de sa marmaille serait une catastrophe pour votre compagne, qui parviendrait plus difficilement à s'occuper de ses propres marmots. Ce n'est pas tant que les deux familles devraient se partager la chair de ce tamia que vous avez enterré, et qu'ainsi la nourriture pourrait venir à manquer ; mais bien plutôt que votre nouvelle conquête ne manquerait sans doute pas d'assassiner, pour les manger, certains de vos propres rejetons (bien entendu, votre compagne n'aurait de cesse que de dévorer, elle aussi, ceux de votre maîtresse : ainsi vont les choses dans le petit monde des nécrophores enfouisseurs). Chez beaucoup d'espèces, les femelles sont perdantes si leur compagnon prend une maîtresse. Il arrive que celle-ci, tout comme chez les nécrophores enfouisseurs, massacre les enfants de la femelle légitime. Par exemple, chez le moineau domestique, comme chez la rousserolle turdoïde, un mâle ayant deux partenaires n'aidera que celle dont la couvée éclôt la première ; aussi, pour s'assurer de cette assistance, une maîtresse perspicace s'empressera-t-elle de massacrer tous les œufs de l'autre. Pourtant, les choses ne se passent pas toujours de manière aussi lugubre. Souvent, l'échec de la première femelle tient simplement à ce que le mâle volage lui laisse plus de travail qu'elle n'est capable d'accomplir pour élever leur progéniture. Il peut aussi arriver que les moutards de la seconde femelle privent ceux de la première de la nourriture ou d'autres ressources qui leur auraient été nécessaires. Quoi qu'il en soit, nombreuses sont les espèces où les femelles n'ont absolument aucune envie de partager leur compagnon et prennent des mesures pour éviter pareille situation.

Comme vous l'imaginez bien, réprimandes et harcèlement infligés au mâle constituent le meilleur moyen de l'empêcher de préparer de mauvais coups. Une femelle de gobe-mouches qui prend son partenaire sur le fait, en train de chanter alors qu'il devrait être au travail, ne fera preuve d'aucune modération, faisant tout pour qu'il se taise. Le cas n'est pas rare qu'un gobe-mouches noir mâle qui tentait de trouver une nouvelle conquête s'enfuie en toute hâte s'il voit sa compagne en colère foncer sur lui.

Plutôt que de se mettre en rage quand elles se sentent en danger, certaines femelles préfèrent lancer une offensive de charme. Par exemple, chez les étourneaux sansonnets, elles se font toutes cajoleuses et ne cessent de demander à faire l'amour dès qu'elles voient leur compagnon faire la cour à de plus jeunettes. De toute manière, qu'elles soient tendres ou dures, toutes les femelles réagissent pareillement face à celles qu'elles soupçonnent de vouloir séduire leur compagnon : par l'hostilité. Ainsi chez le busard Saint-Martin, un rapace d'Amérique du Nord, elles tentent d'intimider leurs possibles rivales et les attaquent si elles les voient transporter de la nourriture. Les femelles de la mésange bleue assaillent leurs concurrentes et souvent parviennent à les faire quitter le secteur. Chez l'étourneau sansonnet, elles chercheront à divertir le mâle par des caresses, expulseront toute autre femelle rôdant aux alentours, puis chanteront de la façon la plus ostensible pour faire comprendre à cette petite salope de quoi il retourne. Autre phénomène encore : si elles découvrent leur compagnon en train de faire le beau devant un autre nid bien établi, elles n'hésiteront pas à couvrir ce gîte de paille, de plumes ou de tous autres matériaux pour faire croire qu'il est occupé, alors même qu'elles possèdent leur propre nid. Mais les étourneaux mâles finissent souvent par les renvoyer dans celui-ci pour les empêcher de s'en prendre à leurs maîtresses potentielles.

La chose est pire encore pour monsieur *Lamprologus ocellatus*. Il s'agit d'un poisson qui vit dans le lac Tanganyika, l'un des plus grands de l'Afrique tropicale. Chaque mâle y est détenteur d'un territoire ; comme chez beaucoup d'oiseaux, un caractère décisif de ce territoire est le nombre de sites propres à servir de nids qu'il peut proposer, en l'occurrence des coquilles de gastéropodes vides. Et, croyez-le bien, la compétition pour des coquilles déjà occupées est acharnée. En effet, beaucoup d'autres animaux trouvent aussi qu'elles constituent d'excellentes protections. Les bernard-l'ermite, par exemple, en ont un besoin crucial : plutôt que de se constituer une carapace, ils vont de coquille vide en coquille vide, à mesure qu'ils grandissent. Il n'est pas toujours facile d'en trouver une de taille convenable, mais nombre de bernard-l'ermite sont très tatillons et préfèrent se trouver un peu à l'étroit plutôt que de porter une coquille de bonne dimension mais trouée. Par ailleurs, il arrive que des coquilles déjà occupées par un bernard-l'ermite voient s'installer des hydraires [1]. Comment ceux-ci les repèrent-ils ? C'est que les bernard-l'ermite se déplacent plus vite que les gastéropodes dont c'était la coquille et créent un

1. Animaux simples apparentés aux méduses, aux coraux et aux anémones de mer. (NdT).

courant qui entraîne les tout jeunes hydraires. Cette situation est avantageuse pour chaque partie, car les hydraires produisent de puissants venins, capables de décourager quiconque voudrait se sustenter d'un bernard-l'ermite. Pour cette même raison, certains bernard-l'ermite récoltent des anémones de mer et les collent sur leurs coquilles. En échange, ces hydraires bénéficient donc de bribes de nourriture et, de plus, sont ardemment protégés par leur hôte contre leurs propres prédateurs.

Le lac Tanganyika contient une bonne quinzaine d'espèces de poissons à la recherche de coquilles de gastéropodes. Comme ils ne peuvent généralement pas les traîner par leurs propres forces, ils sont contraints de se contenter de celles qu'ils trouvent à leurs côtés. Il est cependant une espèce, *Lamprologus callipterus*, où les mâles atteignent parfois jusqu'à onze centimètres de long et peuvent facilement attraper des coquilles avec leur bouche pour les entraîner dans leur territoire (Cette espèce détient sans doute le record pour ce qui est de la différence physique entre mâles et femelles : celles-ci sont deux fois moins longues et quatorze fois plus légères. Elles ne peuvent croître davantage, parce qu'il leur faut tenir dans les coquilles). Les plus gros des mâles amassent ainsi des coquilles pour frayer dedans. Comme d'habitude, ils n'éprouvent aucun scrupule quant à l'origine des coquilles et n'hésitent pas à se les dérober entre eux. Sans doute est-ce pour cela que *Lamprologus ocellatus*, de plus petite taille, qui ne peut déplacer une coquille qu'en la poussant, commence par enterrer toutes les coquilles présentes sur son territoire, avant d'aller frétiller devant les femelles qui passeront par là. S'il s'en trouve une pour s'arrêter et le contempler, il déterre une coquille où elle s'installe jusqu'à ce qu'elle fraie ; si elle s'y refuse plusieurs jours durant, il l'expulse tout bonnement (s'imagine-t-elle donc qu'elle n'a trouvé un asile pour SDF ?). Quand elle fraie, la femelle colle ses œufs dans la coquille et, après que le mâle les a fécondés, elle les ventile et les décape. Quand la couvée éclôt, la mère demeure dans la coquille avec ses petits jusqu'à ce qu'ils soient assez grands pour s'aventurer à l'extérieur.

Chez *Lamprologus ocellatus*, les femelles se détestent mutuellement. Dès que l'une d'entre elles peut prendre les devants, elle n'hésite devant rien pour préserver sa superbe solitude, faisant la chasse aux autres femelles ou les terrorisant de façon ou d'autre. Si une seconde femelle décide malgré tout de s'installer dans le territoire, il lui faudra vivre dans une coquille bien éloignée de celle de la première concubine ; et, même alors, elle devra faire face à un harcèlement constant. Le mâle finit toujours par interrompre ces échauffourées et renvoie la coupable d'agression dans sa coquille. Comme deux femelles s'attaquent plusieurs fois par heure, ce travail de pacification lui prend beaucoup de temps. Il est cependant indispensable. Sans cette surveillance, les femelles continueraient à se battre jusqu'à ce que l'une d'entre elles ait évincé l'autre. Je conseille donc aux gars qui souhaitent marivauder avec plus d'une fille de se rappeler le symbole chinois représentant la paix : une femme au-dessous d'un toit.

Les femelles ne disposent pas d'armes spécifiques, et il est rare qu'elles se battent à mort avec un mâle. On ne les imagine pas pistolet au poing au lever du jour. Ne croyez pourtant pas qu'elles soient toujours pacifiques à leur égard. Trois motifs peuvent les pousser à attaquer :

1. *Le désespoir*, quand il ne se trouve pas assez de mâles autour desquels tourner ; la pénurie de mâles peut avoir un certain nombre de causes, mais elle est particulièrement fréquente chez les espèces où l'élevage des petits exige beaucoup de temps et où les mâles doivent s'en charger, du moins en partie ;
2. *La convoitise* : quand certains mâles sont manifestement supérieurs aux autres, de sorte que les femelles qui copulent avec ceux-là ont davantage de rejetons ;
3. *La jalousie* : chez les espèces où mâles et femelles vivent par couples, les femelles peuvent aller jusqu'aux pires extré-

mités pour empêcher leur partenaire de prendre des maîtresses. Pour rester la seule et unique, les femelles attaquent leurs possibles rivales – et, pour faire bonne mesure, tourmentent ou pourchassent leurs compagnons.

C'est pourquoi, quelles que soient les espèces concernées, si vous entendez parler d'une vaste et harmonieuse sororité, dites-vous bien que c'est pure et simple propagande. Chez la plupart des espèces, il n'existe aucun « une pour toutes, toutes pour une » : à chaque femelle de se débrouiller…

9
Aphrodisiaques, philtres d'amour et autres recettes de cuisine passionnelle

Quoi de commun entre l'homosexualité, les nouvelles espèces et les philtres d'amour ? À considérer la question de près, on s'aperçoit que tous relèvent fondamentalement de la bataille des sexes.

Chère Dr Tatiana,

Je crains d'avoir commis une affreuse erreur. J'ai perdu ma virginité avec un garçon qui venait tout juste de s'échapper d'un laboratoire local pour drosophiles. Il est plus gros et plus méchant que la plupart des drosophiles – et il a dit qu'il m'avait jeté un sort, que je ne serais jamais capable de faire l'amour avec un autre que lui. Croyez-vous cela possible, ou n'est-ce que du bluff ?

Craignant d'avoir été bel et bien envoûtée.
Santa Barbara (Californie).

De façon générale, mieux vaut pour les mouches sauvages se tenir à l'écart des individus évadés. Derrière les murs des laboratoires se minent toutes sortes d'expériences, et une mouche qui s'en échappe peut y avoir subi de drôles de choses. Quant à savoir si les accouplements en laboratoire sont susceptibles de produire des amants aux pouvoirs extraordinaires, qu'ils n'auraient jamais acquis en milieu naturel, je crains fort que votre séducteur ne vous ait effectivement dit vrai. Qu'est-ce qui aurait pu lui donner cette particularité ? Pour le comprendre, il va nous falloir une vision plus précise de la guerre entre les sexes.

Gardons en tête que, tandis qu'une femelle gagne à avoir des relations avec plusieurs mâles, chacun de ceux-ci a intérêt à ce qu'elle ne s'accouple qu'avec lui. Vu ce conflit d'intérêts, cette guerre pour l'évolution se déclenchera sur deux fronts. D'une part, chaque amant d'une femelle cherchera à contrecarrer ses amants antérieurs ou futurs, tout en évitant d'être lui-même mis hors jeu. Nous avons déjà mentionné plus haut le pénis couvert d'épines. Une importante production de spermatozoïdes est évidemment avantageuse elle aussi. Mais il existe d'autres procédés ; ainsi le mâle peut-il fabriquer des substances chimiques capables de détériorer le sperme de son prédécesseur, ou de rendre le sien plus difficile à supprimer.

Le second front concerne le mâle et la femelle eux-mêmes : cependant qu'il met au point des artifices pour la manipuler et la contrôler, elle évolue pour être en mesure d'y faire face. Le mâle dispose, nous l'avons vu, de moyens simples et fort courants pour tenter d'empêcher la femelle de prendre de nouveaux amants : les ceintures de chasteté, la surveillance constante par rapport à d'éventuels rivaux... Mais c'est encore bien banal. Il existe beaucoup d'autres procédés, plus étranges et parfois autrement sinistres, par lesquels les mâles de diverses espèces tentent de plier les femelles à leur bon vouloir. Pour n'en donner que quelques exemples : les mâles peuvent tenter d'accroître le nombre d'œufs qu'une femelle pond juste après l'acte sexuel ; ils peuvent porter au maximum le nombre de spermatozoïdes qu'elle engrangera ; ils peuvent lui inoculer des toxiques qui diminuent son appétit sexuel – une ceinture de chasteté invisible, purement chimique – ; ils peuvent la barbouiller d'un anti-aphrodisiaque, substance qui la fera sentir mauvais et détournera d'elle les autres mâles. Bref, ils disposent d'un énorme arsenal d'armes puissantes, et leur capacité d'innovation est telle que la bataille revêtira inévitablement des formes différentes chez des espèces différentes – ou même chez diverses populations d'une même espèce.

Le sperme, qui transporte les spermatozoïdes, est de façon générale une composition complexe, dont beaucoup d'éléments chimiques modifient le comportement des femelles. Par exemple, chez le grillon noir d'Australie, certaines substances spermatiques stimulent la production d'œufs ; si l'on injecte à une femelle vierge tel ou tel ingrédient, elle se mettra à pondre sans pourtant avoir copulé. Le sperme de la mouche domestique commune contient au moins douze protéines, dont certaines agissent comme des drogues sur certains récepteurs nerveux de la femelle et la détournent de la sexualité. Le sperme des drosophiles est encore plus complexe, comportant plus de quatre-vingts protéines. La fonction de la plupart de celles-ci demeure mystérieuse. Il est avéré que certaines s'attaquent au sperme des mâles précédents, tandis que d'autres protègent celui de l'inséminateur. On a pu repérer un autre composant à propriétés anti-aphrodisiaques : une petite molécule, que l'on désigne comme peptide sexuel, pousse la femelle à pondre jusqu'à cinquante œufs et la rend agressive vis-à-vis des mâles : s'il en est un qui s'approche d'elle dans les vingt-quatre heures, la femelle le repoussera violemment.

Les hermaphrodites ne sont pas en reste sur ce plan. Ainsi chez *Helix aspersa*, l'escargot petit-gris que l'on trouve un peu partout, quand deux individus se rencontrent ils se lancent au hasard de terribles flèches. Chacun possède un dard sexuel, pointu et tranchant, capable de transpercer la peau de son partenaire. S'il parvient à ses fins, il déversera dans son corps un paquet de mucus contenant une substance capable d'altérer la partie femelle de son partenaire, en élargissant la « spermathèque » et en fermant le passage où le sperme devrait être digéré. Ainsi s'accroissent les chances que ce sperme reste disponible pour un futur usage, au lieu d'être envoyé dans la chambre de digestion du sperme et détruit.

Cependant, le fait que les mâles exercent un puissant effet sur les femelles ne démontre pas, en lui-même, qu'il s'agisse là d'un conflit d'intérêts. Soit par exemple le cerf commun. Durant le rut, les mâles ne cessent de bramer. Le brame d'un cerf consiste en un grondement sourd et prolongé, une sorte de simple expiration. On a longtemps pensé qu'il s'agissait tout bonnement d'une forme de combat rituel, d'un concours fait pour savoir quel mâle était le plus fort. Pourtant, un mâle qui a une harde de biches brame bien davantage qu'il ne serait nécessaire s'il s'agissait seulement d'impressionner l'adversaire : quelque deux fois à la minute, cela jour et nuit – soit environ trois mille fois par vingt-quatre heures, avec parfois des démonstrations de force plus longues. On ne s'étonnera pas qu'après quelques semaines il se trouve complètement épuisé. Mais cet effort en valait la peine. Car un brame puissant exerce chez les femelles un effet aphrodisiaque : leurs chaleurs leur viennent d'autant plus rapidement que les mugissements du mâle sont vigoureux. Ce phénomène n'est en réalité qu'assez peu dérangeant pour le mâle, et aucunement pour la femelle : celles qui conçoivent plus tôt au moment du rut auront des faons plus précocement au printemps suivant, avec davantage de chances de survie. Le brame du cerf peut ainsi leur permettre d'espérer se trouver pleines plus tôt dans la saison.

Pour démontrer la nocivité de ces philtres d'amour et de ces aphrodisiaques, il faudrait prouver non seulement qu'ils constituent une manipulation, mais encore que cette manipulation se heurte à une résistance de la part des femelles. Une façon de le confirmer consiste à susciter des accouplements entre des sujets issus de populations bien différentes : si les femelles tendent à une résistance accrue à l'encontre de la manipulation des mâles proches, elles résisteront plus aux assauts de leurs proches compagnons qu'à ceux de mâles plus éloignés, avec lesquels elles n'ont pas partagé leur enfance. Chez la mouche domestique commune, par exemple, si vous en capturez en des lieux bien séparés (mettons la Suède et les États-Unis) et que vous les faites s'accoupler, vous constaterez que, paradoxalement, les femelles se montreront moins sensibles aux potions de monogamie des mâles de leur propre terroir qu'à celles des mâles venus d'ailleurs.

Une seconde manière, plus convaincante encore, de mettre en lumière cette guerre est de procéder à des expériences modifiant les conditions sous-jacentes du conflit. Vous ne serez certainement pas surpris d'apprendre que c'est une fois de plus chez les drosophiles que cela a été tenté.

Dans l'une de ces expériences, on avait fait coïncider de force les intérêts du mâle et ceux de la femelle. Comment s'en assurer ? Eh bien, en enfermant des couples ensemble, génération après génération et jusqu'à trépas, de sorte que ni le mâle ni la femelle n'aient aucune possibilité de s'accoupler avec un tiers. En pareille situation, on peut s'attendre que les mâles tendront à se montrer moins manipulateurs vis-à-vis des femelles. En conséquence, les femelles, n'ayant plus à faire face à leurs manipulations, devraient voir décroître leur capacité de résistance. Et c'est effectivement ce à quoi l'on assiste. Après quatre-vingt-quatre générations d'endogamie forcée, les drosophiles mâles remis en compétition pour avoir des relations sexuelles se montraient beaucoup moins aptes à empêcher les femelles de s'accoupler avec des rivaux. Parallèlement, les femelles étaient devenues plus vulnérables à la manipulation masculine : par rapport à celles qui durant ces quatre-vingt-quatre générations avaient pu forniquer à leur guise, celles que l'on avait contraintes à la monogamie pondaient beaucoup plus d'œufs pour leur premier amant et, de ce fait, mettaient beaucoup plus longtemps à se laisser posséder à nouveau.

Il arrive parfois qu'une telle concordance forcée des intérêts propres aux deux sexes se manifeste dans la nature, lorsque des couples se trouvent définitivement enfermés ensemble. Chez certaines espèces de crevettes des profondeurs marines, par exemple, des couples se retrouvent piégés à l'intérieur d'une euplectelle (éponge vitreuse). Chacune de ces éponges présente l'aspect d'une corne d'abondance dotée d'un chapeau, avec une ossature en treillis, superbe et raffinée. Les crevettes y pénètrent toutes jeunes encore et nagent à l'intérieur de l'éponge, puis deviennent trop grosses pour en ressortir. Il semble qu'elles ne se constituent jamais en couple – je croirais volontiers qu'elles dévorent les nouveaux arrivants. Nul ne sait si elles réussissent, dans ce contexte, à développer une brillante vie sexuelle ; mais, compte tenu des éléments que je viens d'énumérer, j'aurais tout à fait tendance à le penser.

Pour en revenir à ces mouches enfermées, une autre expérience a fourni des résultats plus probants encore. De façon générale, il est difficile de mettre en évidence le conflit entre mâles et femelles, parce qu'on les force à évoluer ensemble. Cette expérience, par on ne sait quels procédés génétiques, met l'un des combattants – la femelle et non le mâle – hors d'état d'évoluer. Les mâles vont ainsi s'adapter à une situation stationnaire et non plus changeante. Les femelles ne peuvent plus tenir les mâles en échec, de sorte que l'évolution de ces derniers n'est plus contrainte par la réponse des femelles, ce qui devrait conduire les mâles à évoluer dans une direction qui leur soit favorable.

Les résultats de l'expérience sont nets. En moins de quarante générations, les mâles étaient devenus, comment le dire autrement, des supermâles, ce qui redessinait entièrement le champ de bataille. Les femelles se laissaient beaucoup plus facilement séduire, ne rejetant guère les avances des mâles tant qu'elles restaient sous l'influence du peptide sexuel d'un mâle quelconque. Par ailleurs, les mâles parvenaient mieux à faire régner la monogamie ; même quand une femelle s'accouplait avec un mâle normal, celui-ci ne parvenait généralement pas à éliminer les spermatozoïdes des supermâles. Une autre conséquence, plus déplaisante, de cette expérience est que les supermâles causaient souvent la mort de leurs partenaires, certainement parce que leur sperme était devenu toxique. Si l'un de vos amants a réchappé d'une expérience de ce type, j'aurais tendance à penser qu'il a effectivement pu démolir vos défenses immunitaires naturelles.

Cela ne peut que soulever une question pour le moins délicate. Si les femmes cessaient d'évoluer pendant quarante générations, mais non certains hommes, ceux-ci deviendraient-ils une lignée de super-amants, irrésistibles mais dangereux ? Je l'ignore.

Aloha, Dr Tatiana,

*Je suis un échinomètre pâle, une espèce d'oursin, qui a bien peur de n'être plus qu'un vieux débris. Chez l'espèce à laquelle j'appartiens, les spermatozoïdes sont effroyablement victimes de la mode et ne cessent de changer d'enveloppe externe. La rumeur, qui surfe sur les récifs coralliens, est que les œufs de nos femelles ne se laissent pénétrer que par les spermatozoïdes les plus « *in *». Comment déceler quelle sera la mode cette année et si je peux donner à mes spermatozoïdes un plus bel aspect pour qu'ils soient à la hauteur ?*

Éperdument désireux d'être « à la mode[1] ».
Hawaii.

Comme il en va souvent quant aux rumeurs, celle que vous avez entendue est un mélange de réalité et de fantasme. Permettez-moi de vous indiquer les faits connus. Vous savez bien évidemment que la première étape pour la fécondation est la réunion d'un spermatozoïde et d'un œuf. Chez votre espèce – et en fait, plus généralement, chez tous les oursins –, le sperme s'attache à l'œuf à l'aide d'une protéine appelée « bindine[2] ». Si l'on vous parle de spermatozoïdes qui changent de tenue, c'est en vérité de bindine qu'ils changent ; et il est exact que, d'une façon très générale, ce changement est assez fréquent. Mais nul n'est besoin de trop s'en inquiéter : cette rapidité n'est tout de même que relative, et votre variété de bindine reviendra

1. En français dans le texte. (NdT.)
2. En anglais, *to bind* = attacher, lier. (NdT.)

à la mode – des milliers d'années, cependant, après que vous aurez été pêché par des humains avides de vos gonades…

Sans doute vous demandez-vous pourquoi, vu qu'il ne semble guère qu'un nouveau changement de bindine soit imminent, il en est tellement question autour de vous. La raison en est tout simplement que votre sorte de bindine est un élément essentiel d'identité en tant qu'échinomètre. Ne voyez là aucune exagération de ma part, écoutez-moi plutôt. Tout comme vous, vos proches cousins les oursins oblongs répandent dans l'eau, et leurs œufs, et leurs spermatozoïdes. En principe, un de vos spermatozoïdes peut parfaitement rencontrer un de ces œufs, mais cela ne donnera aucun résultat, il ne pourra le féconder puisque votre bindine n'a pas la forme requise pour s'attacher à un œuf d'oursin oblong.

Où en sommes-nous, dès lors ? Il y a beaucoup à dire. La reproduction est un élément central du concept d'espèce, dont la définition théorique correcte est précisément de constituer un groupe d'organismes capables de se reproduire entre eux. C'est de ce fait que tout mécanisme étouffant cette capacité peut donner naissance à de nouvelles espèces. Par exemple, une longue séparation physique entre deux groupes d'une même espèce, poursuivant chacun de son côté sa propre évolution, donne souvent lieu à l'apparition de nouvelles espèces. Ainsi s'explique aussi que les îles et les lacs (lesquels, en définitive, ne sont rien autre que des îles, mais entourées de terre au lieu d'eau) bénéficient souvent d'une flore et d'une faune tout à fait originales.

Cela dit, de nouvelles espèces peuvent aussi apparaître du fait d'incompatibilités fondamentales : lorsque l'œuf et le spermatozoïde ne sont pas en état de se reconnaître l'un l'autre. Pour en revenir à votre cas, une modification de l'interaction entre la bindine et l'œuf peut également suffire à donner lieu à la constitution d'une nouvelle espèce. Pour comprendre de quelle manière, supposons que la seule différence entre des échinomètres pâles mâles soit le type de bindine qu'ils produisent. Pour simplifier, supposons que les bindines ne comportent que deux catégories, A et B. Et admettons que la seule différence entre les femelles des oursins relève de l'affinité de leurs œufs avec une sorte ou l'autre de ces deux sortes de bindine. Si cette affinité est assez forte pour que certains œufs ne puissent être fécondés que par des spermatozoïdes porteurs du type A, cependant que d'autres ne le puissent être que par des spermatozoïdes porteurs du type B, alors les oursins constitueraient deux espèces et non pas une seule – même si toutes leurs autres caractéristiques individuelles étaient en tous points identiques.

Les choses n'en sont pas encore là, mais elles y tendent. Il est certain que les échinomètres pâles mâles produisent des bindines de sortes nettement différentes et que les œufs ont en la matière des préférences bien différentes. Ces préférences, pour l'heure, ne sont pas absolues. Mais elles le deviendront sans doute, si les diverses interactions entre bindines et œufs continuent de diverger. De fait, il semble bien que pareils processus aient déjà eu lieu. Par comparaison, entre vous-même et l'échinomètre oblong, les plus importantes différences génétiques tiennent à l'interaction entre œuf et bindine. À maints autres égards, les similitudes sont nombreuses. Cela contraint à admettre qu'une rapide évolution de la bindine entraîne effectivement, chez vos espèces, un phénomène de ramification.

Il est assez surprenant de constater combien sont nombreux les organismes chez lesquels les protéines impliquées dans le processus de reproduction – par leur fonction dans la production des spermatozoïdes, des œufs, des molécules présentes dans le sperme, etc. – évoluent rapidement et même très rapidement. Chez les mammifères par exemple, on connaît deux protéines présentes à la surface des œufs, jouant l'une et l'autre un rôle dans la fécondation par les spermatozoïdes, et qui évoluent à un rythme effréné. Chez les drosophiles, une certaine protéine, qui influe sur les chances que chez la femelle les spermatozoïdes d'amants ultérieurs délogent ceux déjà présents, évolue de même à une vitesse incroyable. Mais le record revient sans doute à la lysine, protéine qui détermine si chez les haliotides (couramment appelées ormeaux ou oreilles-de-mer) un spermatozoïde pourra ou non pénétrer dans un œuf : la lysine évolue quelque vingt-cinq fois plus vite que l'interféron gamma, essentiel au système immunitaire des mammifères, et qui est, chez ceux-ci, l'une des protéines à l'évolution la plus rapide que l'on ait jusqu'ici découverte.

Deux faits ne peuvent ici manquer d'intriguer. Le premier est que nombre des protéines impliquées dans le processus de reproduction évoluent avec une surprenante rapidité. Le second, que ces transformations protéiques peuvent mener à l'apparition de nouvelles espèces. Ces deux éléments considérés ensemble, il est clair que, si l'on savait *pourquoi* les protéines intervenant dans le processus de reproduction évoluent aussi vite, on en apprendrait beaucoup sur la dynamique de l'origine des espèces.

Parmi les raisons de l'évolution aussi rapide desdites protéines, impliquées dans la reproduction, on doit certes tenir compte de la guerre des sexes. C'est même là une théorie fort attrayante : comme nous l'avons vu, mâles et femelles, du fait de cette compétition, se trouvent engagés dans une course aux armements, course évolutive qui ne cesse de s'accélérer. Il est en particulier remarquable que, dans les groupes d'insectes où les femelles ont des rapports sexuels avec plus d'un seul mâle – sans quoi il n'y aurait pas lieu à conflit –, on voit apparaître de nouvelles espèces au moins quatre fois plus vite que dans les groupes où la plupart des femelles ne s'accouplent qu'une seule fois.

Cet élément apparaît tout à fait encourageant du point de vue théorique. Il n'en serait pas moins prématuré de bondir, pour autant, sur des conclusions trop précises. Car pour établir que c'est bel et bien par la guerre des sexes que s'explique l'apparition de nouvelles espèces, il nous faudrait en principe pouvoir montrer que l'évolution rapide de telle protéine reproductive mâle encourage celle de telle protéine reproductive femelle, et inversement.

Pour en donner un hypothétique exemple, supposons que les spermatozoïdes des oursins évoluent de sorte à pénétrer toujours plus vite dans l'œuf. Du point de vue de la femelle, ce ne serait pas du tout une bonne nouvelle : il risquerait d'en résulter que plus d'un spermatozoïde parvienne à ses fins, alors même que l'œuf ne « souhaite » pas en accueillir plus d'un, la présence de plusieurs faisant obstacle au développement des embryons. Aussi, l'œuf qui s'opposera le mieux à une pénétration trop rapide s'en trouvera-t-il avantagé.

Cependant, nous ne disposons pour l'heure que d'un seul exemple d'évolution protéinique rapide où les deux aspects de l'affaire soient connus, et les conclusions à en tirer appellent à la plus grande prudence : il semblerait qu'il s'agisse bien moins d'une guerre que d'une poursuite.

Comme je l'ai indiqué plus haut, la lysine, protéine déterminant si un spermatozoïde d'haliotide pourra pénétrer un œuf, évolue à un rythme incroyable. Or, de façon pour le moins troublante, les haliotides se séparent très rapidement en de nouvelles espèces. Examinons donc ce qu'il en est de leurs œufs. Tout comme les oursins, les haliotides libèrent dans l'eau des œufs et des spermatozoïdes par milliers. Chaque œuf d'haliotide est enveloppé d'une membrane vitelline de nature fibreuse. Pour qu'il puisse y avoir pénétration, il faut qu'un spermatozoïde fore un trou dans cette membrane vitelline ; c'est à la lysine que revient de pratiquer cette opération. Pour cela, la lysine dont sont porteurs les spermatozoïdes doit d'abord parvenir à se fixer sur l'enveloppe de l'œuf. Des modifications de cette enveloppe peuvent évidemment lui rendre la tâche plus difficile. Or, si la lysine ne parvient pas à prendre sur la membrane vitelline, aucun spermatozoïde ne pourra pénétrer. C'est pourquoi à toute modification de l'enveloppe ovulaire devront rapidement répondre des variations chez la lysine spermatique.

De fait, en pareille situation, la lysine se transforme effectivement. Mais il n'en va pas de même de l'œuf, qui reste indifférent à cet effort. En fait, tout se passe comme si son enveloppe se convertissait par pure vicissitude, et que la lysine devait galoper pour suivre le mouvement. N'est-ce pas déconcertant, puisque la lysine évolue à des vitesses records et qu'au contraire l'œuf progresse le plus paisiblement du monde ? La clé du mystère tient en fait à la composition de l'enveloppe ovulaire, entité complexe, véritable mosaïque de substances diverses. Parmi celles-ci, il en est une spéciale sur laquelle la lysine a pris : une molécule géante nommée VERL[1], constituée d'un élément unique mais répété vingt-huit fois…

Les éléments ainsi répétés sont souvent cause de problèmes génétiques. Imaginez tout bonnement un gène dont une séquence contiendrait, à la suite, la même série de lettres ou de groupes de lettres de l'alphabet génétique. Dès lors qu'il s'agit de recopier un gène – par exemple pour construire un œuf ou un spermatozoïde –, le rôle du mécanisme génétique consiste à parcourir la molécule d'ADN en en recopiant les gènes. Aucun problème en principe, sauf lorsque le mécanisme de copie tombe sur ce genre de répétitions. Il arrive bien souvent alors qu'il dérape, sorte de sa routine et inscrive trop ou trop peu de ces éléments répétés. C'est un peu comme si vous tentiez de reproduire le nombre 787878787878787878787 sans disposer de marques de ponctuation ni de moyen de réitérer votre travail pour vérification. Bien entendu, cela peut faire des ravages. Plusieurs maladies génétiques humaines, telle la démence appelée chorée héréditaire ou chorée de Huntington, sont causées par de tels incidents de lecture dans des séquences répétitives.

Dans le cas du VERL des haliotides, les unités à recopier sont longues (la répétition n'apparaît généralement pas sur deux signes consécutifs, mais plutôt tous les 460 signes environ), de sorte qu'il ne s'agit pas d'un problème de glissement. Mais il peut aussi se produire autre chose d'assez particulier : lorsqu'une unité est plutôt longue, la mutation d'un de ses exemplaires peut s'étendre à d'autres identiques, par un processus passif que l'on appelle « évolution concertée ».

On ne sait guère à quoi il faudrait attribuer ce phénomène. Toujours est-il qu'il peut entraîner de graves conséquences.

1. *Vitelline Envelope Receptor for Lysin* (récepteur de la membrane vitalline pour la lysine). Le traducteur conservera l'abréviation VERL… (NdT.)

Supposons que survienne une mutation sur une des vingt-huit unités du VERL, et qu'elle soit suffisamment sérieuse pour empêcher la reconnaissance de cette unité par la lysine. Du point de vue de l'œuf, cela ne présente aucune importance. Les vingt-sept autres unités de chacune des molécules du VERL continueront de fonctionner, de sorte que cette mutation n'empêchera pas les possibilités de fécondation. Au départ, les spermatozoïdes n'y verront pas non plus grande différence, puisqu'ils pourront encore trouver des unités non contaminées auxquelles se conjoindre. Cependant, si cette mutation ovulaire en vient à se répandre largement, les mâles dont la lysine se montrera capable de reconnaître l'unité ovulaire modifiée se trouveront bientôt avantagés. Je crains fort que ce soit par ce processus passif que s'expliquent l'évolution extraordinairement rapide de la lysine et, par voie de conséquence, la multiplication des espèces d'haliotides. Il ne s'agirait donc pas tant d'une bataille que d'une compétition sexuelle.

Cet exemple n'invalide aucunement l'idée que la guerre des sexes puisse jouer un rôle décisif dans l'apparition des espèces. Il nous incite seulement à ne pas conclure trop hâtivement tant que nous ne disposons pas encore de toutes les données nécessaires. Quant aux haliotides, je crains fort que nous n'en sachions guère plus sur l'aspect ovulaire de leurs rapports.

Aussi ne saurais-je répondre aux mâles de ces espèces s'il convient de les considérer comme des combattants du sexe, des coureurs de filles ou encore autre chose. Si je trouve la solution, je ne manquerai pas de vous le faire savoir...

Chère Dr Tatiana,

Mon fils est un superbe lamantin, dont je suis très fier. Il y a cependant un problème : il ne cesse d'embrasser d'autres mâles. Que puis-je faire pour le ramener à la raison ?

Pas d'homos dans les Cayes de Floride !

Ce n'est pas votre fils qui a besoin d'être ramené à la raison, c'est vous-même. Un certain degré d'activité homosexuelle est chose courante chez toutes sortes d'animaux. Considérez le bonobo, espèce fort sensuelle que l'on appelle aussi chimpanzé nain ou pygmée – bizarrement, car il n'est pas de taille moindre que le chimpanzé ordinaire. Les bonobos sont très friands de sexualité ; en particulier, leurs femelles adorent faire l'amour ensemble. L'une se couche sur le dos, l'autre lui monte dessus et elles se frottent les parties génitales. Chez le manchot d'Adélie, une des plus petites espèces de manchots, les mâles sont dépourvus de pénis, comme la plupart des oiseaux. Mais cela n'empêche pas du tout quelques tripatouillages homosexuels. On a rapporté le cas de deux mâles courbés l'un contre l'autre comme un mâle et une femelle, l'un des deux se baissant ensuite vers l'avant, bec et queue dressés telle une femelle aguichante, l'autre copulant avec lui et éjaculant dans son appareil génital. Après quoi, ils échangent leurs rôles.

Voyez encore les dauphins. Le dauphin à grand nez se montre passablement éclectique dans son choix de partenaires. On voit couramment des dauphins mâles copuler avec des tortues (ils insèrent leur pénis dans les tissus mous situés à l'arrière de la carapace), avec des requins et même avec des anguilles. Des anguilles ? Eh oui… C'est que le dauphin en état d'érection présente au bout du pénis un crochet grâce auquel il est en mesure d'accrocher une anguille malgré toutes ses contorsions de défense. C'est pourquoi il n'est aucunement étonnant de constater que les mâles forniquent également entre eux, en introduisant leur pénis dans la fente génitale du partenaire. L'inie de Geoffroy, ou dauphin du fleuve Amazonie, va parfois au-delà en pénétrant l'évent d'un autre dauphin. C'est pourquoi, pour ma part, je ne m'inquiéterais guère pour quelques petits bisous.

D'où viennent ces comportements ? Sans doute, d'abord, tout simplement d'un sentiment de plaisir. Chez le macaque brun, une espèce de singe brun qui vit en bandes en Asie et ne possède qu'un moignon de queue, les femelles parviennent à l'orgasme par des manœuvres homosexuelles tout aussi bien que par la copulation hétérosexuelle.

Il faut peut-être aussi attribuer à ces pratiques une fonction sociale. Ainsi, chez les babouins, il semblerait que les rapports homosexuels entre mâles favorisent leur travail en commun : les singes qui forniquent entre eux et se caressent les parties génitales se montrent mieux doués pour affronter d'autres mâles.

Mais on ne peut non plus exclure une fonction antisociale. Chez le petit pingouin commun, un oiseau de mer noir et blanc de l'hémisphère Nord, qui ressemble au macareux moine, les mâles déploient leur agressivité en se montant dessus. C'est qu'ils n'apprécient pas du tout d'être montés, ne le sollicitent jamais et ne coopèrent pas quand cela se produit. Tout au contraire, ils contre-attaquent ou bien choisissent la fuite.

Il se peut encore que les rapports homosexuels soient dus au désespoir. Telle serait l'interprétation la plus logique concernant une copulation observée entre deux pieuvres de fond, non seulement mâles toutes deux mais d'espèces différentes. Ces poulpes vivent à 2 500 mètres de profondeur et très probablement n'y rencontrent que rarement d'autres pieuvres, quelle qu'en soit l'espèce. On ne sait presque rien de ces deux espèces, dont on ne découvrit l'existence qu'à l'occasion de ce rendez-vous d'amour. De façon générale, les pieuvres mâles ne survivent pas longtemps à leur puberté, de sorte que, les éventuels partenaires étant rares, il ne convient pas de laisser passer la moindre occasion.

Les femelles de plusieurs espèces de goélands, pour leur part, cohabitent fréquemment, lorsqu'il se trouve que les mâles sont insuffisamment nombreux. Ces couples lesbiens fondent un nid commun, contribuent ensemble à le défendre et collaborent quant à l'incubation de leurs œufs. Cependant, si elles entretiennent bel et bien des relations sexuelles, s'offrant l'une à l'autre comme elles le feraient avec des partenaires de l'autre sexe, jamais elles n'adoptent une attitude de « mâle ». Si vous voulez le savoir, leurs œufs sont fécondés par des mâles disposant par ailleurs d'une compagne dans la même colonie. Ces couples de femelles ne réussissent pas aussi bien que les « fidèles » : elles pondent moins d'œufs et élèvent moins de poussins. C'est pourtant mieux que rien : sans cet étrange partenariat, elles ne seraient pas en mesure d'obtenir la moindre progéniture.

Cette persistance de l'homosexualité peut sembler pour le moins étrange, puisqu'elle ne donne lieu à aucune reproduction. S'agissant des humains, on veut souvent y voir la preuve que l'homosexualité ne saurait être d'origine génétique. Mais cela n'est aucunement fondé. En fait, du point de vue de l'évolution, les comportements homosexuels ne seraient surprenants que si trois conditions se trouvaient à la fois réunies.

Premièrement, qu'il existe un fondement génétique, faute de quoi l'homosexualité se trouverait tout à fait hors du champ de la sélection naturelle. Deuxièmement, que l'homosexualité présente un caractère relativement exclusif, c'est-à-dire qu'au moins certains individus la pratiquant soient des mâles rigoureusement célibataires ou des femelles ne cherchant aucunement à procréer. Si celles-ci avaient des rejetons, bien entendu elles leur transmettraient des gènes – qui se répandraient dans la population. Enfin, troisièmement, que les individus concernés soient en proportion significative. Si ces comportements restaient rares, ils disparaîtraient sans doute rapidement. En revanche, s'ils sont relativement courants, cela assure aux gènes concernés une fréquence appréciable, *alors même que les individus porteurs de ces gènes ne les transmettent jamais directement.*

Ces trois conditions sont-elles effectivement réunies ?

Pour ce qui est de la première, je dirai tout de go que nous ne savons pas grand-chose quant au fondement génétique des comportements homosexuels chez les différentes espèces, ni en l'occurence des lamantins. Concernant l'être humain, la recherche de gènes liés à l'homosexualité n'a pour l'instant fourni aucune certitude. Certaines études estiment qu'il existe effectivement un lien, d'autres sont d'avis contraire. Chez les drosophiles, cependant, on a découvert l'existence de mutations d'un certain nombre de gènes, lesquelles affectent les propensions homosexuelles de ces mouches. Certaines de ces mutations amènent les mâles à courtiser indifféremment mâles ou femelles. D'autres les induisent à ne s'intéresser qu'aux autres mâles : placez-en plusieurs ensemble, et ils se poursuivront en boucle. Curieusement aussi, il existe une mutation qui les entraîne à ne reprendre un comportement bisexuel que s'ils sont sous éclairage : que l'on éteigne les lampes, leur libido s'éteindra du même coup ; ces insectes n'aiment pas faire l'amour dans l'obscurité. Bien entendu, il serait hardi d'extrapoler des drosophiles aux lamantins ou aux humains. Mais tout paraît indiquer, j'en mets ma main au feu, que l'orientation sexuelle des mammifères présente quelque base génétique.

Quant à la deuxième condition, nous sommes plus ignorants encore sur la question de savoir si le comportement homosexuel d'un individu donné est exclusif. Chez les êtres humains d'aujourd'hui, particulièrement en Occident, il est manifeste que certains individus sont exclusivement homosexuels leur vie durant ; on ignore cependant s'il en fut toujours ainsi. Il se peut que la pression sociale en faveur du mariage et de la procréation ait poussé nombre de personnes, malgré de forts penchants homosexuels, à se reproduire néanmoins. Quant aux autres animaux, on n'en sait à peu près rien. Rien ne semble par exemple indiquer que les lamantins aient une nette préférence pour l'homosexualité. En revanche, chez le macaque japonais, il arrive en captivité que mâles et femelles se battent entre eux pour obtenir les faveurs d'une femelle très courue. (Chez cette espèce, curieusement, la longueur de la queue apporte un grand bénéfice : il est fréquent de voir une femelle se frotter le clitoris avec l'extrémité de sa queue...) Chez les singes rhésus en captivité, il arrive que les mâles préfèrent avoir des relations anales entre eux plutôt que de copuler avec des femelles. On ignore si cette disposition signifie que ces individus ne souhaitent pas donner lieu à une descendance.

Troisième et ultime condition : quelles sont les incidences de ces comportements ? Nous n'en avons aucune idée, pour aucune sorte d'animal. Même en ce qui nous concerne, nous, les êtres humains, il serait bien difficile d'en dire quelque chose...

Afin de bien poursuivre notre raisonnement, admettons que, chez certaines espèces du moins, ces trois conditions se trouvent réunies : l'homosexualité y serait à la fois génétique, exclusive et courante. Mais qu'est-ce qui empêcherait alors que les gènes concernés ne disparaissent ? Ou, plus précisément, comment pourraient-ils se maintenir dans une population donnée ?

Selon l'explication communément admise, ils le pourraient si des individus homosexuels faisaient en sorte d'accroître tout de même leur capacité de reproduction. Cela tiendrait à ce que les animaux consanguins ont en commun une certaine proportion de gènes. Ainsi les vrais jumeaux ont-ils un patrimoine génétique entièrement identique. Tout enfant reçoit la moitié de ses gènes de chacun de ses parents. Les frères ou sœurs qui ne sont pas de vrais jumeaux possèdent, en moyenne, la moitié des mêmes gênes (je précise « en moyenne » parce que, s'il est vrai que chacun ou chacune hérite de la moitié de ses gènes de chacun des parents, cette répartition n'est pas exempte d'une part de hasard). De même les cousins germains sont-ils en moyenne dotés d'un huitième des mêmes gènes, et ainsi de suite.

Cela signifie que la reproduction directe n'est pas strictement nécessaire à la diffusion des gènes d'un individu donné, mais que chacun peut jouer un rôle dans celle des gènes de ses partenaires sexuels. Cette façon de voir les choses expliquerait, en bien des cas, des comportements en apparence tout altruistes d'individus – ainsi chez les fourmis, les abeilles ou les guêpes – de dévouement absolu au bien de leur communauté, renonçant eux-mêmes à leur reproduction individuelle. On ne dispose cependant d'aucun élément pour attester que l'homosexualité constitue une manière indirecte de répandre des gènes. Chez des espèces d'oiseaux comme de mammifères, où les jeunes viennent en aide à leurs parents pour l'élevage de la portée suivante, rien n'a permis d'établir que ces jeunes aient une propension à l'homosexualité. Tout au contraire, ils vont généralement chercher à se reproduire dès la saison suivante.

Une variante de cette idée incite à considérer un autre aspect de la vie sociale des animaux. Parmi ceux qui vivent en groupes fortement organisés, tels que les termites, les crevettes à pistolet, les loups, très rares sont les individus qui procréent. Tous les autres, ouvriers ou ouvrières, ignorent la reproduction. Dans le cas des loups ou des hétérocéphales glabres (rats nus des sables), tout au moins, la raison de ce phénomène ne tient pas à une incapacité physiologique, mais au fait que le couple dominant leur interdit de se reproduire. Il paraît bien possible, par exemple, que dans une colonie de termites l'homosexualité puisse se développer pour éviter toute reproduction, les homosexuels constituant alors une caste parallèle à celle des guerriers. On conviendrait, pour cela, que, chez les espèces dont la survie exige une vie de groupe, la sélection naturelle s'effectue plus sur les groupes que sur les individus.

Si des groupes comportant des homosexuels obtiennent de meilleurs résultats, en matière d'évolution, que d'autres qui n'en comportent pas, le taux d'homosexualité restera identique. Tel sera le cas, notamment, si des individus homosexuels contribuent à des activités utiles à la communauté tout entière, par exemple la chasse ou encore les combats défensifs contre les agressions de groupes voisins. Mais, répétons-le, rien ne permet d'expliquer les comportements homosexuels, chez aucune espèce. Qui plus est, la conception évoquée ci-dessus souffre d'une sérieuse faiblesse théorique. À moins que certains groupes ne constituent également des unités familiales – ainsi précisément des termites, crevettes, loups –, les forces contraires à la reproduction resteront faibles, en principe. Après tout, pourquoi des individus non apparentés chercheraient-ils ensemble à limiter leur taux de fécondité ?

En revanche, les gènes favorables à l'homosexualité auront toutes les chances de se maintenir s'ils sont eux-mêmes favorisés par la sélection naturelle. Cela peut revêtir deux formes.

La première est désignée comme avantage hétérozygote. Supposons qu'un gène donné puisse se présenter sous deux formes distinctes. Puisque l'individu reçoit deux copies de ce gène, chacune provenant d'un de ses parents, ledit individu pourra être porteur soit de deux copies de la première forme, soit d'une copie de chacune, soit de deux copies de la seconde. Les généticiens parlent d'avantage hétérozygote lorsqu'il s'avère préférable d'avoir reçu une copie de chacune des deux formes que deux copies de l'une ou de l'autre. Un exemple classique est celui de la résistance de l'homme au paludisme. La molécule qui transporte l'oxygène dans l'organisme, par la circulation des globules rouges, est bien connue sous le nom d'hémoglobine. Une des variantes du gène de l'hémoglobine, désignée comme falciforme [1], fait que la molécule d'hémoglobine, après avoir déchargé son oxygène, prend une forme défavorable. Les individus porteurs de deux copies du gène falciforme développeront une grave anémie et, sauf énergique traitement médical, ne survivront pas longtemps. En revanche, ceux qui n'en ont qu'une seule copie sont résistants à la malaria. Le seul inconvénient, et il n'est pas mince, est que deux parents, l'un et l'autre résistants à la malaria, n'en risquent pas moins de voir un sur quatre de leurs enfants succomber à l'anémie falciforme.

Pour en revenir à l'homosexualité, l'idée serait qu'en ce cas également un certain gène se présenterait sous deux formes. Avec deux copies de la première forme, vous serez hétérosexuel(le) – à vos fantaisies érotiques près. Avec deux copies de la seconde, vous serez homosexuel(le), donc génétiquement stérile. Mais si vous avez hérité d'une copie de chacune des formes, vous disposerez de certains avantages considérables – par exemple d'une remarquable fécondité.

Quant à moi, je considère cette explication comme peu vraisemblable. Tout d'abord, rares sont les exemples avérés d'avantage hétérozygote. En second lieu, s'agissant de la malaria, le fait d'être hétérozygote vous évite d'en mourir – ce qui, du point de vue de l'évolution, contrebalance la perte de cer-

1. les hématies (globules rouges) prennent alors une forme de lame de faux. (NdT.)

tains de vos enfants. Mais, dans le cas de l'homosexualité, on imagine mal comment, vis-à-vis de la sélection naturelle, la chance d'être hétérozygote suffirait à compenser le fait qu'une bonne part de votre progéniture s'avère stérile. Enfin, il n'est guère raisonnable de penser que l'homosexualité serait déterminée par un gène unique.

Je pencherais plutôt pour un autre mécanisme, qui permettrait de comprendre que les éventuels gènes liés à l'homosexualité puissent être directement favorisés par la sélection naturelle : j'y verrais une forme insidieuse et tout à fait essentielle de la lutte des sexes, à savoir que certains gènes induiraient un comportement homosexuel de l'un des deux sexes mais accroîtraient la capacité reproductive de l'autre. D'un point de vue théorique, c'est tout à fait envisageable. Nous savons que tel ou tel gène, bénéfique pour un sexe, est susceptible de se répandre même s'il est défavorable à l'autre. En certains cas, ils peuvent y parvenir même quand ce déséquilibre semble phénoménal. Supposons par exemple qu'un certain gène provoque chez les mâles une homosexualité radicale, et chez les femelles, au contraire, une fertilité exceptionnelle. Un tel gène pourrait parfaitement perdurer, voire se répandre encore, malgré son effet négatif sur la capacité de reproduction des mâles. Ce mécanisme serait d'autant plus plausible que le nombre de gènes impliqués deviendrait important. Il s'ensuivrait, par ailleurs, que l'homosexualité ne serait pas due aux mêmes gènes chez les mâles et chez les femelles.

Mais laissons la théorie. Qu'en est-il des faits ? Quoique ces résultats ne concernent pas spécifiquement l'homosexualité, nous disposons de preuves expérimentales que certaines combinaisons de gènes, bénéfiques pour un sexe, peuvent causer de lourds dégâts chez l'autre. Comme si souvent, l'espèce considérée sera la mouche du vinaigre, *Drosophila melanogaster*. Grâce aux dernières prouesses de la génétique, des chercheurs sont parvenus à faire féconder les œufs de différentes femelles par des mâles dont le sperme était génétiquement identique. De la sorte, à l'éclosion des œufs, tous les rejetons tant mâles que femelles étaient porteurs d'un ensemble de gènes communs et d'un ensemble de gènes différents. En comparant ces mouches à d'autres, prises au hasard parmi la population, ces chercheurs ont pu établir si la possession d'un ensemble de gènes donné apportait un avantage, d'abord par rapport à l'évolution larvaire (capacité de parvenir au stade adulte), ensuite à ce qui se passait une fois ce stade atteint (capacité de reproduction).

Ces chercheurs analysèrent quarante sortes différentes de gènes, avec de remarquables résultats. Tout d'abord, les sortes de gènes qui permettent de franchir le stade larvaire ne diffèrent pas selon que les larves sont mâles ou femelles. Cela peut aisément se comprendre : les exigences de la vie larvaire ne sont pas différentes selon les sexes. Pour ce qui est des mouches devenues adultes, en revanche, il s'avéra que les ensembles de gènes favorables aux mâles n'étaient pas les mêmes que ceux favorables aux femelles. En fait même, les gènes profitables à l'un des deux sexes le sont au détriment de l'autre, et plus le bénéfice est important d'un côté, plus le préjudice l'est de l'autre.

Ces résultats indiquent que le mécanisme esquissé un peu plus haut est en tout cas plausible. Qui plus est, le fait que certains gènes aient un effet favorable sur l'un des deux sexes et déplorable sur l'autre laisse à penser que, tant pour les mouches que pour les humains ou les lamantins, la lutte entre les sexes est inévitable, insoluble, éternelle.

Femmes, avant de plaquer un mec pour aller coucher avec un autre, réfléchissez bien tout d'abord aux innombrables conséquences, aux dégâts que votre concupiscence peut entraîner au niveau de l'évolution. Au moment de vous lancer dans les bras du nouvel élu, songez à toutes les armes qui sont là toutes prêtes et à leur progressif perfectionnement au cours des millénaires. Demandez-vous si vous-mêmes et vos amants ne jouez pas sans le vouloir un rôle dans la lente apparition d'espèces nouvelles, et priez pour que vos gènes soient bien adaptés à votre situation. Car les seules espèces qui peuvent espérer échapper à cette guerre sont les plus rares qui soient : celles qui sont réellement monogames.

Nous en parlerons dans le chapitre suivant.

10

Jusqu'à ce que la mort nous sépare

La fable d'un heureux « à jamais, jusqu'à ce que la mort nous sépare », est quasiment dépourvue d'illustration dans la nature. Qui donc la maintient et en quelles circonstances se développe-t-elle ?

Chère Dr Tatiana,

Mon époux et moi-même sommes fidèlement mariés depuis des années, et ce que nous lisons dans vos colonnes ne laisse pas de nous choquer. Nous sommes des urubus, ou vautours noirs, et jamais nous n'entrons dans les révoltantes pratiques dont vous faites si souvent état. Il nous semble du reste que personne d'autre ne devrait s'y livrer. Nous vous suggérons de prôner la fidélité, ou de vous taire enfin.

En croisade pour les valeurs familiales.
Louisiane (États-Unis).

Souvenez-vous que les réactions de répulsion sont en réalité surtout le fait de l'observateur. Et, si je puis me permettre d'y faire allusion, le fait de se nourrir de charogne paraît plutôt révoltant à beaucoup. Toujours est-il que vous vous plaignez que je ne recommande pas spécialement la monogamie et n'en parle même presque jamais. Soyons francs : la véritable monogamie est un phénomène rare, à tel point qu'on pourrait y voir un des comportements biologiques les plus déviants.

Permettez-moi de vous rappeler quelques données. Jusqu'aux années 1980, on estimait que 90 % des oiseaux étaient monogames, du moins pendant la saison de reproduction, et que de nombreux couples restaient même unis à vie. Cependant, des techniques génétiques améliorées, ainsi que l'expansion des recherches en paternité, ont fait voler cette idée en éclats. Nombre de vertueuses auréoles se sont mises à virevolter comme des cerceaux, et pas seulement en ce qui concerne les oiseaux. Une étude plus attentive d'autres groupes réputés pour leur monogamie, par exemple des singes comme les gibbons, révéla que là non plus ne régnait pas l'angélisme que l'on avait cru. Désormais, les animaux vivant en couples sont désignés comme socialement monogames – expression qui ne préjuge en rien de leurs mœurs effectives. C'est plutôt la découverte de véritables monogamies génétiques qui tendrait à faire sensation.

Mais qui décide qu'un fait doive être tenu pour sensationnel ? Des tests génétiques ont permis de découvrir un petit nombre d'espèces, dont la vôtre, où la fidélité semble en effet régner dans les couples. J'écris « semble » parce que fort peu de travaux ont été consacrés à plus d'une saison de reproduction ou à plus de quelques dizaines de familles ; des éléments nouveaux pourraient donc encore modifier les idées admises. Mais, cette mise en garde étant faite, les données génétiques paraissent indiquer que le choucas des tours, oiseau qui ressemble à un petit corbeau avec une calotte grise, est réellement monogame. Le manchot à jugulaire semble irréprochable, tout comme le hibou moyen-duc. Le dik-dik de Kirk, une des plus petites antilopes africaines, semble avoir un bon dossier. La souris de Californie jouit d'une excellente réputation, tout comme le campagnol de prairie. Certains termites, tel le termite à pattes jaunes, se comportent en amoureux irréprochables.

Cependant, hormis cette inhabituelle fidélité, ces espèces appartiennent à des groupes qui n'ont visiblement rien en commun... Voyons donc les choses d'un peu plus loin pour essayer de comprendre en quels cas la monogamie véritable, où mâle et femelle demeurent ensemble de façon définitive, pourrait devenir une stratégie stable pour tous les membres de telle ou telle population.

La réponse qui vient tout de suite à l'esprit serait que tel serait le cas si la monogamie jouait à la fois en faveur des mâles et des femelles. Autrement dit, cette stratégie ne prendrait corps que lorsque la progéniture des partenaires fidèles a plus de chances de survie que celle des couples volages. Et si la fidélité durable est si rare, c'est qu'elle ne correspond pas souvent à l'intérêt de l'un ou de l'autre des partenaires, et jamais des deux à la fois.

On explique généralement la monogamie dans une espèce donnée par le fait que la femelle ne serait pas capable d'élever toute seule ses petits. En d'autres termes, la monogamie serait une machination des femelles à l'encontre des mâles.

Cette théorie n'est cependant pas d'un grand champ d'application. Tout d'abord, elle suppose que les mâles seraient naturellement des coureurs et que la fidélité ne leur apporterait aucun avantage. Or, comme nous allons le voir, cette hypothèse est bien souvent erronée, et la fidélité sexuelle peut tout à fait leur être bénéfique. En second lieu, la monogamie peut parfaitement exister alors même que le mâle n'aide pas la femelle à élever les petits. Dans le cas du dik-dik de Kirk, le mâle ne fait absolument rien pour aider sa compagne, il se contente de trotter derrière elle partout où elle se rend. Il n'est pas même capable de repérer les prédateurs qui pourraient s'en prendre à sa progéniture. Les aigles fasciés sont incapables de soulever un dik-dik adulte, mais ils peuvent s'emparer d'un jeune ; or, on constate que seule la femelle est attentive aux cris de ces rapaces.

Le troisième problème posé par la « théorie de la bonne épouse » est que le besoin que les femelles ont des mâles ne garantit aucunement leur propre fidélité. Prenons pour exemple le chirogale à queue grasse. On rencontre ce primate nocturne, pas plus gros qu'un écureuil, sur l'île de Madagascar. Durant les sept mois que dure la saison sèche, ces petits lémuriens hibernent, se blottissant dans des creux d'arbres. Comme d'autres animaux hibernants, ils prennent soin de bien grossir avant de s'endormir ; à cette fin, ils accumulent des graisses à la base de leur queue. Avant l'apparition des tests d'ADN, on aurait sans doute tenu ces lémuriens pour des parangons de monogamie. Mâles et femelles vivent en couple, ils somnolent ensemble pendant la période sèche, et le mâle s'occupe des petits, assurant leur garde quand la femelle se repose ou va chercher de la nourriture. Les femelles ne parviendraient pas à s'occuper seules de leurs rejetons. Pourtant, les tests génétiques démontrent que les infidélités sont chose courante et que les mâles contribuent souvent à élever des enfants qui ne sont pas les leurs. Bien entendu, cela ne signifie pas qu'il n'y ait jamais concordance entre fidélité sexuelle et coopération parentale dans l'élevage des enfants. Mais, quand tel est le cas, la monogamie en est généralement la cause et non – comme le soutiendrait la « théorie de la bonne épouse » – la conséquence.

Considérons d'autres manières, plus plausibles, dont la monogamie peut se mettre en place. Supposons que les femelles soient en petit nombre et vivent dispersées. Il s'ensuit qu'un mâle qui en aura rencontré une trouvera sans doute plus avantageux de rester auprès d'elle et de tenir à l'écart tout éventuel rival. En fait, si les femelles sont ainsi éparpillées dans le milieu, deux facteurs peuvent faire paraître au mâle la monogamie à long terme comme particulièrement intéressante. D'une part, la rencontre avec une autre femelle peut supposer un périple long et dangereux. Plus ce risque est élevé, plus le mâle aura tendance à rester à proximité. J'appelle cela la « théorie du danger ». D'autre part, si le temps entre les parturitions des femelles reste bref, il n'est guère sage d'entreprendre une excursion, indépendamment même des risques courus par vous-même, si votre compagne doit bientôt se montrer prête à engendrer de nouveau : cela, c'est la théorie « tant qu'on se reproduit... ».

La squille-mante *Lysiosquilla sulcata*, qui s'en prend aux poissons en les harponnant de ses redoutables pattes antérieures, représente un admirable exemple de l'encouragement que le danger peut apporter aux amours durables. Bien que l'on n'ait guère examiné l'aspect génétique de ce cas, on dispose de fortes présomptions en faveur de la monogamie régnant chez ces animaux. Ils se constituent dès l'adolescence en couples, qui ensemble creusent un repaire en quelque endroit sablonneux du sol marin. Ces squilles-mantes ne sortent que rarement de leur repaire, dont l'entrée est soigneusement dissimulée (le partenaire demeuré au logis laissant seulement dépasser ses yeux), et sont rarement dans la nécessité de le faire.

Le fait est que de telles sorties comportent une sérieuse menace d'être mis à mort. Tandis que la plupart des espèces de squilles-mantes ont le corps recouvert d'une carapace, ce n'est pas le cas de *Lysiosquilla sulcata*. Cette espèce a en effet un corps mou – idéal pour creuser des terriers, mais vulnérable aux prédateurs. Et même en supposant qu'un individu parvienne à flâner sur le fond marin sans se faire dévorer, il lui serait impossible de créer un nouveau terrier. En effet, pour stabiliser le sable autour de leur refuge et l'empêcher de s'effondrer, ces animaux utilisent une certaine sécrétion muqueuse, qu'ils perdent la faculté de continuer à produire une fois atteint l'âge adulte, de sorte qu'une squille-mante désirant mettre fin à une relation ne peut simplement tenter de quitter le terrier pour en creuser un autre. De sorte que, même si la félicité des débuts s'est muée en aversion, mieux vaut encore rester que partir.

Passons à un autre exemple. Pourquoi une jeune femelle devrait-elle tolérer qu'un importun lui tourne autour ? Une des façons qu'ont les mâles de se faire valoir est d'apporter une aide matérielle. Lorsqu'une femelle trouve un avantage notable à une pareille aide, elle aura peut-être moins tendance à se montrer farouche. Un mâle peut par exemple l'aider à défendre son territoire, ou à assurer l'élevage des petits. C'est précisément ce que fait le hamster nain de Campbell, qui vit dans les régions arides de la Mongolie. Le mâle récolte des graines, dont il bourre ses abajoues ; de retour au terrier, il décharge sa cargaison en appuyant sur ses abajoues avec ses pattes antérieures, faisant jaillir les graines ainsi amassées. Le mâle, chez cette espèce, se montre aussi un père si attentif qu'il joue le rôle de sage-femme lors de la naissance de ses petits (c'est la seule espèce de mammifère chez laquelle on ait constaté, jusqu'ici, ce comportement comme un fait habituel). Il les aide à sortir de l'appareil génital femelle, leur ouvre les voies respiratoires et les pourlèche pour qu'ils soient bien propres. Pour faire bonne mesure, il ingurgite le placenta, délice généralement réservé à la femelle. Conformément à la théorie du « tant qu'on se reproduit... », chez le hamster nain de Campbell, les femelles vivent à bonne distance, sans empiéter sur le territoire les unes des autres. Et ce sont d'étonnantes pondeuses, capables de mettre bas en l'espace d'un an jusqu'à dix-huit portées de un à neuf petits. Rythme sans comparaison avec celui du hamster nain russe, pourtant étroitement apparenté, chez lequel les femelles ne procréent que quelques mois par an, et qui paraît tout ignorer tant des soins paternels que de la monogamie.

Existe-t-il d'autres manifestations de la monogamie ? Sans le moindre doute. Les espèces monogames se montrent souvent agressives à l'égard de tout autre que leur partenaire ; on a généralement considéré que cette agressivité découlait précisément de leur monogamie. Mais il peut se faire qu'au contraire leur monogamie s'explique par leur agressivité. Supposons que les individus qui se montrent les plus agressifs à l'égard de leurs congénères de même sexe obtiennent davantage de progéniture que d'autres plus délicats. La monogamie peut alors se développer comme effet secondaire de l'agressivité. C'est la « théorie sociopathique » de la monogamie. Entre autres exemples, on peut citer celui des crevettes à bandes. Ces crustacés ressemblent à des bonbons : leurs longues antennes blanches font penser à du sucre filé ; leur corps et leurs pattes sont blancs également mais cerclés de larges bandes rouges. De façon générale, elles vivent en couple, assurant mutuellement leur nourriture et tenant la garde pendant que leur partenaire mue. Chaque membre du couple se montre pourtant d'une agressivité féroce à l'égard des crevettes du même sexe, jusqu'à la lutte à mort. Je connais aussi des gens comme cela.

Par ailleurs, la monogamie peut survenir lorsque les impostures ou la désertion d'un des partenaires entraîneraient pour chacun des deux un échec total au niveau de la reproduction. C'est la théorie de la monogamie destinée à éviter une destruction mutuelle assurée, ou « MAD[1] ». On pense que c'est le cas des amants d'un groupe comme celui des calaos, oiseaux que l'on rencontre à travers toute l'Afrique et l'Asie. Les calaos sont de formes et de tailles variées – on en compte quelque quarante-cinq espèces –, mais on les distingue aisément d'autres sortes d'oiseaux par leurs grands becs courbés, surmontés d'un casque corné. Là encore, bien que l'on ne dispose pas de preuves génétiques, la thèse de la monogamie paraît bien assurée. Chez nombre de ces espèces, mâle et femelle dépendent entièrement l'un de l'autre pour assurer la survie de leur progéniture. Au début du cycle reproductif, la femelle s'installe dans le creux du nid et elle ou son compagnon en obture l'entrée de telle sorte qu'elle seule puisse l'ouvrir de son bec. Le mâle se charge alors de la nourrir, pendant qu'elle pond et couve ses œufs ; une fois les petits éclos, c'est à toute la famille qu'il apporte de la nourriture. Rude travail : chez le calao festonné, par exemple, il arrive que la femelle demeure dans le nid jusqu'à 137 jours. Elle perd ses rémiges, qui lui permettraient de voler, peu après avoir commencé à pondre, de sorte qu'en cas de disparition du mâle elle-même et sa portée seraient vouées à la mort. Contrairement à ce que l'on pourrait imaginer, ce procédé n'a pas pour fin de l'empêcher d'aller le tromper, mais semble plutôt constituer un mode de défense contre d'éventuels prédateurs.

Cependant, ce n'est pas chez toutes les espèces monogames que les individus cherchent à tuer leurs congénères du même sexe, s'enferment rapidement dans des troncs d'arbre pendant de longues semaines, vivent éparpillés dans des milieux dangereux ou donnent naissance à une très nombreuse progéni-

1. *Mutually Assured Destruction* (destruction mutuelle assurée). Rappelons que *mad* signifie « fou ». (NdT.)

ture. Les choucas des tours, par exemple, vivent souvent en colonies, ce qui rend l'adultère autrement aisé. Pourtant, il ne semble pas qu'ils en tirent largement parti. Les raisons de cette modération ne sont pas bien claires, mais j'aurais tendance à penser que c'est pour éviter la fameuse « destruction mutuelle assurée ». Il n'est guère aisé pour les choucas d'élever leurs rejetons avec succès : dans les mauvaises années, jusqu'à 80 % des couples y échouent. Cela signifie que l'un et l'autre des parents doivent consacrer toute leur énergie à l'entretien de la couvée ; si l'un ou l'autre perdait son temps à flirter à droite et à gauche, la nichée ne pourrait que dépérir. En outre – et c'est le cas des choucas des tours –, les couples établis depuis longtemps peuvent espérer de bien meilleurs résultats au niveau de la reproduction. Chez les cygnes de Bewick, par exemple aussi, plus un couple est stable, et mieux il saura s'occuper de ses petits.

Qu'en est-il donc de votre espèce, l'urubu ou vautour noir ? Les urubus noirs ont tendance à installer leurs nids à bonne distance les uns des autres, et sont farouchement attachés à la protection de ces nids contre tout intrus. Cela ne suffit cependant pas à rendre compte de leur fidélité, car ils ont encore maintes occasions de rencontrer d'éventuels partenaires. Pendant que l'un des conjoints reste à couver les œufs, l'autre sort chercher de la nourriture – et les urubus noirs se retrouvent souvent autour de carcasses ou même sur de simples perchoirs. Il n'en semble pas moins que règne parmi ces rapaces une sorte de convention sociale incitant les individus à demeurer fidèles : comme s'ils tenaient à ce que les rapports sexuels se déroulent dans l'intimité des nids et que les comportements lascifs ne soient pas admissibles en public. Si un jeune ingénu s'avisait de tenter quelque aventure amoureuse sur un perchoir, le pauvre serait vivement attaqué par d'autres urubus du voisinage. Qui aurait jamais songé que les vautours noirs pouvaient se montrer aussi prudes ?

Chère Dr Tatiana,

Dites-moi, comment comprendre certaines choses ? Je suis une jeune souris de Californie au poil lustré et complètement en chaleur. Eh bien, le gars d'à côté ne me prête pas le moindre intérêt ! Alors que sa femme est une vieille mocheté ! Pas de doute, il est toujours amoureux d'elle ! Comment peut-il se montrer un dandy aussi borné ?

Tellement déprimée...
Berkeley (Californie).

Même quand ils ont comme épouses de « vieilles mochetés », selon votre expression, les mâles de votre espèce ne se laissent pas facilement détacher d'elles. Quand l'un de ces « dandies », toujours selon votre expression, a trouvé une partenaire, il ne la trompe pas, même si on l'enferme avec une vierge en chaleur. Par conséquent, si vous cherchez un homme, il vous faudra trouver un célibataire. Pas de chance...

Mais sans doute vous demandez-vous ce qui explique le vertueux comportement de votre voisin. À mon sens, l'infidélité n'est tout simplement pas dans sa nature, c'est le contraire d'un don juan. On peut sans peine se représenter comment cette évolution s'est produite. De nos jours, les couples de souris de Californie sont réellement monogames et se restent mutuellement fidèles jusqu'à la mort de l'un ou l'autre partenaire. Or, chez des espèces extrêmement proches, on constate toutes sortes de conduites luxurieuses ; aussi peut-on considérer comme assuré que nos chastes rongeurs descendent d'ancêtres plutôt volages, qui couinaient de façon paillarde.

Si vous lisez mes articles, vous apprendrez qu'une population ne peut passer de la promiscuité sexuelle à la monogamie que si les couples irréprochables voient invariablement leur progéniture survivre en plus grand nombre que celle des couples libertins. Si tel est le cas et que la monogamie repose donc sur un fondement génétique, on verra se répandre les gènes associés à cette monogamie. Au bout d'un certain temps, tous les membres de la communauté seront porteurs de ces gènes. (À noter, cependant, que les gènes influençant la fidélité ne sont pas nécessairement les mêmes chez les mâles et chez les femelles.) Il est donc possible, je dirais même fort probable, que votre « dandy » soit, d'un point de vue génétique, puissamment prédisposé à la monogamie.

En ce qui concerne les souris de Californie, je ne saurais guère en dire plus. Toutefois, pour ce qui est de votre rival au titre de Rongeur Ultravertueux, à savoir le campagnol de prairie, les chercheurs commencent à entrevoir les bases génétiques de la monogamie. Examinons donc un peu ce qu'ils ont découvert concernant les mâles.

Quand un campagnol de prairie mâle rencontre une femelle et qu'ils décident de rester ensemble, ils consomment leur relation en copulant n'importe où, jusqu'à quinze ou trente fois par jour. Après ces préliminaires, les amants deviennent de plus en plus attachés l'un à l'autre, ne cessant de se câliner et de se toiletter mutuellement : le tableau même d'une tendre affection. Mais ce n'est pas tout. Avant ses premières relations sexuelles, le mâle était plutôt de tempérament pacifique, peu enclin à la bagarre ; mais, dès sa première nuit d'amour, son comportement se modifie du tout, au tout, et dès qu'il aperçoit un campagnol de prairie (mâle ou femelle) autre que sa compagne, il l'attaque énergiquement. Comment expliquer cette soudaine transformation ?

Par la sexualité. Chez un campagnol de prairie, l'acte sexuel déclenche la sécrétion de vasopressine, une hormone qui se lie dans le cerveau à des récepteurs spécifiques (les récepteurs V^{1a}) et modifie son comportement. On est certain que c'est la vasopressine qui en est responsable car, si l'on injecte à un campagnol de prairie mâle une substance chimique empêchant cette substance de parvenir à ses récepteurs, il se comportera à nouveau comme s'il n'avait pas d'activité sexuelle. Inversement, si vous injectez à un mâle vierge de la vasopressine, il adoptera soudain un comportement agressif.

Aucun doute possible… Mais, avant que je ne sais quelles filles se mettent à bourrer leurs compagnons de vasopressine, je me dois de préciser que cet artifice n'est pas efficace sur tous les sujets. En effet, si la vasopressine est bel et bien présente chez tous les mammifères, elle exerce des effets différents selon les espèces. Prenez pour preuve le cas du campagnol montagnard, espèce très voisine du campagnol de prairie. Les campagnols montagnards s'accouplent avec de nombreux partenaires, ne forment pas de couples stables, et il est rare que les amants vivent ensemble et se toilettent mutuellement ; chez cette espèce, il semble que la sexualité n'entraîne ni affection ni agression. Si l'on injecte à un campagnol montagnard mâle de la vasopressine, il cessera de chercher la bagarre et se toilettera lui-même.

Ces diverses réactions à la vasopressine semblent être liées à la distribution dans le cerveau des récepteurs V^{1a} de la vasopressine, distribution tout à fait différente chez l'une et l'autre espèce. Étrangement, il est assez simple de créer la distribution propre au campagnol de prairie. Il suffit de disposer d'un embryon de souris et du gène comportant les instructions nécessaires pour assembler la version du récepteur V^{1a} de la vasopressine. En combinant l'un à l'autre – ce qui donne une souris porteuse du gène du campagnol de prairie –, on obtient une souris adulte disposant de récepteurs de vasopressine V^{1a} répartis de la même façon que chez le campagnol de prairie. Faites à cette souris une injection de vasopressine, elle se mettra à adopter le comportement amoureux d'un campagnol de prairie.

Ces résultats nous donnent une idée du mécanisme qui induit la monogamie, bien que l'ensemble de l'affaire doive probablement s'avérer bien plus complexe encore. De plus, comme ce comportement sexuel s'est développé de façon distincte chez différentes espèces, il est fort possible qu'il s'agisse en réalité de mécanismes différents, d'une espèce monogame à l'autre. En outre, si l'activité sexuelle s'avère avoir de puissants effets hormonaux chez d'autres espèces monogames, cela expliquerait pourquoi nombre d'entre elles – du porc-épic de l'Inde au cryptocerque *Cryptocercus punctulatus* – engagent souvent des rapports sexuels qui, en raison de l'époque où ils ont eu lieu, ne peuvent avoir aucun résultat quant à la reproduction. (Alors même qu'il est remarquable de constater que les porcs-épics copulent bien plus qu'il ne serait nécessaire pour leur reproduction, leur sexualité est assez peu fructueuse.)

Mais, indépendamment de ces questions, il importe de souligner que les mécanismes génétiques de la monogamie sont une question toute différente de celle de savoir pourquoi certaines espèces ont évolué dans cette direction. Qu'en est-il en particulier des humains ? Nous ne savons rien, pour l'instant, de la génétique de la monogamie humaine, mais je voudrais me permettre quelque argumentation, non sans rappeler tout d'abord que l'espèce humaine ne saurait être décrite comme exclusivement monogame. Les taux de divorce et la fréquence des relations extra-conjugales sont là pour en témoigner. Il arrive même que de faux jumeaux, c'est-à-dire issus de la fécondation de deux ou plusieurs œufs et non d'un seul, soient issus de pères différents (on ignore dans quelle proportion, car en général personne ne s'en aperçoit, sauf si les pères respectifs appartiennent à des groupes ethniques différents).

Cependant, l'être humain n'est pas spécialement porté au libertinage. Certains individus restent fidèles au même partenaire toute leur vie durant. Rares sont ceux qui en ont eu, ou disent en avoir eu, des milliers. Par ailleurs, deux arguments importants nous situent plutôt du côté des animaux monogames. Le premier concerne l'apparence physique. Chez les espèces monogames, mâles et femelles sont de taille à peu près comparable. Au contraire, lorsque quelques mâles corpulents sont à la tête de harems importants, les femelles sont considérablement plus petites. Chez l'éléphant de mer austral, les mâles sont habituellement deux fois plus longs et jusqu'à dix fois plus lourds que les femelles. Chez le gorille, un mâle adulte pèse à peu près deux fois plus qu'une femelle. Pour ce qui nous concerne, au contraire, les hommes sont à peine plus grands que les femmes, encore cette règle est-elle loin d'être générale.

Second argument : les différences physiques entre les mâles de l'espèce humaine et ceux des autres grands singes. Comme vous le savez certainement, on associe souvent la grosseur des testicules à la compétition spermatique. Les mâles les mieux placés dans cette compétition (soit parce qu'ils s'y entendent bien pour défendre leur harem, soit parce qu'ils disposent d'une partenaire fidèle) ont en général de petits testicules par rapport à leur corpulence. Ceux qui ont de moindres chances de reproduction (soit parce que leurs femelles accordent facilement leurs faveurs à d'autres, soit parce que eux-mêmes ont coutume de tenter leur chance auprès des partenaires d'autres mâles) disposent généralement de testicules énormes par rapport à la taille de leur corps. Les gorilles mâles, qui sont peu exposés dans cette compétition, ont de tout petits testicules. Par contre les chimpanzés, chez lesquels la compétition génétique est féroce, sont dotés de testicules gigantesques. Entre ces deux espèces, les hommes ont des testicules de dimension moyenne, ce qui semble indiquer que la compétition spermatique n'est que faible ou moyenne. Cette donnée, jointe à la différence relativement minime entre la taille des hommes et des femmes, correspond exactement à ce à quoi il fallait s'attendre pour une espèce essentiellement monogame.

Qu'en est-il du taux d'infidélité dans notre espèce, tel que peut le suggérer le nombre de recherches en paternité ? On a souvent répété qu'il était très élevé – 30 % ou davantage. En fait, curieusement, très rares sont les travaux inspirés par cette question : malgré un sérieux travail de recherche dans la littérature scientifique, je n'ai pu trouver que quelques études, qui font état de chiffres faibles (3 % ou moins encore) ; le chiffre le plus élevé que j'aie trouvé n'atteignait que 11,8 %. Certes, ces résultats doivent être considérés avec plus de recul concernant l'être humain que d'autres espèces : la contraception et l'avortement nous permettent plus facilement d'éviter une grossesse à l'occasion d'une aventure extra-conjugale. Cependant, par le passé, ces moyens n'existaient pas encore, mais on avait trouvé d'intelligentes manières de pratiquer l'infidélité. En Angleterre, par exemple, il est d'usage que les enfants portent le nom de leur père légal. Les garçons tiennent cependant quelque chose de leur véritable père : leur chromosome Y. De sorte que, si tous les mâles vivants porteurs de tel ou tel patronyme sont les descendants directs d'un même mâle, ils devraient tous porter les mêmes marqueurs génétiques sur leur chromosome Y. En l'absence d'infidélité (ou d'adoption), patronymes et chromosomes Y devraient coïncider. Il existe une étude concernant les chromosomes Y des hommes s'appelant Sykes (un patronyme qui apparaît pour la première fois dans des archives remontant à environ sept cents ans). Il en ressort que presque tous les hommes Sykes portent effectivement les mêmes marqueurs sur leur chromosome Y, ce qui laisse à penser qu'ils descendent d'un même lointain ancêtre. On estime que les femmes vivant en couple avec des Sykes ne leur furent infidèles (ou n'adoptèrent d'autres enfants), sur cette période de sept cents ans, qu'à raison de 1,3 % par génération.

Admettant que l'espèce humaine dans son ensemble puisse être essentiellement décrite comme monogame, deux questions restent posées. Tout d'abord, quelles forces ont-elles poussé les humains à une monogamie aussi puissante ? Plusieurs facteurs sont à examiner – notamment peut-être celui des pressions culturelles. Mais on peut au mieux affirmer que les humains monogames ont en général un taux de reproduction supérieur par rapport à ceux qui ont plus d'un partenaire. En second lieu, les humains (tout comme les grillons, les papillons ou les drosophiles) ont-ils individuellement des prédispositions génétiques différentes vis-à-vis de la monogamie ? Pour le dire plus crûment, certains individus ont-ils plus de facilités que d'autres à respecter leurs engagements conjugaux ?

Il serait tentant de penser que, quand nous en saurons davantage sur les fondements génétiques des comportements humains, nous découvrirons non seulement que certains mâles de notre espèce sont plus ou moins portés à un comportement monogame, mais que cette tendance est liée à d'autres traits – ainsi, vous le savez peut-être, chez l'adjudant *Porichtys notatus* ou chez les bousiers. Il s'avérera peut-être que les hommes dotés de gros testicules (plus prévoyants à l'égard de la compétition spermatique) ont tendance à séduire les femelles des autres mais un certain mal à établir des relations durables, tandis que leurs congénères à testicules plus petits (compte tenu du moindre risque de compétitivité) sont plutôt partisans de la fidélité conjugale, portés à la jalousie, et plus tendres après l'amour.

Enfin, ce ne sont encore que des conjectures…

Pour la plupart des garçons et des filles, l'or des alliances n'est pas un gage de fidélité. C'est le véritable amour qui est rare et précieux, confluence d'étranges forces biologiques. Différents facteurs favorisent la monogamie, mais vous allez découvrir que le véritable amour fonctionne encore mieux quand il est complètement fou (MAD…).

TROISIÈME PARTIE

Les mâles sont-ils nécessaires ? En général, mais pas toujours

Mâle et femelle constituent une dichotomie fondamentale et immuable, comme les deux faces d'une même pièce de monnaie, comme le yin et le yang.

Cela est-il aussi certain, cependant ?

La vérité, c'est que les mâles ont beaucoup moins d'importance que les femelles. En effet, certaines espèces peuvent se passer d'eux, mais d'elles en aucun cas. On en connaît qui réduisent le nombre de leurs mâles au strict minimum. Certaines même se passent entièrement d'eux et ne se préoccupent tout simplement pas de sexualité. Qui plus est, il n'y a aucune détermination absolue dans le rapport entre les deux sexes et leurs rôles mutuels. Certaines espèces, également, transcendent même le yin et le yang : quoique séparées en deux sexes, comme c'est la règle générale, elles se passent fort bien des inconvénients de la distinction entre femelles et mâles. Qui ? Quand ? Pourquoi ? Comment ? Voyons un peu cela…

11
La fornication des rois

Dans les sociétés humaines, l'inceste est traditionnellement l'apanage des lignées royales. Mais d'autres espèces se montrent moins élitistes en la matière. Certaines, chez lesquelles l'inceste est chose courante, se passent presque entièrement des mâles. D'où la question : quand est-il acceptable, voire souhaitable, que la sexualité demeure une affaire familiale ?

Chère Dr Tatiana,

Il vient de se passer quelque chose d'affreux. De sexe mâle, je suis un acarien de l'espèce Acarophenax mahunkai, *le fléau du petit ténébrion mat. Ce matin, comme à l'habitude, j'étais en train de faire l'amour avec une de mes sœurs, quand soudain le ventre de ma mère éclata. Toutes mes sœurs s'enfuirent, m'abandonnant seul dans le corps de ma mère. Dois-je voir là une punition pour avoir touché à mes sœurs ? Que va-t-il m'arriver maintenant ?*

Encore tout horrifié.
Arkansas (États-Unis).

Ma réponse ne vous réjouira certes pas : vous êtes fichu. Tout ce que vous pouvez encore tenter, c'est de vous déplacer en titubant sur vos huit petites pattes, en espérant trouver une sœur égarée avec laquelle vous pourrez vous accoupler une fois de plus, avant de mourir.

La vie n'est pas juste. Non seulement vos jours sont comptés, mais vous ne présentez plus aucun danger pour le petit ténébrion mat. Cela, c'était le rôle de vos sœurs, vous n'étiez que complice de leurs crimes. Je m'explique. Dans votre espèce, ce sont les femelles qui gobent des œufs – ceux du petit ténébrion mat, pour être précise. Lorsqu'une femelle accomplit cela, elle voit son ventre gonfler jusqu'à vingt fois sa taille antérieure, elle devient tel un énorme ballon avec une tête et des membres dérisoires – l'équivalent pour un acarien, si vous voulez, d'un obèse caricatural et grotesque. Ses petits, dont le nombre peut atteindre la cinquantaine, se développent et copulent à l'intérieur de ses entrailles, jusqu'au jour où elle finit par en éclater. Les jeunes acariens femelles recherchent alors les petits ténébrions mats ayant réussi à éclore et s'arriment subrepticement au-dessous des coléoptères, comme autant de minuscules croûtes. La femelle, sans aucunement l'avoir voulu, devient porteuse de cette charge mortelle au moment de pondre ses œufs. (Les femelles des acariens sont-elles capables de distinguer entre coléoptères mâles et femelles ? J'aurais tendance à le penser, mais en fait on n'en sait rien.)

Par contre, vous autres, mâles de cette espèce, ne parvenez que rarement à vous extirper du corps maternel – ainsi êtes-vous condamnés à mourir à peine nés.

Serez-vous condamné à la damnation pour avoir copulé avec vos sœurs ? Ne vous inquiétez pas de cela. Que l'enfer existe ou non, l'inceste n'a par lui-même rien de mauvais. Si vous étiez en mesure de feuilleter l'ouvrage *Who's who de la Nature*, vous y découvririez une foule d'espèces vivantes qui, à l'instar de la vôtre, pratiquent couramment un inceste de proximité, sans qu'il s'ensuive le moindre effet négatif. Certes, cette pratique n'est pas recommandable dans tous les cas ; ainsi, chez les humains, les enfants nés d'un frère et d'une sœur, ou d'un père et d'une fille, sont fréquemment maladifs ou difformes. Mais il ne faut aucunement y voir le châtiment divin pour un monstrueux péché : tout bonnement un effet génétique.

Les problèmes liés à l'inceste sont dus aux gènes récessifs. Qu'est-ce qu'un gène récessif ? Élémentaire, mon cher acarien. Tant les humains que la plupart des organismes à reproduction sexuée sont « diploïdes » : ils reçoivent deux exemplaires de chaque gène, un de leur mère et un de leur père. Si ces deux exemplaires sont différents, leur rencontre jouera sur tel ou tel trait physique, par exemple la couleur des yeux, mais le résultat sera tout simple, l'un des gènes l'emportant sur l'autre. C'est ainsi que l'on distingue entre gène dominant et gène récessif. Cette situation a pour effet que les gènes récessifs ne se manifestent en aucune façon si l'individu concerné n'en a pas reçu copie et de part et d'autre. Mais pareil héritage peut aussi s'avérer mortel. Les gènes récessifs fonctionnent généralement moins bien, de sorte que leur éventuelle double action peut s'avérer désastreuse, entraînant quelque cruelle maladie ou même la mort.

Cependant, un gène récessif rare peut demeurer inaperçu, du simple fait que la plupart des individus qui en sont porteurs n'en véhiculent qu'un seul exemplaire. C'est précisément en cela que réside le danger de l'inceste. Les membres d'une même famille présentent une ressemblance génétique supérieure à la moyenne, de sorte que les rapports sexuels incestueux accroissent le risque de rencontre entre deux exemplaires d'un gène récessif, si bénin soit-il. Plus les amants sont proches familialement, plus ils ont de gènes en commun – et plus s'accroît, par conséquent, le risque que des gènes récessifs chez eux-mêmes peu dangereux trouvent à s'exprimer chez leurs rejetons.

Donnons-en quelques exemples. Un gène récessif caché chez un individu sur cent a une probabilité sept fois plus grande de rencontrer son allèle récessif chez l'enfant issu d'un mariage entre cousins germains que chez celui issu d'un mariage entre deux personnes non apparentées prises au hasard dans une foule. Pour un enfant de parents jumeaux, ce risque est vingt-cinq fois plus important. Encore ces chiffres ne valent-ils que pour des gènes récessifs assez courants. Pour des gènes plus rares (présents, mettons, chez un individu sur dix millions), le risque pour l'enfant de parents jumeaux peut dépasser deux millions et demi de fois celui qui existe pour un enfant issu de l'union de deux personnes non apparentées.

Quand la « dépression de consanguinité » (la perte de vigueur des enfants nés d'unions consanguines) se révèle trop grave, l'inceste de proximité ne risque guère de se répandre, pour une raison bien simple : les individus préférant s'accoupler avec des personnes n'ayant aucun lien de parenté avec eux plutôt qu'avec des membres de leur propre famille bénéficieront d'une progéniture plus nombreuse et plus saine. Dès lors que cette préférence repose sur une base génétique, ce sont les gènes favorisant les unions non consanguines qui tendront à proliférer.

Cela peut expliquer pourquoi les humains et certains autres mammifères évitent de s'accoupler avec des individus qui faisaient parti de leur entourage quand ils étaient petits. Un exemple significatif est celui des enfants élevés dans les kibboutzim israéliens : à l'âge d'or des kibboutzim, les enfants étaient bien plus souvent élevés dans ces collectifs d'éducation que dans des groupes familiaux restreints. Devenus adultes, ils en vinrent à exprimer leur regret de n'éprouver aucune attirance érotique à l'égard de leurs compagnons d'enfance – et, sur 2 769 mariages recensés entre enfants des kibboutzim, on n'en connaît aucun entre anciens camarades proches.

Tout cela étant dit, vous vous demanderez sans doute comment et pourquoi il se trouve néanmoins des gens pour entretenir des rapports avec leurs frères ou sœurs, avec leurs parents, avec leurs enfants. Le fait est que divers facteurs peuvent limiter la gravité de la « dépression de consanguinité » ou favoriser l'inceste de manière ou d'autre. On peut en gros considérer qu'il existe deux sortes d'adeptes de l'inceste de proximité. Tout d'abord les hermaphrodites, chez qui le fait ne saurait être plus direct puisqu'il s'agit d'autofécondation. (À noter que cette autonomie n'est pas aussi satisfaisante qu'on pourrait le croire : elle ne consiste généralement pas en une copulation interne, mais bien plutôt en la simple rencontre aléatoire d'un œuf et d'un spermatozoïde à l'intérieur d'un organisme. Il existe cependant des exceptions, ainsi du ver à queue octogonale *Dendrobaena rubida* qui s'enroule autour de lui-même et presse les uns contre les autres ses organes génitaux mâles et femelles.)

On trouve par ailleurs des espèces semblables à la vôtre, cher petit acarien, qui ont pour coutume de choisir comme partenaires leurs plus proches parents. On trouve d'ailleurs, parmi les adeptes de ces bacchanales familiales, des groupes humains, telles les familles royales de Hawaii, de l'Égypte ancienne ou du Pérou inca. Mais également beaucoup d'autres acariens, quelques oxyures et une profusion d'insectes. Sinon, comme phénomène régulier, l'inceste de proximité est très rare. Qu'ont donc de particulier les groupes qui le pratiquent ?

Considérons d'abord les hermaphrodites, parmi lesquels environ 80 % des plantes, qu'elles produisent des fleurs par elles-mêmes hermaphrodites, avec des organes mâles et femelles, ou bien séparément des fleurs mâles et des fleurs femelles. Dans cette seconde catégorie, les trois quarts environ sont susceptibles de s'autoféconder à l'occasion, mais beaucoup moins nombreuses sont celles qui le font systématiquement. Pour ce qui est des animaux hermaphrodites, on en sait beaucoup moins sur l'autofécondation, mais il ne fait aucun doute que la plupart ne la pratiquent pas – et, à vrai dire, n'y parviendraient pas facilement.

À la réflexion, cela n'a rien d'étrange : personne n'est plus proche d'un individu que lui-même, de sorte que la descendance d'un hermaphrodite serait encore plus sujette à la « dépression de consanguinité » que celle d'un couple incestueux. Cependant, mieux vaut avoir une progéniture même limitée qu'aucune, de sorte qu'un hermaphrodite désespérant de trouver partenaire pourra éventuellement se rabattre sur l'autofécondation, même si la « dépression de consanguinité » en devient menaçante – on appelle stratégie « autofécondation d'urgence ». Par exemple, l'escargot à lèvre blanche préfère les rapports sexuels avec un partenaire, mais s'il n'en trouve pas avant environ une année, il renonce et se résout à s'arranger par lui-même. Ainsi les hermaphrodites sont-ils plus ou moins portés à s'autoféconder, balançant entre la « dépression de consanguinité » et les occasions d'accouplement avec des congénères.

Venons-en maintenant aux non-hermaphrodites. Chez les familles royales de Hawaii, de l'Égypte ancienne ou du Pérou inca, l'accouplement d'un frère et d'une sœur était considéré comme une marque de divinité. Selon la mythologie égyptienne, Geb, le dieu de la Terre, avait épousé sa sœur Nout, la déesse du Ciel ; de même les Incas, adorateurs eux aussi de divinités incestueuses, croyaient-ils à l'union du Soleil avec sa sœur la Lune. Dans l'une et l'autre de ces sociétés, les familles royales se réclamaient d'une ascendance divine – et perpétuaient le comportement de leurs ancêtres. Dans l'ancienne société hawaiienne, lorsqu'un chef de haut rang épousait une sœur de sang, leur fils était considéré comme sacré, et nul ne pouvait l'approcher sans se mettre à plat ventre devant lui. (Le pauvre garçon, du reste, était contraint de rester confiné chez lui toute la journée pour éviter que le commun de ses concitoyens ne fût constamment contraint de se défaire de tout bagage et de se coucher par terre pour lui témoigner son admiration.) Toutefois, si le chef n'avait épousé qu'une demi-sœur, leur enfant ne jouissait pas d'une aura aussi importante, et les gens devaient simplement s'asseoir devant lui.

Indépendamment du mythe, la question se pose de savoir non seulement pourquoi apparurent de telles pratiques, mais encore pourquoi elles se maintinrent lorsque accédaient au trône des imbéciles ou des infirmes. Les archives ne nous apportent pas de réponse sur la seconde question : nous ignorons le véritable rôle de la « dépression de consanguinité » à cet égard. Toujours est-il que, dans les trois sociétés mentionnées, les rois avaient quantité d'autres femmes ; au cas où l'union incestueuse s'avérait stérile ou donnait naissance à un enfant incapable de régner, un autre héritier pouvait ainsi se trouver désigné. Quant à l'origine de ces coutumes, on peut supposer que les unions incestueuses découlaient tout naturellement d'une stratification sociale rigide. Dans les sociétés fortement stratifiées, peu d'hommes apparaissaient comme des partis convenables pour les femmes de haute extraction. Après tout, dans les dynasties européennes, les mariages entre cousins (qui donnaient lieu à un niveau de « dépression de consanguinité » certes moindre mais toutefois observable, comme le démontrent l'hémophilie ou la lèvre Habsbourg) étaient chose courante, certainement en partie du fait de cette pratique même. Dès lors que l'on interdira aux femmes d'épouser des hommes de moindre rang social qu'elles-mêmes, il surviendra des cas où leurs seuls compagnons possibles seront leurs propres frères.

Cependant, les fantasmes de divinité ne jouent évidemment aucun rôle dans l'évolution de l'inceste chez les insectes, les oxyures ou les acariens. Comment alors rendre compte de leur penchant pour ces pratiques ? Un élément décisif est que nombre d'insectes et d'acariens, ainsi que tous les oxyures, comptent peu de gènes récessifs, d'où une « dépression de consanguinité » négligeable. Mais, alors, pourquoi tous ces animaux s'en tirent-ils si bien, avec moins de gènes récessifs que nous ? La réponse à cette question tient aux merveilleux systèmes génétiques qu'ils mettent en œuvre.

Deux systèmes génétiques – dont chacun a du reste évolué à maintes reprises – sont particulièrement efficaces pour l'évacuation des gènes récessifs. Le premier, dénommé haplodiploïdie, est le plus courant. Dans ce système, par exemple chez les humains, les femelles sont diploïdes : elles reçoivent deux copies de chaque gène, une de chacun des parents. Les mâles en revanche sont haploïdes : provenant d'un œuf non fécondé, ils ne reçoivent donc qu'une seule copie de chaque gène, celle que leur transmet leur mère. En d'autres termes, les mâles sont génétiquement sans père, tandis que les femelles n'ont pas besoin d'accouplement pour engendrer. Le fait est là : une femelle vierge peut parfaitement avoir un descendant.

Cela permet toutes sortes de joyeuse débauche. Prenons le cas de la vrillette des noyaux de dattes *Coccotrypes dactyli-*

perda. Cet insecte vit dans des logettes qu'il creuse dans les noyaux de dattes ou dans des boutons (je parle bien de boutons de vêtements). Chez cette vrillette, frères et sœurs peuvent s'accoupler à peine éclos – mais ce n'est encore là que le début. Arrivant en un nouveau lieu, une femelle, qui n'a pas pu s'accoupler avec un de ses frères dans le noyau de datte d'où elle est sortie, creuse une nouvelle logette et y dépose un petit groupe d'œufs non fécondés, qui donnent des mâles. Elle s'accouple avec le premier à éclore, puis le dévore ainsi que ses frères, avant de pondre un grand nombre d'œufs qui donneront des femelles – avec parfois un ou deux mâles en plus pour que ses filles puissent s'accoupler avec eux.

Pire encore, le scléroderme immigrant *(Scleroderma immigrans)*, un hyménoptère béthylidé, dont la femelle paralyse des larves de coléoptères en les piquant à plusieurs reprises avant de boire leur sang, puis de les couvrir de ses œufs, de sorte que leurs rejetons puissent se développer en participant eux aussi. Chez cette espèce, une femelle s'accouple non seulement avec son fils, mais avec le petit-fils issu de la fille provenant d'une première liaison incestueuse. Le pauvre Œdipe reste ici loin du compte...

Le second système génétique, moins universel, moins courant, est beaucoup plus étrange. Il s'agit de l'élimination du génome paternel, que l'on rencontre chez divers acariens et quelques insectes. Les mâles se développent dans des œufs fécondés, tout comme chez les humains. Mais ensuite – et c'est ce qui est bizarre –, très tôt dans le développement de l'embryon, la machinerie cellulaire désactive ou détruit les gènes du père. Il en résulte qu'ici encore, malgré toute intention ou tout dessein, les jeunes mâles ne conservent qu'un seul assortiment génétique.

Vous aurez compris qu'avec deux systèmes, les gènes récessifs, même inoffensifs, n'ont aucune chance de proliférer. Dès lors que les mâles ne conservent qu'un unique exemplaire de chaque gène, les gènes récessifs ne sont jamais cachés par les gènes dominants : la moindre défectuosité apparaît immédiatement et se trouve donc en butte à toute la fureur de la sélection naturelle. Cela implique la mort des mâles porteurs de gènes récessifs inoffensifs. En revanche, la « dépression de consanguinité » n'est guère probable en cas d'inceste. Lorsque vos premiers ancêtres acariens s'adressèrent à leurs frères ou sœurs pour trouver leur plaisir, les gènes récessifs ne purent rien faire pour s'y opposer.

Chère Dr Tatiana,

Je suis une noctuelle de l'espèce appelée légionnaire uniponctuée ou point blanc et je suis devenue sourde d'une oreille. J'ai lu que cela provenait d'une activité sexuelle excessive. Le problème est que je suis encore vierge (hélas !). Que m'arrive-t-il alors ?

Tout dépité.
Darien (Géorgie).

Rassurez-vous, vous n'avez rien à craindre. Le fait est simplement que votre oreille interne est actuellement en proie à une torride orgie incestueuse. Vous rappelez-vous le poème que l'on vous apprit quand vous n'étiez encore qu'une chenille ?

D'une oreille ne plus entendre,
Chez une noctuelle doit sous-entendre
Qu'elle héberge un petit acarien
Qui pour une fois ne compte pas pour rien.

C'est quand le papillon s'est posé
Qu'un dicrochèle avait osé
Lui monter dessus, triste événement,
Place allouée sans assentiment.

Une fois les acariens montés à bord,
Ils sont néanmoins tous du même bord,

Car ils ont appris à la perfection
Par une naturelle sélection
(Ou par quelque oracle sans pareil)
À n'envahir que l'une des deux oreilles.

Si totale était sa surdité,
Même les ultrasons n'étaient plus captés.
La noctuelle serait vite happée
Par une chauve-souris, sans se tromper[1].

Ce qui s'est produit, c'est qu'un soir que vous vous êtes arrêté pour siroter le nectar d'une fleur, la femelle d'un acarien a grimpé sur votre trompe comme sur une échelle. En atteignant votre face, elle a rampé à travers le fouillis de vos écailles et de vos poils jusqu'au seuil de vos oreilles, qu'elle a inspectées l'une après l'autre avant d'en choisir une et de s'y glisser. Puis elle est montée jusqu'à la délicate membrane du tympan qui sépare l'oreille interne de l'oreille externe, et l'a transpercée. De ce fait, elle a définitivement détruit les capacités auditives de cette oreille-là.

Après s'être installée et avoir pris un léger souper – constitué de votre sang, fort probablement –, elle a entrepris de pondre ses œufs, environ quatre-vingts au total. Quelques jours plus tard, les œufs ont éclos : les petites larves d'acarien sont sorties, en marche arrière, de leurs coquilles. Tout d'abord les mâles de la couvée, puis toutes leurs sœurs. Les mâles ont grandi plus vite que celles-ci, ont aménagé en chambre à coucher une des galeries les plus secrètes de votre oreille, y ont entraîné leurs sœurs et fiancées, qu'ils ont même aidées à se défaire de leur première peau pour qu'elles puissent passer à l'âge adulte.

Inutile de vous sentir gêné d'avoir une oreille infestée par des acariens : de tels phénomènes sont courants dans la nature. Les fourmis légionnaires (celles qui ravagent les forêts tropi-

1. Traduction de Fabien Raimbault. (NdT.)

cales humides en détruisant tout sur leur passage) connaissent une espèce d'acariens qui vit sur leurs antennes et une autre sur leurs pattes. Les colibris attrapent des acariens dans leurs narines quand ils s'abreuvent aux fleurs. Les acariens ne font pas perdre l'odorat à ces oiseaux, parce qu'ils se font simplement transporter d'une fleur à l'autre. Mais ils n'en sont pas moins capables, parce que ce sont des voleurs de nectar, d'aspirer jusqu'à la moitié du nectar produit par une fleur.

Les humains, quant à eux, sont les hôtes du démodex des follicules pileux de l'homme *(Demodex folliculorum)*, un acarien (généralement inoffensif) qui s'installe dans les follicules des cils, ainsi que par l'espèce voisine *Demodex brevis*, qui occupe plutôt les glandes sébacées. Les chauves-souris frugivores ont des acariens autour de leurs yeux, les oiseaux dans le tuyau de leurs plumes.

Mais, pour en revenir aux orgies qui se déroulent dans votre oreille, il est un point sur lequel je voudrais attirer votre attention : certains ne manqueraient certainement pas de considérer cette situation comme paradisiaque, puisque sur les quelque quatre-vingts œufs pondus, un ou deux seulement donneront naissance à des mâles, tous les autres uniquement à des femelles. Cela mérite une remarque car, en général, il est rare que le sex-ratio s'écarte de façon spectaculaire d'une femelle pour un mâle. La plupart des espèces produisent à peu près autant de mâles que de femelles.

Cet équilibre a été expliqué pour la première fois par Ronald Fisher – le même savant qui avait suggéré que, si les femelles s'accouplaient de préférence à des mâles séduisants, c'était pour en avoir des fils à leur tour attirants. En substance, son raisonnement repose sur la loi de l'offre et de la demande. Supposons qu'il y ait plus de femelles que de mâles. Il s'ensuivrait que tout parent plutôt prédisposé à donner naissance à des garçons aurait plus de petits-enfants qu'un autre plutôt prédisposé à donner naissance à des filles : les enfants mâles, étant moins nombreux, auraient moins de difficulté à trouver des partenaires. De ce fait, le gène responsable du déséquilibre se répandrait, et, en conséquence, la disproportion numérique entre les deux sexes se réduirait. Compte tenu que le même raisonnement serait tout aussi valable si au départ les mâles étaient les plus nombreux, la seule situation stable est celle d'une proportion égale. Tout décalage significatif se verrait rapidement et automatiquement corrigé.

L'espèce humaine fournit un bon exemple d'une telle correction. Lorsque survient une guerre, nombreux sont les hommes qui se font tuer, d'où une déviation du sex-ratio en faveur des femmes. Aussi n'est-il pas aberrant d'imaginer qu'un réaménagement de ce rapport numérique puisse avoir lieu à la suite des guerres. Eh bien, oui : à l'issue de chacune des deux guerres mondiales, beaucoup plus de garçons virent le jour, en proportion, qu'avant le début des hostilités. Je me dois de préciser que l'on ignore à quel mécanisme ce fait est attribuable et que cette constatation peut aussi bien tenir à une coïncidence que constituer une preuve de la validité du principe de Fisher. Elle n'en demeure pas moins intrigante.

Un sex-ratio très déséquilibré indique donc qu'il se passe quelque chose d'inhabituel. Ce « quelque chose » peut être assez effrayant : nombreux sont les parasites qui perturbent le sex-ratio de leur hôte de manière à accroître leur propre taux de transmission. Chez l'armadille vulgaire ou cloporte tatou, par exemple, certains microbes transmis uniquement par les œufs parviennent à transformer génétiquement des mâles en femelles. Le lemming des forêts – un petit rongeur trapu à la queue très fournie, qui vit dans les marécages et les forêts d'Europe du Nord, de Sibérie et de Mongolie – est parfois porteur d'un chromosome original qui fait basculer le sex-ratio en faveur des femelles, de telle sorte que la population des lemmings des forêts est en moyenne constituée à 70 % de femelles.

Sans aller jusque-là, l'inceste de proximité entraîne fréquemment un sex-ratio très disproportionné. Chez *Syringophiloidus minor*, l'acarien qui vit dans les pennes du moineau domestique, chaque femelle pond une douzaine d'œufs, dont un seul donnera naissance à un mâle. De même, *Acarophenax mahunkai*, notre correspondant horrifié de l'Arkansas, a toutes chances de disposer pour lui tout seul de ses cinquante sœurs. En bref, parmi les espèces où l'inceste est de règle, les rejetons mâles ne constituent qu'une extrême minorité.

Le secret de cet état de fait fut mis au jour par Bill Hamilton, l'un des plus importants et originaux spécialistes de l'évolution du XXe siècle. Ce chercheur mit en évidence que, chez les espèces où les unions sont consanguines, une femelle élira souvent pour domicile (que ce soit un grain de café, un noyau de datte, votre oreille ou un follicule de mes cils) un endroit que nul autre organisme ne tentera de coloniser. Cela suffit à démolir l'hypothèse d'un sex-ratio d'une femelle pour un mâle. Lorsqu'une femelle vit isolée, sa capacité de reproduction dépend uniquement du nombre de filles qu'elle aura : elle ne gagnera aucune descendance de seconde génération à voir ses fils séduire les filles d'autres femelles, car ils n'en trouveront à peu près pas à leur disposition. C'est pourquoi cette mère ne devrait pas produire plus de fils que nécessaire pour féconder ses propres filles : au-delà, ce serait une inutile dépense de temps et d'énergie.

Comme on le voit, la pratique ordinaire de l'inceste permet toutes sortes d'économies quant aux structures propres à la fonction des mâles. Chez les hermaphrodites, elle signifie un bien moindre investissement dans l'appareil masculin. Par exemple, chez l'utterbackie papyracée *(Utterbackia imbecillis)*, une moule hermaphrodite parasite des branchies de certains poissons d'eau douce, la proportion du corps consacrée à la production de spermatozoïdes diminue à mesure que s'accroît le taux d'inceste (d'autofécondation, en ce cas). Les plantes qui s'autofécondent se dispensent de produire des fleurs magnifiques : elles n'ont aucune nécessité d'attirer les insectes pollinisateurs par quelque extravagant étalage.

De la même façon, les femelles incestueuses n'ont rien à gagner à mettre au monde d'énormes machos : tout ce qui importe, c'est que leurs fils vivent assez longtemps pour copuler avec leurs sœurs. De fait, les fils de consanguins sont des minus plutôt précoces, et à faible espérance de vie. Il arrive souvent qu'ils ne mangent pas une seule fois durant leur bref passage au monde ; nombre d'entre eux n'ont d'ailleurs pas même de bouche. Peu après avoir accompli leur extatique orgie, ces mâles meurent rapidement, souvent sans même avoir quitté leur lieu de naissance, haricot, tuyau de plume ou... oreille. J'ai bien peur, ma chère noctuelle, qu'une fois que vos locataires auront débarqué sur quelque fleur agréablement parfumée, en y attendant le passage d'un nouvel amphitryon, les corps pourrissants de leurs frères ne continuent d'encombrer les replis de votre oreille endommagée, comme des momies pestiférées.

Pourtant, vous leur devez également quelque reconnaissance. En effet, il semblerait que le premier acarien arrivé laisse derrière lui une sorte de trace, telle que le deuxième ou troisième acarien à survenir chez vous en vue d'y fonder une famille se dirigera vers l'oreille déjà occupée ; de sorte que, si votre oreille sourde est déjà surpeuplée, les nouveaux envahisseurs ne s'en prendront pas à votre seconde oreille (conformément au poème rapporté ci-dessus). Ils préféreront s'en repartir et chercher une autre noctuelle plutôt que de vous rendre sourde aux ultrasons émis par les chauves-souris. Cela se comprend sans peine : si vous disparaissiez, ils disparaîtraient également. Mais qu'ils aient évolué vers cet efficace comportement laisse à penser que l'habitat multiple est sans doute chose courante. Ce qui suggère évidemment que l'inceste n'est pas une option inéluctable.

En effet, si d'autres femelles viennent s'installer dans votre oreille atteinte, leurs garçons auront la possibilité de s'accoupler avec des femelles qui ne seront pas leurs sœurs – avec pour avantage de relancer la production de mâles. Ainsi donc, plus il y aura de femelles pour coloniser un site donné, plus il y en aura pour produire de petits mâles, et plus le sex-ratio aura tendance à s'équilibrer. Prenons le cas de *Nasonia vitripennis*, un micro-hyménoptère ptéromalidé qui dépose ses œufs dans les pupes des mouches à viande. Quand la femelle découvre une pupe, elle perce l'enveloppe chiniteuse de la mouche et lui injecte un venin mortel mais conservateur. Le chaldicien pond ses œufs, dont un dixième peut-être donneront naissance à des mâles, puis s'en repart à la recherche d'autres pupes. Mais, s'il en découvre une déjà occupée, il ajustera sa progéniture de manière à avoir davantage de rejetons mâles.

Comment cette manœuvre est-elle possible ? Eh bien, *Nasonia vitripennis* est une des espèces chez lesquelles les mâles éclosent d'œufs non fécondés. Ce système permet un contrôle précis du sex-ratio dans la progéniture : chaque mère se trouve en mesure de savoir combien elle aura de petits mâles et de femelles, selon la quantité des œufs fécondés.

En revanche, les acariens qui vous ont envahi l'oreille fonctionnent selon un autre système génétique, qui permet et même encourage l'inceste : leurs embryons mâles sont issus d'œufs bel et bien fécondés, mais les gènes qu'ils tiennent de leur père sont promptement mis au rebut. À première vue, on pourrait estimer improbable que les femelles, suivant un tel système, soient en mesure de régler avec précision le sex-ratio de leur descendance, en fonction des circonstances. Pourtant, et cela ne manque pas d'être étonnant, il semble qu'elles y parviennent fort bien. Des expériences menées sur *Typhlodromus occidentalis*, un acarien chez lequel sévit l'élimination du génome paternel, ont montré que les femelles donnent naissance à d'autant plus de petits mâles qu'il se trouve d'autres femelles alentour. Est-ce que dans votre oreille se produit une modification du même ordre ? J'aurais tendance à le penser.

Chère Dr Tatiana,

Comme tout bon et honnête toumblouc ou rivule hermaphrodite (ce que vous appelez Rivulus marmoratus*), j'ai toujours fécondé mes propres œufs. Mais ce soir, en rentrant dans la cavité que je partage avec un sympathique crabe de terre des Caraïbes, j'ai découvert qu'un étranger s'y était installé. Il affirme être également un toumblouc – mais un vrai mâle, et non pas un intersexué. Il dit qu'il souhaite que nous* *fassions ensemble un tas de choses formidables. L'idée n'est pas déplaisante, mais cela ne va-t-il pas me faire mal ?*

En pleine excitation.
Floride (États-Unis).

Normalement, je vous répondrais : « Allez-y ! » Mais votre cas exige un examen attentif. Vous autres, les rivules hermaphrodites, avez certaines coutumes étranges dont la moindre n'est pas de grimper hors de l'eau et de passer quelque temps sur la terre ferme, en vous déplaçant par petites secousses, frétillements et sautillements. Cela explique comment vous pouvez pénétrer dans les cavités des crabes terrestres des Caraïbes, dont l'entrée n'est généralement accessible que par la terre ferme. Plus remarquable encore, vous êtes capables de passer plus de deux mois hors de l'eau – véritable exploit pour un poisson.

Aux yeux du généticien, par ailleurs, ce qui vous rend encore plus remarquables est que vous soyez, jusqu'à plus ample informé, la seule espèce de vertébrés à vous autoféconder. En effet, les toumbloucs hermaphrodites sont incapables de frayer entre eux ; ils ne le peuvent qu'avec des spécimens exclusivement mâles. Quand ceux-ci sont rares, comme c'est le cas en Floride, une population de toumbloucs se compose d'individus hermaphrodites qui se sont reproduits par eux-mêmes depuis des générations.

Ayant cela bien en tête, voyons quel risque vous pouvez courir à vous accoupler avec un mâle. Vous avez entendu parler de la « dépression de consanguinité » ? Eh bien, curieusement, il existe aussi une « dépression hybride », à savoir que, parfois, l'union entre deux individus génétiquement très distants produit des rejetons peu capables de survivre ou de se reproduire – moins capables, en fait, que la progéniture de parents plus proches génétiquement.

En principe, la « dépression hybride » peut se manifester pour deux raisons. Tout d'abord, il est possible que les deux partenaires soient porteurs de gènes qui ne peuvent s'accorder effectivement. L'exemple le plus évident, le plus courant et le moins intéressant est celui d'un individu qui tente de s'accoupler à un membre d'une autre espèce. Ces copulations contre nature ne produisent généralement pas de descendants ; la notion d'espèce repose précisément sur cette impossibilité de croisement. Cependant, lorsqu'il s'agit d'espèces qui n'ont divergé que de façon récente, le résultat peut encore s'avérer positif. Il est notoire que l'accouplement d'une jument et d'un âne peut donner naissance à un mulet – encore faut-il observer que la « dépression hybride » se manifeste ici encore, car le mulet sera stérile.

Des « dépressions hybrides » moins extrêmes peuvent être l'indice que des populations existantes sont sur le point de diverger pour donner place à des espèces différentes. Chez le saumon rose dit « à bosse », par exemple, les individus ont un cycle de vie d'une durée fixe de deux ans. C'est ainsi que, dans une rivière donnée, on peut trouver deux populations de saumons différentes : celle des années paires et celle des années impaires... Normalement, il n'y aura jamais d'échange sexuel entre ces deux populations. Quand toutefois cela se produit – en laboratoire, quand on introduit des œufs et des spermatozoïdes dans le même tube à essais –, cela donne des descendants effectivement viables, mais dont l'espérance de vie est très faible.

La seconde cause possible de la « dépression hybride » tient au milieu ambiant. Supposons que des individus aient développé certains traits favorables vis-à-vis de telles ou telles conditions locales. En ce cas, l'accouplement avec un(e) partenaire venu(e) d'ailleurs, mal adapté(e) par conséquent à ces conditions locales, risque de nuire gravement aux combinaisons génétiques.

Prenons l'exemple de la punaise du savonnier. Cet insecte nuisible se nourrit des graines du savonnier commun. Pour obtenir ces graines, il lui faut percer les fruits de l'arbre à l'aide de ses pièces buccales en forme de bec, appelé rostre, qui sont de parfaite longueur pour atteindre les graines. Depuis quelque temps, toutefois, la punaise du savonnier s'est mise à se nourrir des graines du savonnier de Chine, arbre chez lequel les graines sont enfouies plus profondément dans les fruits – ce qui exige chez les punaises un rostre nettement plus long. Au bout du compte, ces punaises en sont venues à se spécialiser selon l'un ou l'autre arbre : les punaises à rostre court vivent sur les savonniers communs, celles à long rostre sur les savonniers de Chine. Des rapports sexuels entre les deux populations risqueraient de perturber la longueur des rostres, ce qui rendrait les rejetons de ces unions pratiquement incapables de s'alimenter.

Avant de vous laisser en conclure que vous seriez condamné en cas de rapports tant consanguins que non consanguins, je tiens à vous dire que les cas répertoriés de « dépression hybride », dans une espèce donnée, sont bien moins nombreux que ceux de « dépression de consanguinité ». Certes, la « dépression hybride » a été beaucoup moins étudiée. Mais telle n'est pas la seule raison. Chez de nombreuses espèces, la « dépression de consanguinité » mène à l'apparition de mécanismes complexes qui tendent à empêcher les individus de s'accoupler avec leurs proches parents. Au contraire, on ignore à peu près tout de ce qui pourrait s'opposer à la « dépression hybride ». Aussi, dans les cas assez rares où elle se produit, n'est-elle probablement pas la cause mais la conséquence de certains modes d'accouplement, sans grande gravité.

En voici un exemple. La « dépression hybride » apparaît généralement lorsque deux partenaires sont issus de populations qui dans l'ensemble s'ignorent. Ainsi les saumons roses issus de différents cycles ne s'accouplent-ils pas, pour la bonne raison qu'ils ne se rencontrent pas. Dans le cas de certaines plantes, la « dépression hybride » peut être le fait de l'activité des insectes pollinisateurs. Les abeilles volent souvent sur des distances bien déterminées entre les fleurs dont elles transportent le pollen – et il n'est pas rare que les croisements entre plantes distantes de plus d'un parcours d'abeille entraînent une « dépression hybride ». D'où mon opinion que chez la plupart des espèces celle-ci ne revêt qu'une importance secondaire.

Mais les rivules hermaphrodites constituent un cas un peu à part. Il se pourrait bien que chez eux la « dépression hybride » représente une importante force pour les individus (tels que vous) qui pratiquent l'autofécondation. Il nous faut donc au moins envisager que votre progéniture puisse souffrir d'une « dépression hybride » si vous vous écartez de vos mœurs habituelles et frayez avec un mâle. Je ne saurais vous fournir de réponse catégorique mais, en l'état de nos connaissances, il me semble que vous pouvez sans hésiter aller de l'avant et vous en payer une tranche avec votre nouvel ami, si vous le souhaitez. En voici un indice.

Votre espèce, *Rivulus marmoratus*, se rencontre dans les mangroves, tout le long de la côte atlantique de l'Amérique tropicale. Les mâles s'y font de plus en plus rares : dans la plupart des populations, leur proportion est franchement faible. Cependant, alors qu'au Honduras ils ne constituent que 2 % de la population, au Belize ils sont beaucoup plus nombreux – jusqu'à 25 % – sans que l'on sache pourquoi. Dans une région comme dans l'autre, les hermaphrodites se laissent communément séduire par des mâles. Bien que l'on n'ait pas mesuré le taux de fécondité des descendants issus de ces croisements, le croisement éloigné ne semble pas avoir d'effets nocifs. Les poissons qui en proviennent sont comparables en taille et en forme aux poissons issus d'une autofécondation et ne présentent apparemment aucune anomalie ou difformité. Par conséquent, si vous vous ennuyez tout seul, autorisez-vous la sexualité !

Tâchons de conclure. L'inceste n'est pas une prérogative des rois, des pharaons, des chefs de clan ; il concerne bien plus souvent les humbles hôtes des follicules ciliaires de Sa Majesté en personne. Cependant, que vous soyez de sang bleu ou banalement rouge, je vous conseille de ne pas trop folâtrer avec les membres de votre famille, si vous portez des gènes récessifs dangereux. Malheureusement, il n'existe pour l'instant aucun moyen de déterminer par avance si tel est le cas. C'est pourquoi je voudrais vous fournir maintenant quelques règles empiriques.

GUIDE DE L'INCESTE À L'USAGE DU PEUPLE

1. Si vous éprouvez une vive aversion pour des activités érotiques avec vos proches, ou encore si vous êtes hermaphrodite mais possédez des caractéristiques qui font que pour vous l'autofécondation est difficile, cela signifie sans doute que l'inceste n'est pas l'idéal. Cependant, même porteurs de gènes récessifs, les hermaphrodites devraient encore rester préparés – le cas échéant – à s'autoféconder en cas d'urgence.

2. Si vous n'êtes pas hermaphrodite, l'inceste est plutôt recommandé si dans votre espèce les mâles ne sont porteurs que d'un seul lot de gènes. Au contraire, si vous n'appartenez pas à une telle espèce, je vous recommande d'éviter les relations sexuelles avec vos parents les plus proches et les plus aimés. Tout au plus pouvez-vous échanger des baisers avec vos cousins – mais tenez-vous à distance de vos frères et sœurs, de vos parents et grands-parents.

3. Pour finir : si vraiment vous décidez de vous lancer dans l'inceste, évitez de multiplier à l'excès vos choix amoureux. À quoi donc sert de dépenser votre énergie pour donner naissance à des armées d'enfants mâles grands et puissants, si ceux-ci doivent simplement s'accoupler avec leurs sœurs ou leur mère, pour décéder aussitôt ? Laissez-moi vous dire la vérité : les meilleurs fistons sont petits et malingres.

12
Le testicule d'Ève

Comment mâles et femelles se sont-ils différenciés ? Qu'en était-il auparavant ? Pourquoi la grande majorité des espèces présentent-elles deux sexes et deux seulement ? Quel avantage y a-t-il à être à la fois mâle et femelle ? Quand convient-il de changer de sexe ? Qu'est-ce qui fait d'un garçon un garçon et, bien sûr, d'une fille une fille ? Il s'agit là d'une étude sur les sexes – mais sans doute différente de celle à laquelle vous vous attendriez.

Chère Dr Tatiana,

Je suis un myxomycète de l'espèce Physarum polycephalum *et je ne vois pas comment je pourrais jamais me marier et avoir des enfants. Je ne sais que m'infiltrer çà et là, ce qui ne facilite pas la rencontre de partenaires. Je n'en ai pas encore rencontré une seule. Qui plus est, alors que toutes les autres espèces dont j'ai entendu parler se répartissent entre deux sexes, chez nous il y en a treize, et je crains qu'avant de pouvoir engendrer il ne me faille les rassembler tous. Je ne vois guère comment cela serait possible et crains bien de finir comme une vieille et triste moisissure. Pourquoi les myxomycètes sont-ils affublés d'autant de sexes ?*

À la recherche des douze autres sexes.
Forêts de Roumanie.

Treize sexes ? Mon pauvre, vous êtes loin du compte ! Votre espèce en compte en fait plus de cinq cents… Mais ne vous en effrayez pas : vous n'avez pas besoin de convenir à tous. Franchement, il me semble que vous avez besoin d'un sérieux compte rendu sur le mode de vie des myxomycètes.

Premier point : qu'est-ce au juste qu'un myxomycète ? La plupart des gens, s'ils vous apercevaient sur une souche pourrissante, vous prendraient pour une sorte de champignon, strié de jaune. Mais rien ne serait plus éloigné de la réalité. Les myxomycètes ou myxamibes (anciens mycétozoaires) appartiennent au règne des protistes, bien distinct des règnes animal et végétal, ou de celui des champignons. Il en existe deux types ; en ce qui vous concerne, vous faites partie de ce que l'on appelle les « vrais » myxomycètes. Un vrai myxomycète est en fait constitué d'une très grosse cellule unique, aisément visible à l'œil nu. Cependant, tandis qu'une cellule normale comporte un noyau entouré d'un gros cytoplasme, celle du myxomycète est une énorme masse de cytoplasme comportant des millions de noyaux. Ce plasmode se déplace en rampant, dévorant tous les microbes qu'il trouve sur son passage. Il ne copule pas et n'a donc aucun besoin de trouver de partenaire. En revanche, quand le temps est venu de se reproduire, il prend l'apparence d'une fructification pédonculée, appelée carpophore, et qui ressemble à une toute petite sucette gonflée. De cette structure se dégagent dans l'air des spores, tout semblables au pollen des fleurs, et ces spores deviennent des cellules sexuelles.

Qu'est-ce en fait qu'une cellule sexuelle ? Il n'y a là aucun mystère. Une cellule sexuelle comporte un lot complet de vos gènes. Sa mission est triple : trouver, reconnaître et rejoindre une cellule sexuelle appropriée, de la même espèce. Qu'entendre par « appropriée » ? D'un sexe différent, tout bonnement.

Voyez-vous, la différence sexuelle permet simplement de définir qui peut parvenir à la reproduction avec qui. Pour être plus précise, la différence sexuelle détermine quelles cellules sexuelles peuvent fusionner entre elles. Chez les animaux, on trouve deux sortes de cellules sexuelles : les grosses (œufs) et les petites (spermatozoïdes). Une femelle ou un mâle n'en produit que d'une seule forme ; les hermaphrodites créent l'une et l'autre. Comme chacun sait, ni deux spermatozoïdes ni deux œufs ne peuvent fusionner pour constituer un embryon. La seule combinaison possible est celle d'un spermatozoïde et d'un œuf.

Chez les myxomycètes, cependant, la situation se présente autrement. À l'instar des algues vertes et d'autres grandes algues marines, mais aussi des diatomées (minuscules algues unicellulaires qui sécrètent de magnifiques coquilles symétriques appelées tests ou frustules) et de nombreuses autres créations de la nature moins bien connues, les myxomycètes produisent des cellules sexuelles qui ont toutes la même taille – un mode de reproduction appelé isogamie. Puisque la dimension de ces cellules n'est plus un critère déterminant, il faut bien que d'autres critères définissent leur détermination sexuelle. En principe, ces critères pourraient être de toutes sortes, comme la simple présence ou absence d'un composé chimique particulier à la surface de la cellule. Dans votre cas, les choses ne sont hélas pas si simples.

Le sexe des myxomycètes est déterminé par trois gènes. Chacun de ces gènes comprend plusieurs variantes, dénommées *matA*, *matB* et *matC*. Chacun de ces gènes présente plusieurs variantes : on en connaît treize chez *matA* et *matB* (d'où sans doute votre conception erronée, selon laquelle vous auriez treize sexes) et trois chez *matC*. Cela étant dit, gardez bien à l'esprit que, en tant que myxomycète adulte, vous êtes en possession de deux copies de chaque gène. Supposons par exemple que vous soyez doté des variantes 1 et 3 de *matA*, des variantes 2 et 4 de *matB* et des variantes 1 et 3 de *matC*. Quand vous vous transformerez en carpophore et fabriquerez alors vos cellules sexuelles, chaque cellule sera ainsi susceptible d'accueillir toute combinaison de ces gènes : l'une pourra comporter telles variantes, par exemple *matA1*, *matB2*, *matC1 ;* une autre *matA3*, *matB2*, *matC1*. Chaque cellule sexuelle est ainsi susceptible de se voir dotée de n'importe quelle combinaison des variantes de ces gènes : l'une pourrait être porteuse de *matA1*, *matB2*, *matC1* – vous comprenez le schéma. En tant que myxomycète, au niveau individuel, vous êtes en mesure de produire des cellules sexuelles de huit sortes différentes – toutes combinaisons de vos *As*, *Bs* et *Cs*. Si vous voulez impressionner les gens, il vous suffit de dire que vous êtes octosexué. Ailleurs dans la forêt, évidemment, d'autres myxomycètes sont porteurs de combinaisons différentes des variantes de ces gènes ; les combinaisons possibles de tous les *matA1-13*, *matB2-13*, *matC1-3* dépassent les cinq cents (et, bien entendu, comme on peut s'attendre à découvrir d'autres variantes de ces gènes, le compte est peut-être encore supérieur).

Quand vos cellules sexuelles entrent en jeu (et les gamètes des myxomycètes présentent un rare degré d'indépendance ; ils sont même capables de manger : imaginez-vous un spermatozoïde en train de grignoter un petit quelque chose ?), leur mission, je l'ai dit, est de trouver un partenaire avec lequel il soit possible de s'unir. Possible, chez votre espèce, signifie que ce partenaire soit porteur de variantes différentes pour chacun des trois gènes. Ainsi, une cellule sexuelle *matA1*, *matB2*, *matC1* peut fusionner avec une cellule sexuelle *matA12*, *matB13*, *matC3*, mais non avec une cellule sexuelle *matA12*, *matB2*, *matC3*. C'est compliqué, hein ?

Cela étant, votre système n'a rien de bizarre, tout au contraire. Du point de vue théorique, tous les organismes isogames devraient avoir l'embarras du choix quant à leur sexe, et la situation véritablement étrange est celle des espèces qui n'en possèdent que deux. Permettez-moi de vous expliquer un peu pourquoi. Imaginez comment vous apparaîtrait le monde si vous étiez une cellule sexuelle, dans une population asexuée, c'est-à-dire où chaque cellule sexuelle pourrait s'unir à n'importe quelle autre. Dans une telle population, trouver un partenaire ne pose aucun problème. Mais il y a un inconvénient : l'existence d'un seul et unique sexe ne peut empêcher la consanguinité. Rien ne vous interdit de fusionner avec une cellule ayant les mêmes parents que vous.

Considérez maintenant une population avec un grand nombre de sexes. Plus ce nombre est grand, plus il sera aisé de trouver un partenaire auquel vous unir. Et vous seriez moins exposé à l'inceste : les cellules sexuelles issues des mêmes parents ont une bien moindre probabilité de s'unir entre elles. (Dans le cas d'un myxomycète, une cellule sexuelle d'un type donné ne peut s'unir qu'à un huitième des autres cellules sexuelles issues des mêmes parents.) En d'autres termes, la cohabitation d'un nombre de sexes important, d'une part, augmente les chances de trouver un partenaire, d'autre part, réduit le risque de consanguinité.

Comment peut-on passer de l'existence d'un seul sexe à celle de plusieurs centaines ? Certes le premier pas – de un à deux, en l'occurrence – ne dut-il pas être des plus faciles, et l'on discute toujours comment il a pu se produire (bien que cette transition n'ait sans doute pas non plus dû être si laborieuse, car nous savons qu'elle s'est produite à maintes reprises). Quoi qu'il en soit, une fois ce premier obstacle franchi, rien n'est plus simple que de passer à plus de deux sexes. En effet, dès qu'un individu se met à produire des cellules sexuelles relevant d'un troisième sexe, celles-ci pourront s'unir avec celles des deux autres sexes (mais, bien entendu, pas avec elles-mêmes). Ce sexe nouveau dispose au départ d'un avantage sur les deux autres, étant en mesure de s'unir avec plus d'individus de la population déjà existante qu'il n'est donné aux deux sexes de base. De ce fait, ses gènes vont se répandre – jusqu'à ce que la population atteigne un état d'équilibre où les trois sexes seront également répartis. S'il apparaissait alors un quatrième sexe, il en adviendrait de même. Et, comme chaque sexe nouveau possède toujours un avantage vis-à-vis des autres, le nombre des sexes ne cessera de s'accroître progressivement.

Cependant, comme vous le faites judicieusement observer, la plupart des espèces isogames ne comportent que deux sexes – ce qui représente la situation la moins favorable pour les échanges sexuels. Pour le dire autrement, bien que le passage de deux sexes à plus de deux soit relativement aisé et que cela présente un avantage évident, la plupart des organismes isogames fonctionnent par couples (quoique non nécessairement de sexes mâle et femelle). Cela paraît indiquer qu'une autre force est à l'œuvre, qui limite fortement le nombre de sexes que pourraient avoir ces organismes isogames. Mais de quelle force peut-il bien s'agir ? Et pourquoi, par exemple, les myxomycètes y échappent-ils ?

Personne ne sait au juste en quoi consiste ce facteur limitatif. On tendrait cependant à le rapporter à la nécessité de contrôler la transmission de certains éléments génétiques incontrôlés du cytoplasme. C'est qu'outre les gènes normaux contenus dans le noyau la plupart des organismes sont porteurs d'autres éléments génétiques, par exemple les mitochondries ou les chloroplastes (les chloroplastes, présents chez les végétaux et les algues vertes, sont chargés de fabriquer de l'énergie à partir des rayons solaires ; les mitochondries, présentes dans presque toutes les cellules hormis celles des bactéries, métabolisent les composés du carbone). Ces éléments se trouvent dans le cytoplasme des cellules, parfois en quantité tout à fait gigantesque. On les considère comme les vestiges de bactéries qui jadis, il y a de cela très longtemps, constituaient des organismes indépendants. À un moment donné, ces bactéries se seraient mises à fréquenter des cellules primitives, leur fournissant de l'énergie en échange du gîte que celles-ci leur offraient ; et, le temps passant, elles devinrent incapables de fonctionner par elles-mêmes. Elles laissèrent simplement à ces cellules quelques gènes, un génome résiduel. Mais chacun sait que les résidus peuvent être embarrassants.

Des problèmes risquent surtout de surgir si les mitochondries et les chloroplastes sont hérités des deux parents. Il peut y avoir alors opposition entre ceux issus d'un parent et ceux issus de l'autre, ce qui est défavorable à l'organisme. Par exemple, les mitochondries de l'un des parents peuvent tenter de chasser hors des cellules sexuelles celles de l'autre parent ; de tels comportements risquent d'amoindrir le rendement des mitochondries quant à la tâche qui en principe leur revient au niveau du métabolisme. La meilleure façon d'éviter cette sorte de problèmes est de s'assurer que vous n'avez hérité vos mitochondries (et éventuellement vos chloroplastes) que d'un seul et même parent.

Pourquoi cela devrait-il réduire à deux le nombre des sexes ? Eh bien, parce qu'il semblerait que le contrôle rigoureux de la transmission de ces organites soit d'une importance écrasante et que, de très loin, la méthode la plus simple pour s'en assurer soit d'avoir un sexe qui n'en produise jamais et un autre qui en produise toujours. Nombreux sont les organismes isogames chez lesquels certains mécanismes garantissent qu'un seul des deux parents sera transmetteur de ces éléments. L'algue verte unicellulaire *Chlamydomonas reinhardtii*, par exemple, possède des cellules sexuelles de deux sortes, désignées comme type *plus* et type *moins*. C'est le type *plus* qui transmet les chloroplastes, le type *moins* les mitochondries.

Il existe une autre preuve indirecte qui semble bien montrer que le contrôle de ces contenus tend à limiter le nombre des sexes. Deux groupes d'organismes (les champignons et les organismes unicellulaires appelés ciliés) connaissent des relations sexuelles, non pas en produisant des cellules sexuelles, mais en échangeant entre deux individus des moitiés de noyaux (ce système a pour étrange conséquence de rendre un individu génétiquement identique à un parfait étranger – ils deviennent soudain de parfaits jumeaux). Le point décisif est qu'il n'y a pas d'échange de cytoplasme, et ces organismes n'ont pas besoin de régler la transmission de leurs mitochondries. Il est avéré que dans ces groupes le nombre de sexes différents peut être abondant. Le schizophylle commun *(Schizophyllum commune)*, un champignon blanchâtre souvent nuancé de rose et couvert d'une forte pilosité, qui pousse sur les troncs d'arbre, n'en compte pas moins de vingt mille.

Ainsi, voyez-vous, ce que l'on peut trouver d'exceptionnel aux myxomycètes n'est pas tant le nombre de leurs sexes que le fait qu'*à la fois* ils en possèdent plusieurs *et* qu'ils permettent aux cytoplasmes de leurs deux parents de fusionner. Comment s'en sortent-ils ? Leurs mitochondries connaissent-elles un meilleur sort que celles d'autres espèces ? Pas du tout. En effet, elles sont également héritées d'un seul des parents. C'est le gène *matA* qui contrôle l'élimination des mitochondries de l'un ou l'autre des parents. Il existe une hiérarchie des variantes, telle que, si des cellules porteuses de *matA12* et de *matA2* fusionnent, les mitochondries issues de *matA12* seront détruites, tandis que, dans la fusion entre *matA12* et *matA1*, ce sont les mitochondries liées à *matA1* qui l'emporteront. J'imagine que ce système n'évolue pas souvent, car il est difficile à mettre en œuvre – et je salue les myxomycètes de tous lieux qui ont réussi cet exploit !

Chère Dr Tatiana,

Parmi tous les représentants de mon espèce, l'algue verte Chlamydomonas moewusii, *je pense être le seul mâle : je produis de petites et élégantes cellules sexuelles, tandis que tous les autres individus en font de grosses et dégoûtantes. Mais le fait d'être l'unique mâle n'est pas une sinécure. Ces grosses et disgracieuses cellules sexuelles quasi informes peuvent fusionner les unes avec les autres, de sorte que je ne suis pas spécialement sollicité ; en fait, j'ai le sentiment d'une discrimination à mon encontre. Cela n'est pas juste. Que puis-je faire ?*

Prêt à porter plainte.
Tallahassee (Floride).

J'aurais tendance à penser que vous êtes simplement un mâle encore inaccompli. Loin d'être le père fondateur d'une vaste tribu d'algues vertes, vous terminerez sans doute votre existence sans avoir jamais procréé. Pourquoi ? Eh bien, c'est que votre espèce est isogame – et vous-même un mutant, qui produit des cellules sexuelles plus petites que celles des autres individus. Quand une de vos cellules sexuelles s'unit à une cellule sexuelle ordinaire, la cellule issue de cette rencontre, que l'on désigne comme isogame, et zygote, sera elle aussi plus petite que la moyenne, ce qui réduira très certainement ses chances de survie.

D'où cela provient-il ? Excellente question. Des espèces comportant des mâles et des femelles n'ont cessé d'évoluer à partir d'espèces isogames. De fait, quoique l'isogamie soit depuis longtemps passée de mode chez les plantes et chez les animaux, on estime que leurs lointains ancêtres étaient isogames. Quel est donc le secret de cette transition, entre les espèces isogames bisexuées et celles qui comportent des mâles et des femelles ? Il me faut dire d'emblée que nombre d'idées ont été émises à ce propos, mais aucune réponse définitive.

La difficulté principale, quant à l'apparition des mâles et des femelles, est de comprendre quelles forces peuvent amener les individus à produire des cellules sexuelles soit de grande, soit de petite taille, mais non de taille intermédiaire. À première vue, on pourrait aisément se représenter le bénéfice, pour un individu donné, de produire des cellules sexuelles de petite taille – celles-ci peuvent se fabriquer en plus grande quantité, et un spécimen qui produit plus de cellules sexuelles que ses rivaux accroît de ce fait le nombre d'autres cellules sexuelles avec lesquelles il peut éventuellement fusionner. Cependant, comme vous l'avez constaté, la production de très nombreuses cellules sexuelles de petite taille ne mène à rien, si cette petite taille doit considérablement réduire les chances de survie du zygote. En fait, il n'est pas déraisonnable de supposer qu'un zygote, pour être viable, doit être au moins aussi grand que celui résultant de la fusion de deux cellules isogames ; par conséquent, la différence entre mâles et femelles ne peut surgir qu'à la condition, si certains individus se mettent à produire de plus petites cellules sexuelles, que d'autres au contraire en produisent de plus grosses.

Mais quelle peut donc être la force qui pousserait à produire des cellules sexuelles plus grosses et moins nombreuses ? Cela est beaucoup plus difficile à concevoir. L'hypothèse la plus probable est que, dans le clapotis de l'océan – où il est certain que nagèrent les premiers organismes sexués –, les cellules les plus grandes sont plus faciles à trouver, soit parce que l'on tombe dessus plus aisément, soit parce qu'elles sont plus actives pour répandre des attractifs chimiques qui à leur façon crient : « Je suis ici, je suis ici ! »

Toutefois, si vous avez lu ma correspondance avec le myxomycète, vous ne manquerez pas de vous demander si l'évolution de la taille des cellules sexuelles peut avoir un quelconque rapport avec la transmission des mitochondries ou des chloroplastes. On serait tenté de penser que tel est le cas Après tout, les ovules sont accompagnés de beaucoup de cytoplasme, contrairement aux spermatozoïdes. Ce sont donc peut-être les femelles qui transmettent les éléments génétiques turbulents, les mâles ne jouant ici aucun rôle.

Mais il en va peut-être autrement. Il est exact que, chez la plupart des espèces séparées en mâles et femelles, ces éléments ne sont hérités que de l'un des parents. Mais il ne s'agit pas nécessairement de la mère. Et rien ne prouve que le contrôle de ces éléments ait quoi que ce soit à voir avec l'évolution des œufs et des spermatozoïdes. Non, cher ami, je crains que les mitochondries ne soient pas votre plus grave motif de préoccupation. Cherchez un avocat si vous le souhaitez, mais ne vous attendez pas à gagner votre procès pour discrimination sexuelle.

Chère Dr Tatiana,

Nous sommes des lièvres de mer de l'espèce Aplysia californica. *Nous nous livrons à de fabuleuses partouzes – comme nous sommes à la fois mâles et femelles, les choses se passent ainsi : chacun de nous sert de mâle à l'individu qui le précède et de femelle à celui qui le suit, et cela dure parfois des jours durant. C'est un système extraordinaire, bien meilleur que la simple division entre mâles et femelles, et nous avons du mal à comprendre pourquoi tout le monde ne suit pas notre exemple. Pourquoi tous les êtres vivants ne sont-ils pas hermaphrodites ?*

Des adeptes de la sexualité de groupe.
Santa Catalina (Californie).

De telles partouzes sous les vagues ! J'imagine la scène d'ici : une bonne copulation en chaîne de splendides créatures semblables à des escargots qui auraient perdu leur coquille et qui dissimuleraient la chose sous de délicates membranes colorées. Mais votre espèce est manifestement si attachée à ces partouzes qu'elle ne sait pas grand-chose des mœurs d'autres hermaphrodites, qui ne pratiquent pas ce genre de rencontres mais recourent à toutes sortes d'autres artifices. En voici quelques exemples.

A) Le hamlet noir, un petit poisson carnivore vivant dans les eaux tropicales. Une heure ou deux avant le coucher du soleil, un individu en quête de sexualité ira draguer au-dessus d'un récif pour trouver un partenaire. Au sein du couple ainsi formé, chacun jouera alors le rôle de mâle ou de femelle, en changeant l'un et l'autre après chaque période de frai.

B) Le ver double *Diplozoon gracile*, un trématode (ver plat parasite) qui vit sur les branchies de divers poissons. Chez cette espèce, les couples qui se forment deviennent en quelque sorte des jumeaux siamois : ils restent effectivement collés en permanence, leurs organes génitaux en contact. J'espère pour eux qu'ils n'en viennent jamais à se détester l'un l'autre.

C) La limace cendrée ou grande limace grise *(Limax maximus)*. Pour préparer leurs rendez-vous galants, deux de ces limaces de jardin s'installent ensemble sur une branche d'arbre et sécrètent du mucus pendant une bonne heure (c'est assez spécial). Ensuite, elles s'enlacent et plongent ensemble la tête la première. Mais, avant d'atteindre le sol, elles restent suspendues en l'air, tenues par un cordage de mucus. Tout en se balançant la tête en bas, elles dévaginent leur pénis, sorte de ruban pâle placé sur chaque côté de leur tête, et laissent pendre ces organes à quelque trois centimètres au-dessous du couple d'amants, puis frottent l'une contre l'autre leurs extrémités pour interchanger leurs spermatozoïdes. Il n'y a donc pas de pénétration lors de cette rencontre qui peut durer plusieurs heures. Chez la limace de Redi *(Limax redii)*, une espèce proche cousine de la précédente, qui comme elle porte son pénis sur la face et s'accouple en l'air la tête en bas, les organes génitaux peuvent pendre jusqu'à quatre-vingt-cinq centimètres, ce qui constitue tout de même une sacrée performance.

Cela étant, la dernière de vos questions est particulièrement passionnante : pourquoi ne sommes-nous pas tous hermaphrodites ? Autrement dit, quel avantage y a-t-il à être hermaphrodite, plutôt que mâle ou femelle ? À mon humble avis, cela n'a aucun rapport avec les partouzes.

De façon très générale, on peut prévoir que les hermaphrodites seront d'autant plus nombreux que le résultat final (mesuré à l'aune de la nature, à savoir la progéniture) sera chaque fois plus important pour les hermaphrodites que pour les individus unisexués. Et quand cela se produit-il ? Eh bien, les hermaphrodites peuvent se trouver avantagés lorsque les individus sexués ne sont qu'en petit nombre, ce qui leur rend l'accouplement difficile à réaliser.

Un hermaphrodite, lui, peut s'autoféconder ; et même s'il n'y parvient pas, ou ne le souhaite pas, il est en principe capable de s'accoupler avec tout congénère rencontré. En outre, les hermaphrodites se trouvent avantagés sur tous les points où la difficulté d'être porteur de deux sexes reste minime. Les plantes dont la pollinisation est assurée par les abeilles ou d'autres animaux sont tenues d'exhiber de belles fleurs bien voyantes – cela, quel que soit leur sexe, et il ne leur en coûte guère plus si elles ont l'un et l'autre. En fait, si les agents sont surtout attirés par le pollen, alors les fleurs exclusivement femelles, et qui donc ne produisent pas de pollen, risquent fort de n'avoir aucun visiteur. Au contraire, les plantes anémophiles, dont la pollinisation ne dépend que du vent, ne sont pas limitées par le nombre de leurs visiteurs, mais par la quantité de pollen qu'elles sont capables de disséminer ou le nombre de fruits qu'elles peuvent produire. En ce cas, les résultats peuvent être meilleurs si les individus sont spécialisés dans la fabrication soit de pollen, soit de fruits.

Dans quelle mesure la théorie correspond-elle aux faits répertoriés ? Il est certain que les plantes anémophiles présentent généralement une séparation en deux sexes, tandis que les plantes à fleurs qui sont pollinisées par des animaux sont plus couramment hermaphrodites. Il n'empêche qu'il est très difficile d'identifier les tendances. La diversité des hermaphrodites l'emporte même sur celle de leurs pratiques sexuelles. On en trouve chez la plupart des groupes d'animaux, des vers de terre aux poissons ; chez certains groupes, l'hermaphrodisme est même la règle. Il en est cependant d'autres où il reste rare, voire absent. Par exemple, parmi les milliers et les milliers d'espèces d'insectes connues, seules une ou deux sont hermaphrodites. Et l'on n'en a aucun exemple chez les mammifères, les oiseaux, les reptiles, les amphibiens.

Plus étonnant encore, à considérer la répartition des animaux hermaphrodites, on ne découvre aucun lien écologique patent (comme une faible densité de population) entre l'hermaphrodisme ni aucune autre caractéristique qui soit nettement en relation avec l'hermaphrodisme. La plupart des espèces de poissons, par exemple, comportent des mâles et des femelles. Néanmoins, l'hermaphrodisme a évolué chez des espèces vivant dans des milieux radicalement différents. Sans doute vous souvenez-vous de notre ami *Rivulus marmoratus*, qui vit dans les mangroves. Il y a aussi, nous l'avons déjà cité, le hamlet noir et ses espèces voisines, qui sont tous des espèces des récifs coralliens. Auxquels il convient encore d'ajouter les hermaphrodites d'eaux profondes. Au contraire, *tous* les cténaires sont hermaphrodites, à l'exception de quelques espèces des mers les plus profondes. Plus nettement encore, comparons les bivalves (les mollusques pourvus de deux coquilles réunies par une charnière), telles les palourdes ou les moules, et les bernacles ou anatifes. Chez les bivalves, les espèces parasites sont généralement hermaphrodites, alors que les variétés plus honorables – autonomes – seraient plus souvent unisexuées. Or, chez les bernacles, c'est le contraire : la plupart des espèces libres sont hermaphrodites, alors que les parasites ont des sexes séparés. Comment s'y retrouver ?

Trois raisons peuvent expliquer un tableau aussi confus.

Tout d'abord, le passage de la différentiation sexuelle à l'hermaphrodisme – ou l'inverse – n'est guère aisé. Nous n'en savons pas long sur la question, mais il est clair que, pour passer de la condition sexuée à l'hermaphrodisme, tout organisme est contraint de se constituer un second appareil de reproduction. Cette performance peut s'avérer pour le moins délicate, car elle exige plusieurs véritables exploits génétiques. Elle est sans nul doute plus accessible à certaines espèces qu'à d'autres, mais d'autres éléments doivent aussi être pris en compte. Par exemple, les hermaphrodites peuvent présenter des comportements empêchant leurs deux sexes de se retrouver. Dans les sociétés hermaphrodites, par exemple celle du hamlet noir, où l'accouplement repose sur l'échange réciproque d'œufs et de spermatozoïdes, un individu pourvu d'un seul des deux sexes (l'un ou l'autre) risque fort de se voir écarté comme partenaire possible.

La deuxième raison de cette situation confuse est que toutes sortes de circonstances peuvent favoriser l'hermaphrodisme : il n'existe pas de mode de vie typiquement hermaphrodite. Au bout du compte, précisément quand on pourrait s'attendre à voir apparaître l'hermaphrodisme, par exemple en cas de faible population, surgissent aussi bien d'autres solutions valables. Ainsi, le passage à l'hermaphrodisme n'est pas la seule manière de trouver des partenaires, quand ceux-ci sont en nombre restreint et vivent très éloignés les uns des autres. Par exemple, tous les candidats à la copulation peuvent se rassembler en un lieu et à un moment donnés. Les impressionnantes concentrations de nombreux animaux marins, où des millions d'individus, par le plus grand des mystères, se retrouvent dans une même lagune à la pleine lune de juillet (ou autre signal), en sont le meilleur exemple. Et je croirais volontiers que l'extrême rareté des insectes hermaphrodites pourrait s'expliquer par le développement d'autres systèmes tout aussi productifs.

Permettez-moi de vous quitter sur cette dernière remarque : toutes les espèces ne sont pas soit divisées entre mâles et femelles, soit hermaphrodites. Certaines comportent des hermaphrodites et des mâles, d'autres des hermaphrodites et des femelles. Les plus audacieuses, comme le cactus mexicain *Pachycereus pringlei*, pollinisé par des chauves-souris, vont jusqu'à cohabiter entre hermaphrodites, mâles et femelles. N'est-ce pas là un original ménage à trois ?

Chère Dr Tatiana,

Il s'est produit un affreux accident. J'étais tranquillement couchée à ma place habituelle, au fond de la mer, quand j'ai soudain ressenti une démangeaison à ma trompe. Étant une bonellie verte, je ne dispose pas de bras et ne pouvais me gratter. J'ai donc reniflé profondément et, ce faisant, j'ai inhalé mon mari. J'ai bien tenté d'éternuer, mais il n'est pas réapparu. Puis-je espérer le récupérer ?

Du mal à respirer.
Près de Malte.

Allons, allons ! Inutile de pleurer ce mari ainsi absorbé, car en fait c'est justement ce qu'il souhaitait et il ne reviendra pas. Il se trouve maintenant installé dans votre « androcée » (littéralement : « la chambre des petits mâles »), un espace dans votre appareil reproducteur spécialement réservé à son installation, pour lui permettre de féconder les œufs qu'il verra passer. Comment peut-il s'y tenir ? Tout simplement : ce garçon est 200 000 fois plus petit que vous ; en comparaison, un mâle humain ne dépasserait pas la taille d'une gomme de bout de crayon. En fait, vous pourriez aisément y loger une bonne vingtaine de mâles.

Cependant, ne dédaignez pas ces minuscules amants. Seul le hasard a fait que vous-même ayez échappé au même destin. En effet, lors de son éclosion, une larve de bonellie verte n'appartient pas à un sexe ou à l'autre. Son sexe sera déterminé par les aléas de ses premiers jours d'existence : une larve ayant rencontré une femelle deviendra mâle ; si, après environ trois semaines, cela n'a pas été le cas, elle s'installe dans quelque confortable anfractuosité et devient elle-même une femelle.

Ces faits peuvent sembler stupéfiants – de fait ils le sont à maints égards. Mais, avant d'entrer dans le détail de votre curieuse vie sexuelle, je voudrais attirer votre attention sur un phénomène plus étrange encore. Vous conviendrez sans doute avec moi que les catégories de « mâle » et « femelle » comptent parmi les plus fondamentales : on constate bel et bien cette différence chez des millions d'espèces. Aussi penserez-vous également que les modes de détermination sexuelle ne varient sans doute guère d'une espèce à l'autre – ce qui rendrait la situation de la vôtre tout à fait exceptionnelle. Eh bien, vous vous tromperiez sur chacun de ces deux derniers points. Curieusement, la détermination sexuelle des individus varie considérablement d'une espèce à l'autre. Et la bonellie verte n'est pas la seule chez laquelle le milieu social joue un rôle déterminant.

En termes très généraux, la détermination sexuelle est commandée par des facteurs à la fois génétiques et environnementaux ; mais, dans l'un et l'autre cas, on trouve toutes sortes de variations, dont beaucoup n'ont cessé d'évoluer à maintes reprises. Par exemple, le sexe est le plus souvent déterminé par des chromosomes spéciaux. Chez les mammifères, les mâles sont dotés d'un chromosome X et d'un chromosome Y, les femelles de deux chromosomes X. Les oiseaux connaissent une situation rigoureusement inverse : les mâles sont porteurs de deux chromosomes Z, les femelles d'un chromosome Z et d'un chromosome W. Les drosophiles ont des mâles XY ; les papillons des femelles ZW. Chez les lézards, on rencontre l'un et l'autre cas selon les espèces : parfois des femelles ZW, parfois des mâles XY. C'est assez dément…

Encore ne s'agit-il là que des chromosomes. Je n'ai pas encore mentionné toutes sortes de créatures chez lesquelles les mâles proviennent d'œufs non fécondés, un système dont on estime qu'il a dû se modifier au moins dix-sept fois, sans parler des espèces où le sexe est déterminé par les interactions, terriblement compliquées, entre de nombreux gènes différents.

Qu'en est-il des facteurs environnementaux ? Pour beaucoup de reptiles, le plus important est la température d'incubation des œufs. Ainsi les alligators et beaucoup d'autres lacertiliens produisent-ils des femelles quand les œufs sont enterrés dans un sable frais et des mâles quand le sable est chaud; chez les tortues, c'est souvent l'inverse. Les chélydres serpentines ou tortues voraces sont encore plus farfelues : les œufs enfouis dans des monticules de sable frais (20 °C environ) ou du sable très chaud (40 °C) donnent naissance à des femelles, alors que le sable tiède conduit à l'éclosion de mâles. Plus curieux encore : chez la cochenille de Shöstedt *(Stictococcus sjoestedti)*, un insecte tropical qui suce la sève des cocotiers, les œufs infestés par un certain champignon symbiotique donnent des femelles, les autres des mâles.

Il y a aussi les espèces telles que la vôtre, où la détermination sexuelle est induite par la situation sociale. Pour beaucoup d'individus, celle-ci provoque des changements de sexe. Ainsi, chez une espèce de *Capitella*, un ver qui affectionne les vases d'égouts, les mâles deviennent hermaphrodites s'il ne leur est pas donné de rencontrer de femelle assez tôt. Chez la crépidule des moules *(Crepidula fornicata)*, un gastéropode bien connu pour ravager les bancs d'huîtres, chaque individu commence par être du sexe mâle. Mais celui qui reste seul se transforme rapidement en femelle et entreprend alors d'attirer des partenaires. D'autres crépidules viennent alors s'empiler les unes sur les autres, jusqu'à former un singulier amoncellement de mollusques. Dans la sexualité des crépidules, le mâle se tient au-dessus de la femelle : bien que de petite taille, il est doté d'un pénis impressionnant, qui lui permet de copuler dans cette position. Mais, à mesure que la pile se construit, les mâles qui étaient au-dessus se retrouvent au milieu et changent de sexe ; ils résorbent leur pénis et deviennent des femelles. Plus étonnant encore, le cas du ver annelé marin *Ophryotrocha puerilis*. Lorsque deux femelles se rencontrent, la plus petite se transforme en mâle. Mais, comme les femelles se développent moins rapidement, c'est bientôt le mâle qui devient le plus gros, et, d'un seul coup, l'un et l'autre partenaires changent de sexe. Cette transformation simultanée se produira à plusieurs reprises. Et, au bout du compte, des couples demeurés suffisamment longtemps ensemble en viennent à devenir hermaphrodites de part et d'autre. Enviable destinée...

De façon générale, on peut s'attendre à ce que la variabilité sexuelle soit d'autant plus importante que les capacités de reproduction d'un mâle, d'une femelle, d'un hermaphrodite, diffèrent selon les circonstances. L'élément social n'est pas toujours le seul déterminant : par exemple, si les mâles ne parviennent pas à se reproduire correctement quand ils sont trop petits, ils peuvent trouver avantage à entamer leur existence en tant que femelles, pour n'assumer leur véritable sexe qu'après avoir atteint une taille suffisante. La capacité à choisir son sexe est particulièrement utile lorsque l'appartenance à l'un ou à l'autre implique plus ou moins de risques quant à la survie individuelle.

Cela me ramène à votre propre problème. Une bonellie verte femelle court beaucoup plus de risques qu'un mâle de la même espèce : il lui faut deux ans pour devenir adulte, deux ans pendant lesquels elle risque d'être dévorée par une mourine (une raie du genre myliobate), et ensuite rien ne lui assure de trouver un partenaire. D'où l'avantage, pour toute larve rencontrant une femelle, de se définir comme mâle : non seulement une relation sexuelle est ainsi établie, mais la reproduction devient possible dès le début. Qu'est-ce qui incite une larve de votre espèce à préférer le sexe masculin ? Eh bien, c'est que votre adorable corps bulbeux – en particulier votre longue trompe tortillante – sécrète une substance appelée bonellie, conformément à votre appellation officielle, *Bonellia viridis*. La moindre odeur de bonellie appelle toute larve à se dresser et à accourir.

Cela étant dit, je soupçonne que ce que vous mourez véritablement de savoir, c'est pourquoi vos amants sont si minuscules : par quelle étrange circonstance la sélection naturelle peut-elle réduire le mâle à un simple testicule ? Il semblerait que deux facteurs y contribuent : la plus ou moins grande sédentarité des femelles et leur répartition dans le milieu. Car le grand problème des mâles est de trouver à s'accoupler. Plus ils sont petits, plus tôt ils peuvent parvenir à maturité (n'ayant pas besoin d'un temps de croissance semblable à celui des femelles), et plus tôt ils peuvent chercher autour d'eux.

Cette question de la taille des mâles n'est aucunement un caprice propre aux bonellies vertes : nombre de groupes très éloignés présentent également des amants lilliputiens. On peut en donner pour exemple bien différent celui des baudroies abyssales, monstres habitant les mers les plus froides et profondes. Les femelles de cette espèce ne nagent guère, se contentant de flotter dans l'obscurité et de guetter leurs proies. Ces redoutables donzelles sont munies, comme les anciennes dépanneuses, d'une antenne spéciale et d'une lanterne, afin d'entraîner les curieux à leur propre perte. Elles avalent leurs victimes tout entières, les engloutissant dans leur bouche garnie de grandes dents et dans leur estomac largement extensible. Tout comme votre époux, les mâles des baudroies abyssales sont minuscules. Mais ils l'emportent sur toutes les autres espèces au concours Cyrano de Bergerac pour ce qui est de la longueur de leur nez par rapport à la taille de leur corps. Il est probable qu'ils utilisent ce nez pour repérer des femelles dans les vastes profondeurs. Quand ils en trouvent une, ils mordent dans son bas-ventre, noir et coriace, et fusionnent avec son corps – devenant ainsi un appendice permanent, guère plus qu'une paire de gonades. Cependant, leur destin n'est peut-être pas aussi pitoyable que celui de votre petit époux, enfermé à perpétuité dans votre chambre spéciale…

Chère Dr Tatiana,

Je suis une hyène tachetée. Et j'ai un gros problème : quoique de sexe femelle, je suis affligée d'un grand phallus. Je ne puis m'empêcher de juger que cela n'est pas très féminin. Que m'est-il arrivé ? Y a-t-il quelque chose à faire ?

Je ne veux pas être une hommasse.
Botswana.

Personne ne demande aux hyènes femelles de paraître très féminines, surtout quand il s'agit de l'espèce la plus corpulente et agressive : l'hyène tachetée. Les hyènes brunes et les hyènes rayées disputent aux vautours les carcasses pourrissantes, et parfois chacun y trouve son compte. Le protèle, une espèce de la famille des hyénidés, se nourrit de termites moissonneurs; il est capable d'en laper jusqu'à 200 000 par nuit avec sa langue gluante. Mais l'hyène tachetée est un redoutable prédateur, capable d'attraper et de mettre à mort un gnou adulte mâle, quelque trois fois plus lourd qu'elle. Et, contrairement à ce que l'on pourrait croire, les lions sont plus souvent victimes des hyènes que l'inverse, même quand ils arrivent à temps. Une hyène tachetée peut dévorer en moins de deux minutes le petit d'une gazelle de Thomson (2,5 kg). Vingt et une d'entre elles suffisent à dévorer en treize minutes un gnou âgé de un an (100 kg), sans en laisser grand-chose. Grâce à leurs puissantes mâchoires, ces charmants animaux sont capables de broyer des os, même des os de rhinocéros, et pas seulement pour en obtenir la moelle : contrairement à bien d'autres carnivores, les hyènes digèrent aussi les ossements. C'est d'ailleurs pourquoi leurs excréments sont de couleur blanche : ils sont surtout constitués de poudre d'os. Cela dit, la première hyène lancée sur une proie commencera par les morceaux de choix : les testicules, les mamelles, un fœtus s'il s'en trouve un…

Vous voyez que la coutume, chez votre espèce, n'est pas au thé et aux petits biscuits d'une société raffinée. Et cela ne concerne pas seulement les manières à table. Les hyènes tachetées vivent habituellement en grandes bandes, dirigées par une femelle dominante. Mais, s'il leur arrive de chasser en meute (notamment quand elles s'attaquent aux zèbres), les hyènes ne collaborent guère entre elles. C'est, tout au contraire, une folle curée. C'est l'une des raisons pour lesquelles ces animaux mangent aussi rapidement : il s'agit d'en engloutir le plus possible, avant qu'un concurrent n'arrive. Le seul facteur modérateur est une hiérarchie sociale pugnace, où la femelle dominante et ses petits affirment avec force leur préséance dans le groupe – du reste, toutes les autres femelles font de même vis-à-vis des mâles en général. Contrairement aux autres espèces d'hyènes, où mâles et femelles sont à peu près de même taille, chez l'hyène tachetée (tout comme chez nombre d'oiseaux de proie) les femelles sont plus grandes et plus lourdes que les mâles. Mais de là à être munies d'un phallus... Du moins personne ne saurait-il vous imputer quelque « envie du pénis ».

De fait, les organes génitaux des deux sexes chez l'hyène tachetée se ressemblent tant que, pendant de nombreuses années, on crut qu'il s'agissait d'une espèce hermaphrodite. Cependant, chez les femelles, ce qui pourrait paraître un pénis est en fait un clitoris de grande taille et tout à fait capable d'érection. Quant aux lèvres vaginales, elles se sont soudées entre elles et forment un faux scrotum. Aussi miction, copulation et accouchement doivent-ils passer par le clitoris.

Comment est-ce possible ? Eh bien, si vraiment vous tenez à le savoir... À la puberté de la femelle, l'extrémité de son clitoris devient si élastique qu'elle peut s'ouvrir jusqu'à deux centimètres de diamètre. Pour rendre possible la copulation, l'animal rétracte ce clitoris comme un accordéon, créant ainsi un orifice où le mâle pourra pénétrer. Mais le plus étrange chez les hyènes tachetées est encore la mise bas des bébés. Tout d'abord, la filière d'expulsion du fœtus présente une étrange configuration. Au lieu du passage rectiligne que l'on connaît chez la plupart des mammifères, elle se présente comme une étroite courbure. Pire, avec ses soixante centimètres, elle est deux fois plus longue que chez d'autres mammifères de même taille. En revanche, le cordon ombilical ne mesure que dix-huit centimètres de long. Lorsque le placenta se détache, le bébé hyène risque de se trouver asphyxié si la mise bas ne se fait pas très rapidement. Sa tête est trop grosse pour passer par le clitoris, et dès la première naissance celui-ci se déchire pour laisser passer le petit. La chose, déjà atroce en elle-même, s'avère même parfois létale. Les spécialistes estiment qu'environ un dixième des femelles de votre espèce décèdent à leur première mise bas et que la moitié de leurs fœtus sortent mort-nés (paradoxalement, comme le clitoris ne se remet jamais de ce premier traumatisme, les mises bas ultérieures ne mettront pas en danger la vie de la mère).

Voilà vraiment un étrange assortiment de données. La plus singulière est que la femelle de l'hyène tachetée ait un appareil reproducteur si compliqué à mettre en œuvre. Il faut bien qu'il y ait à cela une explication. Ou bien c'est cet organe lui-même qui apporte à l'espèce un considérable avantage, ou bien il a malheureusement évolué de telle façon parce que, *par ailleurs*, il conférerait un avantage important.

Commençons par considérer l'organe lui-même. Deux explications ont été proposées.

La première est que les femelles, en présentant une structure sexuelle imitant celle des mâles, sont en mesure de participer aux cérémonials de rencontre : quand des hyènes tachetées se rencontrent, elles se mettent en position d'inspecter réciproquement leurs organes génitaux en érection. La participation des femelles à ce rituel pourrait leur permettre d'exercer une domination sur les mâles. Cette conception, qui ne manque pas d'exercer quelque attrait sur les freudiens de service, ne semble pourtant guère suffisante à expliquer l'existence de ce formidable organe.

La seconde hypothèse apparaît encore plus étrange : la mécanique sexuelle des hyènes tachetées serait si complexe que les femelles sauraient résister à des avances inopportunes. Le coït supposerait une totale coopération, et le viol deviendrait impossible. De fait, nul cas de viol n'a jamais été rapporté chez aucune espèce d'hyène. Qui plus est, les femelles de l'hyène tachetée sont tellement plus massives, avec en outre une denture impressionnante, que leurs prétendants ne s'en approchent qu'avec une rare courtoisie, moult courbettes et révérences. Les femelles n'ont vraiment pas besoin d'un faux phallus pour se défendre d'eux.

Aucune de ces deux explications n'est donc vraiment probante, vous en conviendrez sans doute. Mais si ce phallus était simplement un sous-produit de la sélection en vue d'autre chose ? À première vue, cela paraît plus plausible, d'autant qu'un excellent candidat pourrait représenter cette « autre chose » : la question de l'agression. Nous savons que les communautés d'hyènes reposent largement sur l'agression, et l'on conçoit sans peine que les femelles agressives ont bien plus de chances que celles qui se montrent trop timides. Cela s'explique d'autant mieux que les fœtus de cette espèce sont soumis dans l'utérus à des taux importants de testostérone et autres androgènes (hormones « mâles »). Cette exposition intra-utérine prédispose à l'agressivité : de jeunes souris femelles pelotonnées entre des frères durant leur période fœtale sont soumises à de plus hautes doses d'androgènes que celles qui restent entre filles, aussi se montreront-elles plus agressives, une fois parvenues à l'âge adulte. Autre point décisif : l'exposition intra-utérine à de fortes doses d'androgènes peut entraîner de sérieuses anomalies génitales. Chez l'être humain, par exemple, un tel surcroît d'androgènes dans le ventre maternel peut donner à une fille un clitoris très développé et entraîner une fermeture partielle du vagin.

On voit que la question reste posée : l'importante agressivité des hyènes tachetées femelles pourrait-elle être en bonne part favorisée par la sélection naturelle, en contrepartie du désavantage de ne pouvoir copuler et accoucher que par le clitoris ?

Peut-être. Les hyènes tachetées continuent à montrer leurs dents comme à leur mise bas. Elles apparaissent en général par portées de deux, dont le premier apparu attaquera le second en l'espace de quelques minutes, entraînant bien souvent sa mort. En tuant son jumeau, on s'assure le monopole du lait maternel ; comme, chez les hyènes tachetées, la lactation se prolonge durant plus d'un an, ce fratricide renforce considérablement les chances de parvenir à l'âge adulte. D'où l'idée que l'importante proportion d'androgènes dans le corps maternel viserait peut-être à favoriser ce comportement violent des petits à la naissance. Cela n'explique cependant pas pourquoi ledit comportement s'avère plus fréquent chez les jumeaux de même sexe que chez les jumeaux de sexe opposé, et plus fréquent chez les paires de femelles que chez les paires de mâles. Et, si l'élimination d'un jumeau était réellement le but visé, on ne voit pas pourquoi les mères tendraient à cette gémellité, quel que soit le sexe des enfants.

Selon une explication plus convaincante, cette forme d'agression relèverait du considérable avantage que confère l'affirmation d'une position dominante. Par rapport à leurs consœurs de moindre rang, les femelles les plus vigoureuses deviennent gestantes plus jeunes et ont des portées à intervalles moins écartés ; en outre, plus du double de leur progéniture parviendra à atteindre l'âge adulte. Cette différence considérable pourrait expliquer le surcoût d'un clitoris péniforme.

Malheureusement, l'énigme n'est pas si simple à décrypter. Des études concernant le clitoris des hyènes tachetées ont montré qu'il ne suffisait nullement de limiter la circulation d'androgènes dans l'utérus pour entraîner le retour à des organes génitaux femelles « normaux ». Cela signifie que le développement de ce clitoris péniforme ne saurait dépendre uniquement des hormones mâles, ce qui sous-entend l'idée que le phallus serait un élément annexe, lié à la sélection naturelle, pour une plus grande agressivité. Aussi, je crains fort qu'avant de savoir comment se développe cette structure la raison d'être de votre singulièrement coûteux phallus ne nous reste fort mystérieuse.

Votre cas, cependant, est aussi une excellente illustration d'une question autrement vaste. En effet, au-delà du fait indéniable que les mâles produisent des spermatozoïdes et les femelles des œufs, il n'existe aucune règle fixe, pas même en ce que l'on considère comme les relations les plus caractéristiques entre l'un et l'autre sexe. Je me réfère ici à deux domaines : les organes génitaux d'une part, le soin des enfants d'autre part.

Chez d'innombrables groupes d'animaux, on trouve chez les femelles un système de fécondation interne, probablement parce que c'est un moyen efficace pour assurer la rencontre des œufs et des spermatozoïdes. Cette fécondation interne peut s'obtenir par l'accroupissement de la femelle sur un spermatophore, comme chez certains acariens ou amphibiens. Mais le cours de l'évolution a surtout vu le développement d'un pénis capable de fournir directement du sperme. L'invention et les réinventions du pénis sont sans doute plus nombreuses encore que celles de la roue, ce qui explique que cet emblème de la masculinité puisse être logé en différentes parties du corps – tête, bouche, jambes, tentacules, nageoires ou autres. Certaines de ces réinventions sont tout à fait originales. Ainsi les araignées sont-elles munies d'un pénis ressemblant à une roue triangulaire. Vous vous souvenez sans doute que le mâle délivre son sperme par des pédipalpes, organes buccaux modifiés. Hélas, ces pédipalpes ne sont pas reliés à la partie du corps où sont fabriqués les spermatozoïdes ; aussi faut-il au mâle, avant la copulation, déposer une goutte de sperme sur une petite toile tissée à cet effet. Il recueille ensuite ce sperme dans ses pédipalpes, tout comme on remplirait d'encre un stylographe. Chez les hippocampes, c'est la femelle qui possède le pénis, grâce auquel elle dépose des ovules dans la poche incubatrice du mâle. Une certaine espèce de limace de mer, *Sapha amicorum*, minuscule hermaphrodite de la mer Rouge, porte même ses organes mâles à l'intérieur de la bouche, et copule par un baiser tout à fait particulier. Heureusement, cette bestiole n'a jamais besoin de se rendre chez le dentiste...

Mais sans doute la pratique la plus étrange qu'il m'a été donné de connaître est-elle celle des relations entre des céphalopodes peu connus, ayant abandonné le fond pour la pleine eau. L'argonaute commun, notamment, est une créature sublime, dont la femelle d'un blanc éclatant, avec des traces violettes, bleues et rouges, vit dans une superbe coquille pâle qui flotte dans l'eau. Leur mâle est si minuscule que, à ce que l'on sache, personne ne l'a pratiquement jamais vu, pas même sa partenaire. Apparemment, il lance son pénis (un tentacule réadapté) de sorte qu'il aille se ficher dans la femelle, à l'intérieur de laquelle il acquiert une existence indépendante, éventuellement en cohabitation. Ce phénomène est si surprenant que l'on peut comprendre que les premiers naturalistes aient considéré ces pénis comme de simples vers parasites. On imagine assez bien l'appel amoureux d'une femelle argonaute : « Tire et oublie[1]. »

L'éducation des enfants est une des autres inventions favorites de Mère Nature. Elle s'est développée, à différents niveaux, chez un incroyable nombre d'espèces, et sans que les mères en détiennent toujours le monopole : selon les cas, l'éducation peut être assurée par des hermaphrodites, des mâles ou des femelles. Prenons l'exemple des sangsues. Ces hermaphrodites suceurs de sang mettent souvent en place une garde parentale rudimentaire, consistant à protéger leurs cocons de tout prédateur. Mais certaines en font plus encore. La sangsue africaine *Marsupiobdella africana* a pour ainsi dire transposé les mœurs des kangourous et porte ses bébés dans une poche ventrale. Et *Hellobdella striata*, une autre sorte de sangsue, non seulement porte ses petits collés au ventre, mais en outre elle chasse de petits vers pour les nourrir.

Un autre exemple est celui des grenouilles. La plupart des grenouilles fraient très normalement. Mais, chez certaines espèces, l'élevage des enfants est une affaire plutôt compliquée : ainsi les dendrobates dorés se donnent-ils beaucoup de mal pour leurs têtards. Ces élégantes créatures vivent dans la litière de feuilles des forêts d'Amérique centrale. Leur principal titre de gloire est la toxicité de leur peau, d'où leur appellation en anglais[2]. Les habitants de ces forêts frottent en effet leurs flèches sur le dos des dendrobates pour recueillir leur venin, grâce auquel ils pourront paralyser les animaux qu'ils chassent. Mais ces grenouilles sont également réputées pour un étonnant comportement paternel. Lorsqu'un mâle et une

1. Expression d'origine militaire. (NdT.)
2. *Green poison arrow frogs* (grenouilles à poison pour flèches). (NdT.)

femelle se sont mutuellement séduits, la femelle dépose un petit paquet d'œufs dans les feuilles. Le mâle s'occupe alors de ces œufs et va se tremper dans une flaque d'eau, puis revient s'asseoir sur les œufs pour qu'ils restent bien humides. Il met à profit ses petites virées pour chercher où larguer les têtards, une fois suffisamment développés. Ce peut être une poche d'eau de pluie au sommet d'un ananas, une fente dans un tronc d'arbre, etc. Quand, au bout de deux semaines, les têtards éclosent, il les porte un par un dans les barbotières qu'il a repérées et les y laisse tomber.

Les variantes de ces thèmes sont innombrables, toutes fascinantes, aussi diverses que les distributions de tessons colorés dans un majestueux kaléidoscope, et défient souvent toute prédiction. Mon exemple favori est celui du carassin arroseur ou coprinz d'Arnold, un petit poisson qui vit dans l'eau trouble de certaines rivières des Guyanes et du bassin inférieur de l'Amazonie. Très étrangement, c'est hors de l'eau qu'il dépose ses œufs. Pour frayer, le mâle et la femelle bondissent ensemble sur la berge et se plaquent un bref instant sur un brin d'herbe ou sous quelque feuille d'une plante de la rive. À chacun de ces bonds, la femelle dépose des œufs que le mâle féconde. Ils recommencent l'opération jusqu'à ce que la femelle ait pondu quelque trois cents œufs. Ensuite, pendant trois jours, le mâle arrose les œufs en se servant de sa queue, pour les empêcher de se dessécher. S'il se met à pleuvoir, il peut s'accorder un peu de répit. On peut encore citer, pour prendre un exemple plus proche du vôtre, ma très chère hyène, la roussette des Dayaks, qui vit dans la péninsule de Malaisie : chez cette chauve-souris, aussi bien les mâles que les femelles sécrètent du lait et se partagent apparemment la tâche de nourrir leurs petits. Est-il plus étrange de voir une femelle porteuse d'un phallus que des poissons déposer leurs œufs hors de l'eau ? Ou le mâle d'un mammifère produire du lait ?

LES PONCIFS SEXUELS...

Si quelqu'un vous sort un stéréotype du genre « À elle de faire ci, à lui de faire ça », répondez-lui :

Si dans un couple vous avez du mal
À distinguer de la femelle le mâle,
Soyez bien conscient que tout animal
Peut parfois s'écarter de la normale.

Certains changent de sexe facilement,
Pour d'autres deux sexes font peu d'assortiment,
Et si un poisson mâle bannit l'aventure,
C'est qu'il s'occupe de sa progéniture.

S'agissant de la question sexuelle,
Mère Nature s'amuse de plus belle,
Alors ne croyez pas tout d'elle,
Car à toute règle elle est rebelle[1] !

1. Traduction de Fabien Raimbault. (NdT.)

13
Parfaitement vierge

Je ne doute pas que, les années passant, vous ayez été nombreux à m'écrire après avoir vu mon émission de télévision, assez populaire, *Under the Microscope – The Deviant Lifestyle Show*[1]. Aussi devez-vous savoir que dans ce programme (de vulgarisation) figuraient nombre d'invités plutôt bizarres, voire franchement pervers ; bien entendu, mon public s'était accoutumé à entendre parler de pratiques sexuelles étranges. Toutefois, voici quelques semaines, nous avons reçu un hôte vraiment provocant. J'ignore si vous avez assisté à cet épisode, mais il donna lieu à un terrible débat, où l'on en arriva presque à s'entre-déchirer – et je dois reconnaître que je faillis bien perdre le contrôle de l'émission.

Je ne suis pas du tout surprise que le public ait été si choqué. L'invité en question n'avait aucune pratique sexuelle particulièrement étonnante et, à vrai dire, pas d'activité sexuelle du tout. Qui plus est, aucun de ses ancêtres n'en avait jamais eu, depuis plus de quatre-vingt-cinq millions d'années. Quel scandale ! Les scientifiques ne parviennent guère à s'accorder sur le pourquoi de la sexualité, du moins la considèrent-ils tous comme essentielle, comme nécessaire à la vie. Or, si l'invité dont je parle peut s'en passer, pourquoi pas aussi les humains ? À quoi sert la sexualité ? Appartient-elle au *passé*[2] ? Les hommes sont-ils menacés ?

1. *Sous le microscope : le show des extravagances sexuelles.* (NdT.)
2. En français dans le texte. (NdT.)

Ces questions nous mènent au cœur de la question sans doute la plus fondamentale et controversée de la biologie : à quoi sert la sexualité ? La plupart des aspects du problème ont déjà été largement examinés, mais voici mon point de vue personnel sur cette querelle.

Il nous est arrivé d'accueillir ici ensemble un très large éventail d'espèces. On trouvait, naturellement assis au premier rang, le belliqueux bélier et son ami le dédaigneux tatou. La souris s'était pelotonnée dans la galerie des animaux de taille réduite. Les pigeons voyageurs se tenaient sur leur perchoir habituel. Comme de coutume, Moby, un impressionnant poisson-globe du fleuve Congo, brassait de bas en haut l'aquarium des poissons d'eau douce. Mais beaucoup des membres de cette assemblée étaient de nouveaux venus. J'observai un petit groupe de bivalves dans un coin du bassin d'eau de mer. Plusieurs lézards du Brésil, d'allure plutôt souffreteuse et déprimée, s'étaient installés au milieu de la paroi de gauche. Les dernières rangées étaient tenues par des féministes radicales arborant sur leurs T-shirts : « Les hommes, pour quoi faire ? » ou encore : « Le sexe, c'est bon pour les mauviettes ! » Le studio pétillait tant d'excitation que d'hostilité. Quelle cause à cette agitation ? La présence de mon invitée, mademoiselle *Philodina roseala*, rotifère bdelloïde de son état.

À la considérer, vous ne pourriez deviner que mademoiselle *Philodina* est au cœur d'une des plus notoires curiosités de l'évolution biologique. Mince et claire, elle ressemble moins à un animal qu'à un télescope miniature soufflé dans du cristal de Venise. Mais on imagine mal des télescopes se nourrir d'algues, or c'est précisément ce que mademoiselle *Philodina* avait fait avant de se présenter à nous. Durant toute la soirée, les restes verdâtres d'un récent repas étaient clairement visibles dans son corps vitreux (ça, c'était ma faute : d'habitude, je préviens mes invités translucides qu'ils doivent s'abstenir de déjeuner le jour où je les présente, mais cette fois-là j'avais oublié de le faire). Le trait le plus frappant de mademoiselle *Philodina* est cependant le dessus de sa tête, où se trouvent deux couronnes ciliaires, de tout petits poils dont le battement mécanique donne l'impression de roues qui ne cesseraient de tourner. Certes, elle ne mesure guère qu'un demi-millimètre de long, de sorte que, pour permettre au public de l'apercevoir, il nous fallut l'installer sur un confortable lit de mousse et orienter le microscope de façon à projeter son image élargie sur l'écran situé à côté de ma chaise. Elle et moi formions un couple plutôt disparate. Pour ma part, j'avais paré mon aspect tout à fait ordinaire de ma plus belle robe coquelicot. Elle, elle paraissait l'innocence même. Et c'est précisément cette innocence qui sema le trouble…

Le spectacle commença de la façon la plus courante. Après avoir salué le public, je fis une présentation de mademoiselle *Philodina*, en fournissant quelques détails sans grande importance, par exemple qu'elle aimait à se tenir dans la mousse humide ou que le terme de « rotifère » signifiait tout simplement « porteur de roues ». Mais, dès que j'entrepris de parler de sa déviance, le tollé commença :

MOI : Dites-nous, mademoiselle *Philodina,* quand a eu lieu le dernier rapport sexuel dans votre famille ?

MADEMOISELLE *PHILODINA* : Tiens donc ! Eh bien, je pense qu'il doit bien y avoir quatre-vingt-cinq millions d'années qu'aucun d'entre nous n'a eu fût-ce un rendez-vous galant.

MOI *(m'adressant au public)* : Et vous autres qui craigniez d'avoir ne serait-ce qu'un petit problème ! *(Revenant à mademoiselle* Philodina*)* : Pas de sexualité, pas même un baiser, à une époque où il existait encore des dinosaures ! Et pourquoi cela ?

MADEMOISELLE *PHILODINA* : Mes ancêtres ont exterminé les mâles, jugeant qu'elles se portaient bien mieux sans eux.

La salle retentit immédiatement de moqueries et de sifflements – malgré les vifs applaudissements des féministes radicales.

MOI : Mais alors, comment faites-vous pour vous reproduire ?

MADEMOISELLE *PHILODINA* : Par clonage.

Cette réponse suscita une pagaille absolue ; ma minuscule souris en perdit même connaissance. J'avais déjà assisté à cette sorte de réaction. Beaucoup d'animaux, notamment parmi les mammifères, tiennent le clonage en horreur. Apparemment, ils redoutent que cette pratique ne donne naissance à quantité d'individus monstrueux et n'entraîne de graves conséquences. Aussi me dois-je de rappeler à tout un chacun que le clonage n'est rien d'autre qu'un mode de reproduction asexué, que pratiquent chaque jour des milliards d'organismes parfaitement honorables. Je citai alors mes exemples coutumiers : les fraisiers, qui produisent des stolons et des pousses ; les levures et d'autres organismes qui pratiquent le bourgeonnement ; les éponges, anémones de mer et diverses sortes de vers, dont se détachent des morceaux qui deviennent alors des animaux à part entière ; un grand nombre d'espèces de femelles (dont les rotifères bdelloïdes) qui pondent des œufs asexués. Et, au grand dépit d'une bonne part de l'assistance, je fis observer que même les mammifères pratiquent parfois le clonage, lorsqu'un embryon se divise très tôt au cours de son développement. On n'appelle cependant pas ces individus des « clones », le terme de « jumeaux » est jugé plus déférent. Superbe exemple de « politiquement correct » chez les mammifères...

Curieusement, on oublie toujours qu'il n'y a aucun inconvénient à recourir occasionnellement au clonage et que, combiné avec des périodes de reproduction habituelle, il peut contribuer à un mode de vie sain et heureux. J'expliquai à l'auditoire que la seule vraie difficulté était de renoncer entièrement à la sexualité...

À première vue, cette renonciation paraît cependant avantageuse – du moins du point de vue génétique. L'activité sexuelle est parfois bien agréable, mais le clonage beaucoup plus efficace. Toutes choses égales par ailleurs, dans une population donnée, une femelle asexuée devrait avoir une progéniture deux fois plus nombreuse qu'une femelle sexuée. Voici pourquoi.

Chez une espèce se reproduisant par voie sexuée – l'espèce humaine, par exemple –, la stabilité démographique suppose que chaque femelle ait en moyenne deux descendants. Au-dessous de ce seuil, la population diminue ; au-delà au contraire elle s'accroît. Mais, chez une espèce se reproduisant par voie asexuée, chaque femelle n'a besoin d'avoir qu'un seul rejeton pour que la population reste stable ; si elle en fournit davantage, cette population s'accroîtra.

Toutefois, si l'asexualité est largement répandue – on la rencontre chez des groupes allant des méduses aux pissenlits, des lézards aux lichens –, elle ne se maintient souvent pas très longtemps. Sur le grand arbre de la Vie, les groupes ne pratiquant que la reproduction asexuée comptent parmi les plus minces de tous les minces rameaux : beaucoup de bourgeons, mais pas de branches. Après un bref et glorieux épanouissement, les espèces asexuées disparaissent. Des scientifiques ont pu en conclure que la stricte asexualité, du point de vue de l'évolution, n'était qu'une voie sans issue, menant rapidement à l'extinction. Ils affirment avec force que la sexualité est indispensable. Et que les organismes asexués depuis des temps immémoriaux – tels les rotifères bdelloïdes, qui vivent sans entretenir de rapports sexuels, et ce depuis des millions d'années – ne devraient pas exister. Selon ces théories, les rotifères bdelloïdes auraient dû disparaître rapidement après avoir renoncé à la sexualité.

Pourtant, n'avions-nous pas là, défiant scandaleusement les conjectures scientifiques, cette mademoiselle *Philodina*, que nous voyions bel et bien agiter les cils, installée sur sa couche de mousse ? Comment se fait-il que ces rotifères aient réussi là où tant d'autres espèces ont échoué ? Ou, pour en revenir à l'aspect central de la question, si elles y sont parvenues, pourquoi n'en va-t-il pas de même de toutes les espèces ?

Après ce préambule, j'en vins à inciter au questionnement, en invitant comme à mon habitude les plus jeunes membres de l'auditoire à s'approcher du microscope disposé dans un coin de la salle. Comme on pouvait s'y attendre, les premières interrogations visaient les déclarations de mademoiselle *Philodina* elle-même : que voulait-elle dire en assurant que sa famille ignorait tout rapport sexuel ? Était-ce simplement que les rotifères bdelloïdes avaient des rapports intimes mais évitaient tout contact entre leurs organes génitaux ? Or, avant qu'elle ne puisse répondre, se produisit un événement fort embarrassant : deux bactéries tentaient de s'accoupler, cela en direct.

L'écran de télévision s'alluma, quelqu'un s'étant levé pour s'approcher du microscope. Peu à peu, l'image se mit au point, et l'on put apercevoir non pas un organisme en forme de losange, mais deux. En dimension réelle, chacun devait mesurer environ un micron – soit quarante fois moins que mademoiselle *Philodina*.

L'un des deux s'écria : « Bonsoir, tout le monde ! Nous sommes un couple de bactéries de l'espèce *Escherichia coli* (*E. coli* pour les intimes). Beaucoup de scientifiques nous traitent comme de véritables petits animaux domestiques, de sorte que nous vivons souvent en laboratoire, dans le luxe et le calme. À l'état sauvage, nous habitons les intestins des mammifères, où nous contribuons à la digestion de leur nourriture.

« Pour nous autres bactéries, il faut désigner la reproduction d'une part, la sexualité d'autre part, pour ce qu'elles sont. Contrairement à vous autres, créatures "supérieures", nous n'avons pas le mauvais goût de mélanger l'une et l'autre. Pour nous autres bactéries, la reproduction n'est pas sexuée : nous nous divisons tout bonnement en deux cellules génétiquement identiques. Par ailleurs, la sexualité – qui signifie, selon moi, l'acquisition de gènes supplémentaires – est une activité dont nous tirons bénéfice toute notre vie durant. Si les êtres humains étaient capables d'en faire autant, ce qui n'est pas le cas, ils deviendraient capables de se doter par exemple de jambes plus longues ou d'yeux plus bleus. »

Entendant cela, un bélier grommela, avec ironie : « Bienheureuses bactéries ! Acquérir de nouveaux gènes en pleine maturité, c'est encore mieux que de se faire maigrir le ventre ! J'aimerais pouvoir en faire autant ! »

Avant que je ne pusse ramener la discussion au cas de mademoiselle *Philodina*, la même bactérie poursuivit : « Comment faisons-nous cela ? Par différents moyens. En ramassant de l'ADN en suspension dans le milieu. En en prenant à des virus de passage. Et même en en dépouillant des bactéries mortes – ce que les experts ne manqueraient certes pas de taxer de nécrophilie. »

Cette référence à la nécrophilie – même chez de simples bactéries – ne manqua pas de soulever des hoquets d'indignation dans l'assistance, et quelqu'un alla jusqu'à s'écrier : « Pervers ! »

La bactérie poursuivit allégrement : « Nous nous adonnons également à la bestialité, en subtilisant des gènes à d'autres espèces. Mais à vrai dire, quand nous en sommes d'humeur, nous préférons encore la sexualité. Nous allons montrer aux rotifères comment celle-ci se pratique. Regardez, mademoiselle *Philodina*, voyez bien notre façon de faire ! »

Sous les vociférations de la salle, l'une des deux bactéries se mit à étendre vers l'autre une sorte de tube.

À cet instant, heureusement, le technicien débrancha la prise du microscope, éteignant ainsi l'écran. L'alerte avait été sérieuse. Parler de la sexualité est une chose ; mais vous pensez bien que montrer au public des scènes érotiques m'aurait valu toutes sortes d'ennuis avec les chaînes de télé et aurait sérieusement choqué mes sponsors (encore que *PlayBeast* s'en serait certainement régalé).

Ces sales petits germes me rendirent pourtant service, en un sens. En effet, ils rappelaient à l'assistance ce qu'est la sexualité et qu'il ne faut pas la confondre avec la reproduction. De la sexualité relève tout processus contribuant à mélanger les gènes d'individus différents.

À ma grande surprise, ce fut mademoiselle *Philodina* qui donna la réplique. Tel un garçon à la puberté, elle connaissait un incroyable nombre de choses en matière sexuelle ; mais, pour sa part, elle n'en ressentait manifestement que dégoût.

À mon avis, cela n'a rien d'étonnant pour une espèce qui a cultivé le célibat pendant quatre-vingt-cinq millions d'années.

« Les bactéries..., soupira-t-elle. Elles en rajoutent toujours sur leur vie sexuelle. »

Elle avait évidemment raison. Malgré l'impression qu'avait voulu donner le précédent intervenant, les bactéries ne sont aucunement libertines de nature.

Mademoiselle *Philodina* poursuivit : « La plupart des bactéries n'ont de rapports sexuels qu'en de rares occasions, et les *E. coli* sont parmi les plus abstinentes. » Elle roulait ses grands cils avec indignation. « Je ne voudrais pas que quiconque s'imagine que les rotifères bdelloïdes seraient un genre de bactérie. Ou, moins encore, de virus. »

Elle craignait sans doute qu'une bonne part du public n'ignorât les différences séparant les virus, les bactéries et tout le reste des enfants de Mère Nature. Car des gens ignorant ces différences auraient bien sûr été incapables de comprendre la véritable singularité qui était la sienne.

« Les virus ne peuvent se reproduire par eux-mêmes. C'est pourquoi ils envahissent une cellule et s'emparent de son matériel génétique pour se multiplier. En fait, soupira-t-elle, les virus ne sont pas même de véritables organismes, mais guère plus que des bandes de gènes aberrants vagabondant dans de minuscules capsules. »

Je soulignai alors, pour ma part, que, si les virus sont surtout réputés pour leurs effets pathogènes – de la poliomyélite au sida –, certains d'entre eux mériteraient de figurer dans le *Kamasutra*. Par exemple, s'il nous faut renouveler chaque année notre vaccin contre la grippe, c'est parce que les virus responsables de cette maladie entretiennent parfois des relations sexuelles, acquérant ainsi de nouveaux gènes qui leur permettent de contourner le système immunitaire humain. En revanche, si mademoiselle *Philodina* était un virus (ou une bactérie), personne ne verrait le moindre inconvénient à ce qu'elle soit asexuée. Le problème réside précisément en ce que, tout comme les mammifères ou les oiseaux, mademoiselle *Philodina* est eucaryote.

Contrairement aux bactéries, nous autres eucaryotes conservons nos gènes enfermés en un lieu spécial, un certain noyau. On trouve des eucaryotes de toutes formes et dimensions ; certains ne sont constitués que d'une seule cellule, d'autres – comme les rotifères bdelloïdes ou les êtres humains – d'un grand nombre. Mais cette diversité n'empêche pas que tous les eucaryotes soient extrêmement puritains en matière de sexualité. Les bactéries et les virus, eux, disposent de multiples façons de mêler leurs gènes quand l'envie leur en prend. Les eucaryotes n'en connaissent qu'une, et c'est de celle-là que veulent parler les scientifiques en affirmant que la sexualité est essentielle.

Dans la sexualité eucaryote, l'embryon reçoit la moitié de ses gènes de sa mère et l'autre moitié de son père. Mais quelle moitié ? Cela dépend d'une loterie appelée méiose. Imaginons que vous soyez en train de jouer à un jeu exigeant deux paquets de cinquante-deux cartes. Et que chaque carte représente un chromosome – c'est-à-dire un chapelet de gènes. La seule règle de ce jeu est que chacun des descendants reçoive des paquets entiers. Peu importe qu'ils héritent de la dame de pique issue de leur mère ou du valet de carreau issu de leur père. Peu importe même que l'on découpe par exemple les deux as de pique pour les recoller comme s'ils faisaient partie des jeux d'origine ; au contraire, ces découpages et recollages génétiques sont partie intégrante de la sexualité eucaryote. Cette réorganisation interne entre chromosomes s'appelle recombinaison. Par ce biais, à la fin de la méiose, chaque spermatozoïde et chaque ovule sont porteurs d'un mélange de gènes, complet – comme un paquet de cartes complet mais convenablement battu. C'est ainsi que la fusion du spermatozoïde et de l'œuf produit une nouvelle combinaison génétique.

Au contraire, les rotifères bdelloïdes n'ont pas connu la moindre combinaison génétique depuis des temps immémoriaux. « Quatre-vingt-cinq millions d'années sans méiose, sans échange génétique, sans mâles », rappelle mademoiselle *Philodina*. « Durant quatre-vingt-cinq millions d'années, nous n'avons pratiqué que le clonage, et nous n'en sommes pas peu fières. J'irai plus loin : à mon avis, toutes les espèces devraient suivre notre exemple. »

Elle pensait avoir tout mis en place pour prêcher l'abstinence, mais des premiers rangs le même bélier agressif bondit sur ses sabots pour bien montrer à tout le monde un grand bandeau qu'il s'était collé sur la toison : « Sauvons notre sexe ! » Il ne voulait pas admettre un seul instant que les rotifères bdelloïdes fussent véritablement de très anciens animaux asexués, ni même que de tels êtres pussent exister.

Ponctuant sa tirade par de vigoureux hochements de sa crinière crépue, il blatéra : « Allons donc ! Vous prétendez descendre d'une vierge militante qui se serait libérée des mâles et aurait renoncé à la sexualité voilà des millions d'années. Si cela était vrai (il marqua une pause pour bien signifier son scepticisme), ce serait vraiment du sensationnel. Mais enfin, voyons ! Peut-être ignorez-vous que d'autres espèces ont prétendu la même chose, sans que jamais cette assertion ne résiste à l'examen… »

Ce bélier comprenait manifestement fort bien toute l'importance de la question. Si véritablement des espèces depuis longtemps asexuées existaient sur la planète, il s'ensuivrait des conséquences incalculables. Répétons-le : si certaines créatures étaient capables de se reproduire sans sexualité (sans mâles), rien en principe n'empêcherait d'autres créatures d'en faire autant. On comprend aisément pourquoi ce mâle insistait si fort pour accuser mademoiselle *Philodina* de mensonge :

« Certains d'entre vous se souviennent certainement de l'affaire des gastrotriches chtétonoïdés – tout petits animaux très semblables à vous, mademoiselle *Philodina*, et qui vivent également parmi les mousses des flaques d'eau. Tout comme vous, ils prétendaient être asexués depuis très longtemps. Mais, à un examen scientifique plus serré, il s'est avéré que ces animaux fabriquaient du sperme. Vous conviendrez sans doute que cette production n'est pas exactement un fait d'asexualité.

« Et comment oublier les pucerons de la tribu des *Tramini* ? Quels menteurs, ceux-là ! Ces petits insectes dodus assuraient eux aussi être asexués de très longue date. Encore une supercherie ! Des tests génétiques ont démontré qu'ils étaient loin d'être aussi vertueux qu'ils le prétendaient. En fait, les scientifiques ont découvert que cette espèce dissimulait ses mâles parmi les racines des herbes où elle réside. »

Il marqua une pause, chargée de signification.

« Que tirer de tout cela ? Outre les rotifères bdelloïdes, une poignée d'autres groupes prétendent encore être asexués depuis longtemps. Les ostracodes darwinulidés – une vingtaine d'espèces de petits crustacés d'eau douce – se disent asexués depuis cent millions d'années. Bé, bé ! Certaines familles d'acariens oribatidés affirment également s'être débarrassées des mâles depuis une éternité. On trouve encore d'autres prétendus supercélibataires : des crevettes vivant dans les marais salants de l'Ancien Monde ; deux espèces de fougères d'Amérique du Nord ; et une certaine espèce de bivalves. Mais les indices qui pourraient corroborer ces revendications restent bien peu convaincants, c'est le moins que l'on puisse dire. »

Il se mit alors à carrément tonitruer :

« Je vous mets en garde : toutes les prétentions à une antique asexualité ne sont que balivernes, et ces prétendues femelles célibataires sombreront dans le ridicule ! Bé, bé, bé ! Mademoiselle *Philodina*, votre prétendue chasteté n'est que du baratin. Comme d'autres espèces avant vous, vous ne faites que dissimuler vos mâles, et un jour ou l'autre cette imposture sera découverte. »

Lorsqu'il se rassit, l'assistance éclata en applaudissements.

Il me fallut bien reconnaître que ce bélier touchait là au vif du sujet. Car, au fil des années, différentes sortes d'organismes ont effectivement soutenu être asexués depuis de très longues générations, et beaucoup ont été démasqués comme des imposteurs. Jusqu'ici, toutes les prétentions à l'asexualité reposaient sur des arguments négatifs – notamment que l'on n'avait jamais vu de mâle de telle ou telle espèce. Mais cette sorte d'assertion négative reste faible et aisément réfutable. C'est ainsi, par exemple, que la biologie fourmille d'exemples où l'aspect des femelles et celui des mâles sont si différents qu'il fallut des décennies pour comprendre qu'ils étaient bel et bien partenaires les unes des autres.

Je craignis un instant que les auditeurs ne mettent en pièces le mobilier. Mais il me faut encore tirer mon chapeau à mademoiselle *Philodina*. Sans rien perdre de son calme, elle sut retourner le sentiment du public en énumérant des preuves puissantes que les rotifères bdelloïdes n'étaient nullement des charlatans, mais réellement des organismes asexués de très longue date. À la surprise générale, elle parvint à faire concevoir que tant elle-même que les générations précédentes de son espèce avaient en effet trouvé le moyen de se perpétuer sans mâles et sans méiose depuis des millions d'années. Ces animaux sont de parfaites vierges : plus pures qu'il n'est possible, plus nonnes qu'aucune nonne, vierges suprêmes, incarnation même de l'abstinence.

Sa démonstration reposait sur le fait que le recours au clonage pendant des millions d'années entraîne des effets considérables sur l'évolution des gènes eux-mêmes. « Une asexualité prolongée durant des générations laisse sur nos gènes une marque d'une parfaite netteté, comme un tatouage moléculaire, expliqua-t-elle d'un air assuré. Si vous ne recourez qu'au clonage pour la reproduction, il ne reste qu'un unique facteur possible de renouvellement génétique, capable d'établir une différence entre mes gènes, ceux de ma mère, de ma grand-mère ou des générations antérieures – à savoir la mutation. »

Je rappelai à l'assistance que les mutations ne sont rien d'autre que des erreurs de transcription que commet de temps en temps le mécanisme de réplication des cellules.

Mademoiselle *Philodina* reprit la parole : « Revenons-en à mon ancêtre d'il y a quatre-vingt-cinq millions d'années, dernier fruit du péché originel qu'ait compté ma famille depuis lors. Mettons qu'elle ait hérité de deux copies d'un même gène codant, pour le nombre de couronnes ciliaires, par exemple. Elle tenait l'une de ces copies de sa mère, l'autre de son père.

Admettons même, pour renforcer le propos, que ces gènes aient été identiques. Mais cette affaire remonte maintenant à quatre-vingt-cinq millions d'années. Compte tenu qu'un rotifère bdelloïde vit en moyenne trois semaines, cela représente plus de 1,5 milliard de générations de rotifères bdelloïdes. Aussi s'attendrait-on à ce que les deux copies de mon gène soient extrêmement différentes, chacune ayant accumulé différentes mutations. »

La meilleure façon de comprendre ce processus, comme elle l'expliqua fort bien, est sans doute l'analogie suivante. Imaginons qu'un très ancien manuscrit ait été maintes et maintes fois recopié par les moines de deux monastères éloignés l'un de l'autre et isolés de tout. Si chaque nouvelle version du manuscrit est issue d'une copie précédente, on verra s'introduire de plus en plus d'erreurs. Et, à moins d'un inimaginable phénomène de télépathie d'une écritoire à l'autre, les erreurs commises seront différentes. Au fil du temps, les versions en cours dans l'un et l'autre monastère divergeront de plus en plus. L'existence de la sexualité, en matière de reproduction biologique, correspondrait selon cette métaphore à la possibilité pour les moines de copier les uns sur les autres, et de remplacer leurs propres versions par les manuscrits d'autres monastères. Seule une telle intercommunication garantirait que toutes les versions restent très proches les unes des autres.

« Une importante divergence entre les deux copies d'un même gène, conclut mademoiselle *Philodina*, est la trace moléculaire d'une ancienne asexualité. »

Le pigeon voyageur, dont les ailes s'agitèrent si nerveusement qu'il prit son envol involontairement, se mit à pousser des cris en l'air au-dessus de son perchoir. « Mais un texte antique recopié 1,5 milliard de fois par des groupes différents se transformerait jusqu'à devenir méconnaissable ! Je ne peux croire que les versions ainsi obtenues puissent être reconnues comme étant de même provenance !

– Certes, l'identification des deux allèles d'un gène peut s'avérer difficile. Mais dans notre cas, heureusement, le changement n'aura pas été jusqu'à rendre impossible d'en déceler l'origine commune », répliqua mademoiselle *Philodina*. Et de sortir son atout maître : dirigeant d'un air triomphal ses couronnes ciliaires vers le bélier, elle anéantit l'accusation d'imposture en faisant connaître que des tests génétiques avaient démontré que les rotifères bdelloïdes obéissent aux schémas de divergence prédits par la théorie. Brandissant un exemplaire du magazine *Science*, mademoiselle *Philodina* déclara solennellement : « Les preuves sont sans appel. Nous autres rotifères bdelloïdes sommes chastes. Il n'existe pas de rotifère bdelloïde mâle. »

Du fond de la salle, les féministes radicales accueillirent cette information par des acclamations enthousiastes : « Ça, c'est bien, c'est super, de toute façon on n'a pas besoin d'eux ! »

Le reste des auditeurs, en revanche, ne semblait pas du tout partager cette jubilation. Parcourant l'assistance du regard, je constatai que chacun paraissait faire grise mine, et la salle bourdonnait de rumeurs contrariées. Personne ne pouvant plus mettre en doute cette référence à une reproduction asexuée, les gens passèrent à l'invective, protestant que la réussite des rotifères bdelloïdes n'était qu'une aberration passagère et que cette espèce était certainement vouée à l'extinction comme toutes les autres espèces asexuées. Un python lové dans un coin de la salle brandit un grand panneau proclamant : « Les bdelloïdes sont bfoutus [1] » et siffla d'un ton menaçant : « Vous allez disparaître, misérables vieilles filles, vous allez crever ! »

Mademoiselle *Philodina* répondit aigrement : « À long terme, nous allons *tous* crever. Et votre sexualité ne vous épargnera pas le même destin. Les dinosaures avaient une activité sexuelle effrénée, et voyez ce qu'il est advenu d'eux ! Vous pouvez bien baiser à couilles rabattues, mais si votre habitat disparaît, vous rejoindrez les fossiles et vous n'aurez plus aucune sexualité. Les organismes asexués… »

1. *Bdoomed*, mot-valise, forgé pour l'occasion à partir de *bdelloïd* et de *doomed* (condamné à l'échec). (NdT).

Courageusement, la souris de poche l'interrompit : « Mais, sans sexualité, comment pourriez-vous vous adapter ? Et, si vous en êtes incapables, vous n'avez évidemment aucun avenir !

– Mais qui donc prétend que les espèces asexuées ne s'adaptent pas ? s'indigna mademoiselle *Philodina*. Je tiens à vous indiquer que les rotifères bdelloïdes comptent parmi les espèces les plus aptes à s'adapter de toute la planète. Nous sommes parvenues à constituer une communauté, uniquement féminine, de plus de 360 espèces. Nous vivons parmi les mousses, dans les sols humides, les urnes funéraires, les caniveaux et les marais des sept continents. Vous nous trouverez présentes dans les terres désolées de l'Antarctique comme dans les jungles de Sumatra. Nous supportons aussi bien les sources hydrothermales sulfureuses que la rosée la plus pure… Faites donc la comparaison avec nos lointains cousins que sont les rotifères séisonides. Elles ont toujours eu une activité sexuelle, et cela leur a procuré beaucoup de plaisir. Mais on n'en compte que deux espèces, qui vivent l'une et l'autre sur le corps d'une seule catégorie de crevettes. Considérez-vous cela comme une réussite, sur le plan de l'évolution ? Ouais… J'y vois plutôt un lamentable échec. »

J'intervins alors pour mettre fin à cette rude querelle : « Ce qu'il convient de bien noter, c'est le caractère exceptionnel des rotifères bdelloïdes. C'est le seul groupe d'animaux asexués qui compte de si nombreuses espèces. Après ces quatre-vingt-cinq millions d'années, personne de sensé ne saurait pronostiquer leur prompte disparition. Il n'en est pas moins exact que la majorité des espèces asexuées s'éteignent assez rapidement. Si nous en comprenions la raison (les rotifères bdelloïdes représentant une exception), nous pourrions en tirer d'importantes implications générales sur l'utilité de la sexualité. »

Alléluia ! J'avais réussi à ramener mon public à la question centrale… Je mentionnai qu'il existe une bonne vingtaine de théories prétendant expliquer le rôle de la sexualité et en résumai les trois principales : le cliquet de Muller, le couperet de Kondrashov et la Reine Rouge. Selon les deux premières thèses, les organismes asexués disparaissent promptement par accumulation de mutations néfastes – en d'autres termes, les espèces asexuées succomberaient à des maladies génétiques. La théorie de la Reine Rouge, en revanche, en appelle à l'un des traditionnels dragons de l'Apocalypse : la pestilence, maladie infectieuse parfaitement connue.

Moby, le poisson-globe, se précipita immédiatement sur la question des mutations néfastes : « Mademoiselle *Philodina*, comment les espèces asexuées pourraient-elles se préserver des mutations néfastes ? Et veuillez m'excuser de vous le dire, mais vos couronnes ciliaires ont quelque chose d'un peu tremblotant – j'ai moi-même assez mauvaise vue, aussi est-ce peut-être seulement un effet de lumière, mais celle de gauche me paraît vraiment un peu carrée. Je parie que c'est à cause de ces mutations dont vous parliez et qui se sont accumulées chez vous... »

Mademoiselle *Philodina* riposta sur-le-champ : « Je suis peut-être un peu carrée moi-même, mais ce n'est pas le cas de mes couronnes ciliaires. » Elle parlait d'un ton assuré, mais n'en poursuivit pas moins, au cas où... : « Veuillez bien m'excuser à mon tour de vous dire ce que je pense, mon cher poisson-globe, mais on accorde souvent beaucoup trop d'importance aux mutations, en matière d'évolution. Les généticiens les considèrent comme néfastes, parce qu'ils ne disposent que de méthodes plutôt sommaires : ils ne peuvent observer que des mutations défavorables. Il est bien évident que de ne pas avoir de crâne est un sérieux inconvénient. Pour prendre l'exemple des mouches, l'absence d'ailes n'est pas non plus bien avantageuse. On commencera par vous considérer comme un simple figurant traversant la scène. Mais, en réalité, la plupart des mutations sont neutres et ne produisent aucun effet. Certes, elles modifient la séquence de l'ADN d'un gène, mais elles ne transforment pas l'information. C'est un peu comme de passer d'une orthographe anglaise à une orthographe américaine. *Plough* et *plow*[1] n'ont

1. Sens principal : « labourer ». (NdT.)

pas le même aspect à l'écrit, mais signifient exactement la même chose et se prononcent à l'identique. »

Bien, fort bien. Compte tenu de toutes les mutations enregistrées par son espèce, j'aurais certainement dû me douter que mademoiselle *Philodina* adopterait une position neutre, qu'elle se rangerait à la doctrine discutable, et même assez hardie, selon laquelle la plupart des mutations ne sont ni avantageuses ni désavantageuses, mais simplement indifférentes. Pourtant, je ne pouvais pas la laisser poursuivre sur cette voie. Tout d'abord, la controverse demeure vive quant à la neutralité de bien des mutations. En second lieu, il est généralement admis que, lorsqu'une mutation produit un effet, c'est le plus souvent de façon négative : de légers changements aléatoires ont toutes chances de causer du mal et non du bien. Soyons plus nets encore : nombreuses sont les mutations qui peuvent vous tuer ou vous rendre malade, aucune par contre ne vous garantit une existence florissante.

Ce qui nous ramène au cliquet et au couperet. Selon la théorie du cliquet de Muller (du nom de son inventeur le généticien Hermann Muller, qui obtint le prix Nobel pour avoir démontré que les rayons X provoquent des mutations), l'évolution fait que les organismes asexués ne jouissent que d'une brève existence, car au fil du temps le nombre de mutations néfastes subies ne peut que s'accumuler sans retour possible. Imaginons une population qui vienne seulement de devenir asexuée. Pour appuyer notre démonstration, supposons en outre qu'aucun membre de cette population ne subisse de mutation néfaste. Le temps passant, les erreurs de copie n'en entraîneront pas moins des mutations parmi la descendance, et peu à peu cette population sera composée d'individus porteurs de plusieurs mutations. Un jour viendra où le dernier individu n'en ayant connu aucune mourra sans laisser d'enfants, et le cliquet aura avancé d'un cran. Ce processus se poursuivra jusqu'au moment où *tous* les individus seront si malades que la population entière s'éteindra. Les espèces sexuées échapperaient à ce destin parce que le brassage des gènes, de génération en génération, ferait qu'il y aurait toujours des individus peu sujets aux mutations.

L'idée est tout à fait élégante, mais ne saurait être valide que si divers éléments se trouvaient rassemblés. Le plus important est que la population asexuée considérée soit peu nombreuse. Si tel n'est pas le cas, il subsistera sans doute toujours quelques individus ayant subi peu de mutations.

Il n'en va pas de même du couperet de Kondrashov (qui tient également son nom de son inventeur, un généticien russe), où l'importance numérique de la population ne joue aucun rôle.

Supposons qu'il existe un seuil de mutations légères, en elles-mêmes peu dangereuses, que chaque individu soit capable de supporter, mais qu'au-delà de ce seuil le couperet s'abatte sur cet individu, entraînant sa mort. Dans une population sexuée, le brassage des gènes donne naissance à quelques heureux spécimens, qui ne sont victimes que d'une faible quantité de mutations. Mais il en crée aussi de moins avantagés, qui en subissent beaucoup. Ces derniers tombent sous le couperet, leur taux de mutation devenant excessif. Cela protège la population concernée, de manière rapide et efficace, d'éventuelles mutations plus dangereuses. Les espèces asexuées ne disposent pas de cette ressource, et, chez elles, beaucoup plus d'individus franchiront le nombre de mutations tolérable. Selon cette théorie, un taux élevé de mutations rend la sexualité indispensable à la conservation de l'espèce.

Je repris la parole pour résumer : « Les mutations bénignes peuvent ainsi suffire à expliquer l'extinction de la plupart des espèces asexuées. Pour l'instant, nous ne sommes pas en mesure d'évaluer directement les taux de mutation, ce qui nous interdit de jurer absolument de notre hypothèse. Si les taux de mutation chez les espèces asexuées s'avéraient relativement bas, il nous faudrait explorer d'autres pistes. S'il se confirmait au contraire que ces taux sont généralement très élevés, il s'ensuivrait que l'étonnante persistance des rotifères bdelloïdes tiendrait à ce qu'ils auraient découvert quelque procédé évolutif pour réduire leur taux de mutation, un moyen que n'auraient su trouver d'autres organismes asexués. Peut-être… »

Soudain m'interrompit une voix mélancolique : « Ah ! mais alors, mademoiselle *Philodina*, qu'en est-il des maladies infectieuses ? » On avait rallumé l'écran, sur lequel apparut une face monstrueuse. Ses énormes mandibules en forme de faux me parurent appartenir à un monstre anonyme échappé de mes pires cauchemars. Cette hideuse créature poursuivit : « Je suis une anonyme fourmi ouvrière de l'espèce *Atta colombica*, d'une colonie en plein essor proche du canal de Panama ; nous ne comptons pas moins de deux millions d'individus. Bien longtemps avant que l'humanité n'ait fait son apparition sur terre, mes ancêtres avaient inventé l'agriculture, que nous n'avons jamais cessé de pratiquer. Bien que d'autres espèces de fourmis élèvent des animaux, par exemple des pucerons, nous autres cultivons des champignons. Pourquoi ? Pour la même raison que les hommes cultivent du blé ou du riz : pour manger ces champignons, dont nous ne pourrions nous passer. Nous coupons donc les feuilles et les fleurs de toutes sortes de plantes pour en faire un terreau sur lequel pousseront les champignons ; nous engraissons ceux-ci de nos excréments ; nous désherbons le jardin où ils croissent ; nous les taillons pour les rendre plus productifs ; et nous nous efforçons de les protéger des pillards. Malgré tout, nous vivons constamment dans la crainte que quelque vicissitude ne vienne mettre en péril toute cette colonie, par exemple une invasion d'*Escovopsis aspergilloides*. »

La pauvre fourmi en frémissait jusqu'au bout des antennes. Elle continua de s'expliquer : « C'est un champignon hyphomycète parasite qui peut fort bien détruire tout notre jardin. Cela m'amène à ma véritable question. Nos champignons aussi étaient jadis asexués. Depuis moins longtemps que vous, certes, mademoiselle *Philodina*, mais on continue d'estimer qu'ils remontent à quelque vingt-trois millions d'années. Nous reproduisons ces champignons par clonage, et, lorsqu'une nouvelle reine abandonne sa fourmilière natale pour fonder sa propre colonie, elle emporte dans sa gorge, enveloppés dans des poches spéciales, quelques cultivars de champignons. Autrement dit, nos champignonnières s'apparentent aux cultures modernes : il s'agit de monocultures, de plantations entières génétiquement identiques. C'est pour cette raison que nous pensons qu'ils sont tout aussi vulnérables. On nous a dit que la prédisposition aux maladies inclut une composante génétique – de sorte qu'une affection se déclenchant dans une monoculture se propagera très rapidement et détruira tout sur-le-champ, veuillez pardonner le jeu de mots. Une autre des raisons probables pour lesquelles la sexualité apparaît comme un facteur avantageux serait que le brassage génétique contribue à l'incessante lutte contre les maladies. Dites-moi, mademoiselle *Philodina*, s'il vous plaît, comment régler ce problème ? »

De fait, la longue intervention de cette fourmi était excellente et nous conduisit immédiatement à la troisième théorie sur l'utilité de la sexualité : celle de la Reine Rouge.

Notre *Atta colombica* l'avait très justement indiqué, la vulnérabilité aux maladies contagieuses – et plus généralement aux parasites, qu'il s'agisse de virus, de bactéries, de champignons ou autres saloperies – comporte de façon très générale une composante génétique. Comme les êtres asexués se transmettent de génération en génération les mêmes gènes (à une ou deux mutations près, le cas échéant), les parasites n'ont pas grand mal à percer leurs défenses et à détruire les clones. La sexualité en revanche, grâce au brassage des gènes, empêche les parasites de trop aisément s'acclimater dans l'organisme de leurs hôtes. Si la sexualité apporte des avantages, c'est précisément parce qu'elle recombine les gènes : elle est la version génétique d'une cible mouvante. Après chaque acte sexuel, les parasites sont contraints de reprendre leur travail de zéro. Le nom donné à cette théorie – la Reine Rouge – provient de l'œuvre de Lewis Carroll, *De l'autre côté du miroir*. Vous souvenez-vous de ce passage ? La Reine Rouge signifie à Alice : « Ici, il faut courir tant qu'on peut pour rester au même endroit[1]. » Autrement dit, vous devez changer pour rester là où vous en êtes.

1. Lewis Carroll, *Ce qu'Alice trouva de l'autre côté du miroir*, traduction de Jacques Papy, Éd. Jean-Jacques Pauvert, 1960. (NdT.)

Sans laisser à mademoiselle *Philodina* le temps de placer un mot, notre dédaigneux tatou se dressa alors à son tour. La carapace étincelante sous l'éclairage ambiant, il dit : « Si je puis m'exprimer... », puis levant une patte d'un geste autoritaire : « Je suis un tatou à neuf bandes, ce qui me met, je crois, dans une étrange situation. Les tatous sont des mammifères pour le moins particuliers (j'irai jusqu'à dire sans équivalent) : nous pratiquons la reproduction aussi couramment asexuée que sexuée. Comme vous le savez sans doute, nos mâles sont particulièrement bien montés, et je vous permets de m'appeler monsieur TBM. Quand un mâle rencontre une femelle – ricana-t-il –, mais je vous épargne les détails... Cet équipement hors du commun requiert des fibres spéciales. Toujours est-il qu'après l'union de l'ovule avec un spermatozoïde, la cellule ainsi constituée se dédouble à deux reprises, donnant quatre embryons génétiquement identiques. C'est ainsi que je diffère bien sûr de chacun de mes parents, mais que mes frères et moi sommes des clones.

« Mais je m'égare. Le point central de la théorie de la Reine Rouge est que la sexualité apporte un avantage en ceci qu'elle rend les individus plus différents. La monoculture entraîne davantage de maladies, parce que tous les spécimens relèvent d'un même clone. Vous conviendrez qu'un champ comportant de nombreux spécimens différents se révèle bien moins vulnérable, la maladie ne parvenant pas à se répandre au point de les atteindre.

« Il est curieux de constater à quel point les espèces clonées sont responsables elles-mêmes de leur extinction. Plus un clone se reproduit, plus il devient susceptible de succomber à des maladies, cela pour deux raisons : tout d'abord, une maladie peut facilement se répandre parmi une population de clones ; en second lieu, plus cette maladie se répand, plus elle a de probabilités d'évoluer pour infiltrer la cible. »

La salle s'emplit de murmures. Le tatou tapa du pied pour ramener l'attention. Quand l'auditoire se fut tu, il poursuivit :

« Comment se différencier un peu quand on est un clone ? Rien de plus simple, il suffit de partir un peu plus loin : lorsqu'une femelle, clonée donc, arrive dans un nouveau secteur, elle y gagne tous les avantages d'être unique en son genre. Si par chance elle n'a pas apporté avec elle ses parasites et que les maladies propres à son nouveau lieu de séjour sont moins sévères que celles du précédent, rien ne l'empêche de s'abstenir de toute sexualité jusqu'à la fin de ses jours.

– Mais bien sûr, nos fameux transports de champignons ! s'exclama la fourmi.

– Exactement, reprit le tatou, et dans des conditions telles qu'*Escovopsis* a d'autant moins de chances d'y survivre que la reine choisit avec le plus grand soin ses suivantes et se préoccupe sans doute de les faire désinfecter.

– Certes, on ne détecte jamais de cas d'*Escovopsis* chez les reines en déplacement, chacun sait cela ! », répliqua la fourmi.

Sur quoi le tatou interrogea avec superbe : « En ce cas, mademoiselle *Philodina*, je vous demanderai si vous-même voyagez. Est-ce que vous ne pourriez ainsi chercher à surpasser la Reine Rouge ? »

Je commençais pour ma part à me sentir inutile, mais devinai que c'était là un sujet à propos duquel chacun pouvait apporter son grain de sel. Quant à mademoiselle *Philodina*, elle en devint livide mais répondit :

« Vous trouverez la réponse à cette question dans mon prochain livre à paraître, *Les Sept Modes de développement parfaitement réussis des espèces asexuées*, qui est pour l'instant, il faut que vous le sachiez, interdit de publication. Mais, puisque vous-même avez quasiment découvert le secret, autant que j'évente la mèche.

« Je pense en effet que nos nombreux déplacements expliquent que nous parvenions à perdurer. Nous autres rotifères bdelloïdes voyageons beaucoup, et dans le temps, et dans l'espace. Certes, nous ne pouvons reculer dans le temps, pas plus que quiconque. Mais nous savons avancer dans le temps. Nous disposons pour cela d'un procédé qui s'appelle l'anhydrobiose, qui est un état de vie extrêmement ralenti. Pour l'essentiel, nous nous déshydratons puis nous nous évanouissons. »

Quelqu'un dans l'assistance ricana que cette vieillarde était en effet bien ratatinée. Mademoiselle *Philodina* feignit de ne pas avoir entendu et poursuivit :

« Cela ne va pas cependant sans risques. L'anhydrobiose est un processus difficile, et beaucoup de rotifères bdelloïdes y succombent. Mais les survivants reviennent à l'existence en un lieu et un temps nouveaux, avec une santé et un moral meilleurs. »

Je tentai à nouveau de reprendre mon show en main, expliquant que la déshydratation et l'évanouissement n'étaient peut-être pas les plus importants éléments de réussite pour ce qui est de l'asexualité. D'autres organismes ont recours à la déshydratation, sans être en rien d'ancestraux asexuels. J'ajoutai cependant que cette étonnante capacité à voyager dans l'espace et dans le temps joue certainement un rôle important dans la prospérité des rotifères bdelloïdes. La continuité des êtres asexués n'est pas chose facile et requiert à l'évidence certains caprices du hasard.

Je n'en pouvais vraiment plus de ce débat. Cependant, on en était à un point décisif : bien que l'on ne puisse être sûr de rien à ce propos, tout semble indiquer que la sexualité contribue à notre santé, car le brassage des gènes peut nous aider à déjouer les parasites et réduit l'effet des mutations nocives. Bref, la reproduction par voie sexuelle contribue à notre longévité.

Je conclus l'émission par une double mise en garde : pour la plupart des espèces, les femelles auraient tort de rejeter systématiquement les mâles (ce qui, bien sûr, me valut les huées des féministes radicales), et les mâles – particulièrement chez les mammifères – devraient éviter de se montrer trop complaisants :

« Vous autres, mammifères mâles, pouvez passer votre temps à vous féliciter. En effet, de tous les animaux, les mammifères sont les seuls où les adultes ne puissent se reproduire hors sexualité ; les mâles sont parvenus à devenir indispensables – du moins sur le plan génétique. Le clonage de mammifères adultes est impossible hors de manipulations techniques fort délicates et encore très peu fiables.

« C'est pourquoi, messieurs, vous êtes sauvés pour le moment. Mais, si vous ne voulez pas disparaître à votre tour, veuillez bien écouter cet avertissement : l'asexualité est particulièrement tentante chez les espèces où les mâles se montrent trop paresseux pour s'occuper de leur progéniture. Les avantages de l'asexualité diminuent considérablement si les mâles apportent leur contribution. »

Dieu merci, j'étais parvenue à m'exprimer sans soulever d'émeute ni essuyer de coup de feu… Je remerciai toute l'assistance pour les questions posées et terminai en demandant que l'on applaudisse mademoiselle *Philodina roseola :* « Longue vie aux rotifères bdelloïdes ! » L'assistance applaudit à ma conclusion : « Prédateurs, s'il vous plaît, souvenez-vous qu'il est illicite d'attaquer des hôtes au moment où justement ils abandonnent votre territoire. Et, à tous, je vous serais reconnaissante de revenir la semaine prochaine, en cette salle où vous sera présentée *Sous le microscope* une autre espèce déviante. »

Postface

Voici venu le moment d'une dernière question – « un dernier coup pour la route », comme on dit. Tout en vous priant de m'excuser pour toutes les questions auxquelles je n'ai pas apporté de réponse, je vais me permettre d'en avancer une qui ne cesse de me revenir à l'esprit. Nous avons vu ensemble que la sexualité est un élément essentiel de l'évolution, qu'elle produit une formidable diversité, que malgré divers problèmes elle reste indispensable à la majorité des êtres vivants, que chez chaque espèce l'abstinence mène presque certainement à l'extinction... Mais cette sexualité, quelle est donc son origine ?

Hélas, nous ne la connaîtrons sans doute jamais avec certitude. Après tout, certains échanges génétiques durent sans doute se produire peu après l'apparition de la vie sur Terre – il y a de cela environ quatre milliards d'années. Remonter si loin dans le temps représente une tâche pour le moins ardue. Il nous en reste cependant quelques représentations possibles, certes un peu extravagantes. Laissez-moi en examiner rapidement quelques-unes avec vous.

Il semblerait que certains microbes, pas si différents de nos actuelles bactéries, aient évolué peu après l'origine de la vie, ce qui peut donner à penser que les échanges génétiques entre ces micro-organismes originels n'étaient pas très éloignés de ceux que nous connaissons aujourd'hui. Mais pourquoi se mirent-ils ainsi à échanger des gènes ? Une première hypothèse serait que ce système aurait facilité la correction d'ADN endommagé, une chaîne d'ADN en bon état apportée par un partenaire pouvant servir à remplacer des gènes altérés.

Une seconde hypothèse, passablement insolite, est que la sexualité serait de nature infectieuse. En d'autres termes, son apparition serait due au fait qu'un fragment d'ADN aurait mis en place l'échange génétique en vue de se propager lui-même au sein de la population. Pour prendre une comparaison, ce serait comme si un simple rhume poussait les êtres humains à se montrer particulièrement volages. Ce modèle peut sembler extravagant mais il ne l'est peut-être pas tant que cela. En effet, un des motifs ayant pu pousser, assez récemment, une bactérie à la sexualité pourrait être l'infection par un segment d'ADN particulier, connu sous le nom de plasmide F. Tout individu doté de ce plasmide est porté à s'accoupler avec un autre s'en trouvant dépourvu, d'où une généralisation de la pratique sexuelle.

Certes, l'origine de la sexualité des bactéries reste très hypothétique, mais l'idée que l'on peut s'en faire apparaît comme un puissant édifice, par rapport au peu que nous savons sur l'origine du comportement sexuel des êtres humains, des oiseaux, des mouches, des algues vertes et autres eucaryotes. Souvenons-nous que la sexualité des eucaryotes est un processus complexe, au cours duquel chacun des parents transmet un lot complet de ses gènes. Cet événement ne s'est sans doute produit qu'une seule fois, et il reste profondément énigmatique d'en comprendre le comment et le pourquoi. Certains le considèrent comme un fait de cannibalisme, supposant qu'une cellule en aurait dévoré une autre, recueillant ainsi son ADN. D'autres spécialistes y voient plutôt un mode de remise en l'état de l'ADN. Il en est aussi pour affirmer que cette forme de sexualité aurait eu pour origine une maladie, avec des éléments génétiques infectieux favorisant leur propre propagation.

Vous laissant sur ces dernières réflexions, j'espère ainsi qu'après avoir constaté la prodigieuse diversité des pratiques sexuelles en dehors de notre propre espèce vous vous montrerez plus tolérants vis-à-vis des diverses mœurs que celle-ci pratique. En ce qui me concerne, des années de travail comme conseillère en ce domaine ont largement élargi mon horizon ; je considère désormais beaucoup plus de choses comme normales. En particulier, je dois avouer qu'il m'arrive d'envier un peu certain(e)s d'entre vous. ([Lesquel(le)s ? Ça, c'est un secret personnel.]) Quoi qu'il en soit, j'espère avoir contribué à apporter un nouvel éclairage sur vos propres problèmes et surtout avoir apporté un peu de détente et beaucoup de plaisir.

Je vous souhaite à tous et à toutes (hormis la pugnace mademoiselle *Philodina*, bien sûr) d'excellentes relations sexuelles pour les années qui viennent.

Salut à vous !

Docteur Tatiana.

Notes savantes

Chapitre 1. Description du champ de bataille

Nécroscie déchirée (phasme)	*Necroscia sparaxes*
Spermophile de l'Idaho	*Spermophilus brunneus*
Chrysomèle bleu cobalt	*Chrysochus cobaltinus*
Mégachile arrondie	*Megachile rotundata*
Lapin de garenne	*Oryctolagus cuniculus*
Cynomys de Gunnison	*Cynomys gunnisoni*
Lézard des souches	*Lacerta agilis*
Labre à deux bandes	*Halichoeres bivitattus*
Angwantibo (lorisidé)	*Arctocebus calabarensis*
Accenteur mouchet	*Prunella modularis*
Alecto à bec rouge	*Bubalornis niger*
Gorille	*Gorilla gorilla*
Érimasture orné	*Oxyura vittata*
Abeille domestique	*Apis mellifera*
Souris grise	*Mus musculus*
Écureuil noir de l'Est	*Sciurus niger*
Rat d'égout	*Rattus norvegicus*

Ras le bol de faire l'amour !

Concernant les marathons sexuels chez les insectes, cf. Gangrade (1963). Pour ce qui est de la surveillance des femelles chez le spermophile de l'Idaho, cf. Sherman (1989) ; pour la chrysomèle bleu cobalt, cf. Dickinson (1995). Pour la première formulation du principe de Bateman et ses expériences, cf. cet auteur, 1948. Quant aux raisons particulières pour lesquelles les femelles auraient le moins de relations sexuelles possible, cf. Daly (1978) ; pour ce qui est de l'accouplement unique chez la mégachile arrondie, cf. Gerber et Klostermeyer (1970). Pour les saumons qui sont asphyxiés sous l'eau par des grenouilles, cf. Boarder (1968). Quant à la fécondité sexuelle de *Drosophila hydei*, cf. Markow (1982) ; pour l'accroissement de la fécondité lié à l'augmentation du nombre de partenaires chez *Drosophila melanogaster*, cf. Pyle & Gromko (1978). Concernant les premières objections au principe de Bateman, cf. Gladstone (1979), Mason (1980) et Dewsbury (1982) ; sur l'idée que les femelles volages présentent un « dysfonctionnement », cf. Taylor (1967). Parker (1970) fut un des premiers à se rendre compte que les femelles de certaines espèces d'insectes peuvent avoir l'habitude de s'accoupler avec plusieurs mâles, et l'un des premiers à en examiner les conséquences pour ces derniers ; cependant, il n'envisagea pas que l'acte sexuel pût être bénéfique pour les femelles. Pour une première constatation du fait que les femelles tirent habituellement un bénéfice à s'accoupler plusieurs fois, cf. Ridley (1988). Quant aux taux supérieurs de reproduction chez les lapines polyandres, cf. Beatty (1960) ; pour les cynomys de Gunnison, cf. Hoogland (1998) ; pour le hamster doré, cf. Olson & Madsen (2001) ; pour les labres à deux bandes, cf. Peterson (1991).

Très inquiète

Sur le peu que l'on connaît concernant l'histoire naturelle de l'angwantibo, cf. Nowak (1999), p. 495 et 496 ; pour le pénis de l'angwantibo, cf. Hill (1953), p. 164-175 ; pour une description générale des pénis des primates, Dixson (1998), chap. 9 ; pour comparer avec le pénis humain, cf. Short (1979). Sur le décapage chez *Calopteryx maculata*, cf. Waage (1979) ; sur les manœuvres de persuasion chez *Calopteryx haemorrhoidalis asturica*, cf. Córdoba-Aguilar (1999) ; pour les organes génitaux d'*Olceclostera seraphica*, cf. Eberhard (1985), p. 165 ; sur les termites, cf. Eberhard., p. 126 et 127. Chez les termites, chaque femelle ne s'accouple qu'avec un seul mâle, et les organes sexuels sont tout simples, sans grande différence d'une espèce à l'autre. Pour le scellage du sperme chez les araignées des anémones, cf. Diesel (1990) ; sur le becquetage des accenteurs mouchets, cf. Davies (1983). Pour le pseudophallus et la copulation chez les alectos à bec rouge, cf. Winterbottom & *al.* (1999 et 2001). Concernant la complexité du pénis et la promiscuité sexuelle des femelles chez les insectes, cf. Arnqvist (1998) ; chez les primates, cf. Dixson (1998), chap. 9 ; pour les quelques cas de femelles ayant plus d'orgasmes chez les espèces volages, cf. Dixson, p. 131-136 ; notez bien toutefois que la fonction des épines sur les pénis de certains mammifères reste objet de controverse. Pour ce qui est du long pénis hérissé de l'érismature orné, cf. McCracken (2000) ; quant aux structures de groupe chez les gorilles, cf. Robbins (1999).

En toute perplexité

Pour la mort violente des mâles chez les abeilles domestiques, cf. Gary (1963) ; s'agissant de la proportion des mâles chez les insectes, cf. Page

(1980) ; pour le nombre de vols nuptiaux, cf. Page (1986) ; David Tarpy m'a indiqué le nombre de partenaires d'une reine d'abeille. Pour les avantages de la polygamie chez les abeilles domestiques, cf. Page (1980 et 1986), ainsi que Tarpy & Page (2001) ; quant aux mâles inféconds qui sont dévorés vivants, cf. Woyke (1963). Tous mes remerciements à David Tarpy, Robert Page et J. Woyke pour leurs informations sur la structure en tire-bouchon à l'extrémité du phallus des mâles. On trouvera des exemples de tampons de chasteté chez les chauves-souris chez Matthews (1941) ; chez les nématodes, cf. Barker (1994) ; chez les serpents, cf. Devine (1975) ; chez les araignées, cf. Robinson (1982) ; chez les papillons, cf. Dickinson & Rutowski (1989) ; chez les drosophiles, cf. Polak & *al.* (1998) ; chez les cochons d'Inde, Martan & Shepherd (1976) ; chez les écureuils, Koprowski (1992) ; chez les chimpanzés, Tinklepaugh (1930) ; quant aux acrobaties du pénis chez le rat, cf. Wallach & Hart (1983). Pour les tampons chez les rongeurs (notamment le dur tampon de la souris domestique), cf. Voss (1979). Pour les tampons enlevés par les femelles chez l'écureuil noir de l'Est, cf. Koprowski (1992).

Chapitre 2. Tout gaspillage est exécrable

Mérion splendide	*Malurus splendens*
Mouche du fumier	*Scathophaga stercoraria*
Syngnathe de Schlegel	*Syngnathus schlegeli*
Abeille domestique	*Apis mellifera*
Lapin de garenne	*Oryctolagus cuniculus*
Nématode (ver rond)	*Caenorhabditis elegans*
Acarien des bulbes	*Rhizoglyphus robini*
Discoglosse peint	*Discoglossus pictus*
Ariséma triphylle	*Arisaema triphyllum*
Tétra citron	*Hyphessobrycon pulchripinnis*
Girelle-paon à tête bleue	*Thalassoma bifasciatum*
Serpent-jarretière des plaines	*Thamnophis radix*
Diamant mandarin	*Taeniopygia gutttata* (= *Poephila guttata*)
Crabe bleu	*Callinectes sapidus*
Mouton domestique	*Ovis aries*
Vipère péliade	*Vipera berus*
Lion	*Panthera leo*
Rat d'égout	*Rattus norvegicus*
Hamster doré	*Mesocricetus auratus*
Souris des cactus	*Peromyscus eremicus*
Mésange huppée	*Parus cristatus*
Léopard	*Panthera pardus*
Tigre	*Panthera tigris*

Puma	*Puma concolor*
Jaguar	*Panthera onca*
Guépard	*Acinonyx jubatus*
Once (ou panthère des neiges)	*Panthera uncia*
Chat des sables	*Felis margarita*
Lynx roux	*Lynx rufus*
Margay (ou chat tigré)	*Leopardus wiedii*
Punaise d'eau féroce de Herbert	*Abedus herberti*
Ramphomyie à longue queue	*Rhamphomyia longicauda*
Cosmosome écarlate	*Cosmosoma myrodora*
Sauterelle mormone	*Anabrus simplex*

Tout à fait déconcertée

Pour la biologie des mérions splendides, cf. Russell & Rowley (1996) ; pour le nombre de spermatozoïdes, cf. Tuttle & *al.* (1966) ; quant à cette affaire de pétale de rose, voyez Rowley & Russell (1990). Pour le nombre de spermatozoïdes chez l'être humain, cf. Cohen (1971), ainsi que Harvey & May (1989). Concernant la pollinisation et les différences de production de pollen chez les espèces de figuiers, cf. Kjellberg & *al.* (2001). S'agissant du nombre d'œufs et de spermatozoïdes chez les poissons qui fraient hors de l'eau, cf. Stockley & *al.* (1996). Quant à la découverte de la compétition spermatique, cf. Parker (1970) ; pour le rôle de la compétition spermatique dans l'évolution du nombre des spermatozoïdes, voir également Parker (1990) ; pour l'influence de la taille des testicules et le nombre plus important de spermatozoïdes dû à la promiscuité sexuelle des femelles, cf. Møller (1989) ; pour la manipulation expérimentale de la compétition spermatique chez les mouches du fumier, cf. Hosken & Ward (2001) ; pour le nombre de spermatozoïdes chez le syngnathe de Schlegel, cf. Watanabe & *al.* (2000). Quant aux premières observations sur l'importante mortalité des spermatozoïdes, cf. van Leeuwenhoek, cité par Cohen (1971). Pour ce qui est de l'hypothèse selon laquelle les appareils reproducteurs des femelles constitueraient une sorte de course d'obstacles, et une vue d'ensemble des dangers dans l'espèce humaine, cf. Cohen (1971), ainsi que Birkhead & *al.* (1993) ; pour la digestion des spermatozoïdes, cf. Tompa (1984) et Michiels (1998) ; quant à l'éjection, cf. Morton & Glover (1974) ; pour d'autres types d'enlèvement du sperme, cf. Hanlon & Messenger (1996), p. 117. Pour le nombre de spermatozoïdes et leur stockage chez les abeilles domestiques, cf. Laidlaw & Page (1984). Pour l'acidité du vagin féminin, cf. Masters & Johnson (1966), p. 88-100 ; c'est Roger Short qui m'a parlé des qualités contraceptives du citron. Quant aux globules blancs qui s'amassent au niveau du col de l'utérus chez les lapines, cf. Phillips & Mahler (1977) ; chez les êtres humains, cf. Pandya & Cohen (1985), ainsi que Barratt & *al.* (1990). Pour le nombre de spermatozoïdes parvenant à atteindre les oviductes des lapines, cf. Cohen

& Tyler (1980) ; en ce qui concerne les humains, cf. Ahlgren (1975). Pour le nombre de spermatozoïdes inféconds chez l'homme, cf. MacLeod & Gold (1951). Quant au nombre et aux chances de survie des spermatozoïdes chez le lapin, cf. Morton & Glover (1974). Concernant les substances du sperme qui paralysent le système immunitaire féminin, cf. Mann & Lutwack-Mann (1981). Pour ce qui est des tests génétiques chez les poussins de mérions splendides, cf. Brooker & *al.* (1990).

En attente d'avoir des spermatozoïdes
Concernant la taille des spermatozoïdes chez *Drosophila bifurca*, cf. Pitnick & *al.* (1995) ; pour ce qui est des humains, Dixson (1998), p. 228. Pour des preuves de la tendance des spermatozoïdes à être plus petits et plus simples chez les espèces à fécondation externe, cf. Franzén (1977). Pour les tandems de spermatozoïdes chez les opossums d'Amérique, cf. Moore (1992) ; chez les coléoptères aquatiques, cf. Mackie & Walker (1974) ; chez les mille-pattes, Hamieson & *al.* (1999), p. 281 ; chez les thermobies, cf. Dallai & Afzelius (1984) ; chez les escargots de mer, cf. Afzelius & Dallai (1983). Quant aux spermatozoïdes en crochet chez les koalas, cf. Hughes (1965) ; chez les rongeurs, Roldan & *al.* (1992) ; chez les grillons, Jamisson & *al.* (1999), p. 78 ; pour les spermatozoïdes ressemblant à des soleils chez les écrevisses, cf. Moses (1961) ; pour les « tire-bouchons » des limaces, Tompa (1984), p. 120. Concernant les spermatozoïdes velus chez les termites, Jamieson & *al.* (1999), p. 134 ; quant aux spermatozoïdes amiboïdes des ascarides, Ward & Carrel (1979). Pour ce qui est des spermatophores du poulpe géant, cf. Mann & *al.* (1966). Concernant la supériorité des spermatozoïdes de grande taille chez les ascarides, LaMunyon & Ward (1998) ; chez les acariens des bulbes, cf. Radwan (1996). Quant au rapport entre la taille des spermatozoïdes et la promiscuité des femelles, de façon générale, cf. Gomendio & Roldan (1991), ainsi que Dixson (1993). Pour la moindre quantité de spermatozoïdes en fonction de leur plus grande dimension chez les drosophiles, Pitnick (1996). Pour les spermatozoïdes géants chez les notonectes, Afzelius & *al.* (1976) ; chez les ostracodes, Londes (1935) et Gupta (1968) ; chez les tiques, Rotschild (1961) ; chez *Hedleyella falconeri*, Thomson (1973) ; chez le discoglosse peint, Afzelius & *al.* (1976) ; chez les drosophiles, Pitnick & *al.* (1995). Je remercie Peter Henderson de m'avoir informée des combats entre spermatozoïdes chez les ostracodes ; cf. également Lowndes (1985). Sur le fait que chez les poissons la taille des spermatozoïdes n'a aucun rapport avec celle des œufs, cf. Stockley & *al.* (1996) ; s'agissant des drosophiles, on comparera la dimension des œufs indiquée par Atkinson (1979) et celle des spermatozoïdes indiquée par Pitnick & *al.* (1995). Sur l'idée que les gros spermatozoïdes représentent une forme d'offrande, cf. Bressac & *al.* (1994) ; on trouvera des arguments contraires chez Karr & Pitnick (1996). À propos des spermatozoïdes géants fonction-

nant comme ceintures de chasteté, cf. Ladle & Foster (1992) ; on trouvera des éléments à ce propos concernant les ptiliidés, chez Dybas & Dybas (1981). C'est Peter Henderson, lui encore, qui m'a instruite de la nécessité pour les spermatozoïdes des ostracodes de sortir du corps de la femelle pour atteindre ses œufs. Quant à la taille des spermatozoïdes chez *Drosophila hydei*, cf. Pitnick & *al.* (1995) ; sur les habitudes sexuelles des femelles et le mélange de sperme dans la même espèce, cf. Markow (1995). Pour ce qui est du coût global de la fabrication de spermatozoïdes géants chez les drosophiles, Pitnick & *al.* (1995) ; quant aux délais de la production spermatique et à la taille des testicules chez *Drosophila bifurca*, cf. Pitnick & *al.* (1995) ; *ibid.* pour l'incapacité de *Drosophila pachea* à se reproduire durant toute la moitié de sa vie adulte. Merci à Scott Pitnick de m'avoir si bien expliqué le cycle vital de *Drosophila bifurca*.

De Londres, complètement à sec

Concernant la stérilité masculine chez *Drosophila melanogaster*, cf. Prowse & Partridge (1997) ; sur la conception de Bateman selon laquelle les spermatozoïdes seraient en nombre illimité, cf. Bateman (1948). On trouvera des comptes rendus de la restriction spermatique des organismes marins chez Levitan & Petersen (1948) et chez Yund (2000) ; quant à l'émission de sperme par voie buccale chez les éponges, cf. Reiswig (1970). Sur les préférences des insectes pollinisateurs quant au pollen, Bierzychudek (1987) ; on trouvera une revue d'ensemble quant à la limitation pollinique chez Burd (1994) ; pour le cas particulier de l'ariséma triphylle, cf. Bierzychudek (1981). S'agissant de la limitation spermatique chez le tétra citron, cf. Nakatsuru & Kramer (1982) ; chez la girelle-paon à tête bleue, Shapiro & *al.* (1994), ainsi que Warner & *al.* (1995). On trouvera les premières estimations du coût des éjaculations chez Gladstone (1979), Baylis (1981) et Dewsbury (1982). Pour l'épuisement sexuel des serpents-jarretières, cf. Ross & Crews (1977) ; pour la diminution du nombre de spermatozoïdes chez les diamants mandarins, cf. Birkhead & *al.* (1995). Pour la diminution du nombre de spermatozoïdes chez les crabes bleus, cf. Jivoff (1997) ; en ce qui concerne les béliers, cf. Synnott & *al.* (1981). Quant à l'hypothèse de réserves spermatiques chez les béliers ou chez les hommes, cf. Møller (1989). Pour la perte de poids des vipères mâles avec la production de sperme, cf. Olsson & *al.* (1997). Pour la limitation spermatique, la production de sperme et les œufs restant inféconds chez *C. elegans*, cf. Ward & Carrel (1979) ; quant à l'inconvénient de produire trop de sperme, Hodgkin & Barnes (1991), ainsi que Barker (1992). Pour la restriction de la production spermatique chez les limaces de mer, cf. les exemples concernant *Onchidoris fusca*, Hadfield (1963), et *Hermissenda crassicornis*, Rutowski (1983) ; en ce qui concerne les escargots aquatiques, cf. Jarne & *al.* (1993) ; les lièvres de mer, Yusa (1996). Concernant la diminution du nombre de spermatozoïdes chez *Dugesia gonocephala*, cf. Vreys & Michels (1998) ; la préférence du rôle de femelle sur celui de mâle chez *Navanax inernis* est fort bien exposée par Leonard & Lukowiak (1985) ; quant aux limaces nord-américaines du genre *Ariolimax*, qui rongent leur propre pénis, cf. Mead (1942). S'agissant des réductions temporaires de fécondité chez *Drosophila melanogaster*, cf. Markow & *al.* (1978) ; pour la stérilité permanente, cf. Prowse & Partridge (1977) ; quant à la préférence des femelles de drosophiles pour les vierges, cf. Markow & *al.* (1978).

Nous ne sommes pas des « sex-machines »

Quant à la fréquence des copulations chez les lions, cf. Bygott & *al.* (1979), ainsi qu'Estes (1991), p. 376. La classification des manies sexuelles est l'œuvre du Dr Tatiana. Sur la nécessité d'une stimulation, pour les femelles de certaines espèces, afin de se trouver prégnantes : cf. Wilson & *al.* (1995), chez les rats ; Lanier & *al.* (1975), chez le hamster doré ; Dewsbury & Estep (1975), chez les souris des cactus. Quant à l'ovulation par induction chez les lapins, les furets ou encore les chats domestiques, ainsi que l'absence de fécondation chez les rates non stimulées, cf. Wilson & *al.* (1965) ; on trouvera des éléments sur la possible ovulation spontanée des lionnes chez Schmidt & *al.* (1979). On trouvera des preuves que les lionnes sont moins disposées à concevoir après un rapport sexuel chez Packer & Pusey (1983). Quant à la moindre réceptivité des femelles des hamsters dorés après des rapports sexuels vigoureux, cf. Huck & Lisk (1986) ; pour les rates, Lanier & *al.* (1979) ; pour les mésanges huppées, cf. Lens & *al.* (1977). Quant aux indices de paternité chez les lions, cf. Packer & *al.* (1991). Quant aux fréquences de copulation chez les félins, cf. Eaton (1978). Quant au comportement sexuel des punaises d'eau, cf. Smith (1979).

Quasimoda

Quant à l'aspect de soucoupe volante chez les rhamphomyies à longue queue, cf. Funk & Tallamy (2000). Sur le fait que les mâles peu doués ne soient pas autorisés à copuler longtemps, Thornhill (1976), ainsi que Svensson & *al.* (1990) ; concernant les présents chez le pisaure admirable, cf. Austad et Thornhill (1986), ainsi que Lang (1996). On trouvera un inventaire général de cette pratique, au niveau des insectes, chez Vahed (1998). Quant à l'alimentation anale chez la blatte tropicale *Xestoblatta hamata*, cf. Schal & Bell (1982). Quant aux substances anti-araignées chez *Utetheisa ornatrix*, cf. Gonzalez & *al.* (1999) ; chez le cosmosome écarlate, Conner & *al.* (2000). Quant aux ballons de soie chez les mouches à ballonnet, cf. Aldrich & Turley (1899), ainsi que Kessel (1955). Quant aux restrictions des libéralités chez les sauterelles mormones, cf. Gwynne (1981) ; chez les papillons, cf. Vahed (1998).

Résumé

Sur l'idée que la liberté sexuelle des femelles serait un « dysfonctionnement », cf. Taylor (1967) ; la réaction à un harcèlement sexuel, cf. Alcock & *al.* (1977) et Parker (1979). Quant à l'engorgement en sperme chez *Macrocentrus ancylivorus*, cf. Flanders (1945).

Chapitre 3. Fruits de la connaissance

Jacana bronzé	*Metopidius indicus*
Nandou d'Amérique	*Rhea americana*
Carouge à épaulettes	*Agelaius phoeniceus*
Bruant des roseaux	*Emberiza schoeniclus*
Abeille géante de l'Inde	*Apis dorsala*
Indicateur à dos jaune	*Indicator xanthonotus*
Criquet duettiste	*Chorthippus brunneus*
Piéride du navet	*Pieris napi*
Perche marine dorée	*Cymatogaster aggregata*
Diamant mandarin	*Taeniopygia guttata* (= *Poephila guttata*)
Paon bleu	*Pavo cristatus*
Canard colvert	*Anas platyrhynchos*
Chernète scorpioïde	*Cordylochernes scorpioides*
Arlequin de Cayenne	*Acrocinus longimanus*
Chimpanzé commun	*Pan troglodytes*
Rat d'égout	*Rattus norvegicus*
Mouche du fumier	*Scathophaga stercoraria*
Calmar sépioïde	*Sepioteuthis sepioidea*
Poule domestique	*Gallus gallus domesticus*

Un époux négligé

Concernant les hurlements des jacanas bronzés, cf. Butchart & *al.* (1999). Pour les soins aux petits chez les nandous d'Amérique, cf. Handford & Mares (1985) ; chez les poissons, cf. Blumer (1979). Quant aux soins prodigués aux femelles des diamants mandarins, cf. Gray (1997) ; à la sanction contre les femelles dépravées chez les bruants des roseaux, cf. Dixon & *al.* (1994). Je dois à Stuart Butchart l'information sur le statut de la paternité chez les jacanas bronzés.

De plus en plus méfiant pour mon nanan

Concernant la biologie de l'élevage chez les indicateurs à dos jaune, cf. Cronin & Sherman (1976) ; l'amélioration de la reproduction en fonction de l'alimentation, chez les sauterelles, cf. Butlin & *al.* (1987). Quant aux avantages que trouvent à la polyandrie les femelles de la piéride du navet, cf. Kaitala & Wiklund (1994). Sur la controverse concernant l'alimentation des femelles par les mâles – manœuvre d'approche sexuelle ou contribution parentale ? –, cf. Vahed (1998).

Très indigné

Sur la vie sexuelle des perches marines dorées, cf. Shaw & Allen (1977), ainsi que Darling & *al.* (1980). Quant à l'idée que les femelles prennent plusieurs partenaires par crainte de la stérilité masculine, cf. Darling & *al.* (1980) ; parce qu'elles n'ont plus de sperme, cf. Walker (1980) ; afin de promouvoir la diversité génétique de leur descendance (et qu'en fait cette diversité génétique a peu de chances de jouer un rôle important), cf. Williams (1975), p. 129. Pour ce qui est de l'élément génétique dans la tendance des femelles à prendre plusieurs partenaires, chez *Drosophila melanogaster*, cf. Pyle & Gromko (1981) ; quant aux grillons, cf. Solymar & Cade (1990).

Avec le sentiment de ne pas être à la hauteur

Sur les préférences sexuelles des femelles chez *Cyrtodiopsis dalmanni*, cf. Wilkinson & Reillo (1994) ; c'est Andrew Poniankowski qui m'a informée de l'extrême légèreté des femelles de cette espèce. Quant au point de vue darwinien sur la sélection sexuelle, cf. Charles Darwin (1871). On trouvera l'énoncé original du principe de Fisher dans son ouvrage de 1999, p. 131 sq. Quant au choix des femelles en fonction de la qualité des gènes, cf. Williams (1966), p. 184. Pour la couleur des bracelets chez les diamants mandarins, cf. Burley & *al.* (1982) ; que les femelles se montrent plus séductrices vis-à-vis des mâles à bracelet rouge, cf. Zann (1994). S'agissant de la longévité accrue chez les paons dont les pères avaient une plus grande queue, cf. Petrie (1994) ; quant aux femelles de canards sauvages qui pondent de gros œufs pour attirer les mâles les plus séduisants, cf. Cunningham & Russell (2000) ; quant à leur manière d'agencer la teneur de leurs œufs en testostérone, cf. Gil & *al.* (1999). Sur l'influence de la longueur des pédoncules oculaires chez les diopsidés, cf. David & *al.* (2000).

En rade au Panama

Quant à la biologie des pseudo-scorpions parasites des arlequins de Cayenne, cf. Zeh & Zeh (1992) ; quant aux avantages des copulations multiples, cf. Zeh (1997), ainsi que Newcomer & *al.* (1999) ; quant aux conséquences génétiques des accouplements multiples, cf. Zeh & *al.* (1997). Trivers (1972) a suggéré que les femelles choisissaient peut-être leurs partenaires en fonction de leur compatibilité génétique ; mais c'est seulement récemment que l'on a avancé que, au contraire, c'étaient peut-être les incompatibilités génétiques qui expliqueraient la lubricité des femelles – cf. Zeh & Zeh (1996) ; des mêmes auteurs, 1997. Quant aux interactions génétiques et à la compétition spermatique chez *Callosobruchus maculatus*, cf. Wilson & *al.* (1997). Quant aux taux de stérilité et d'incompatibilité chez les humains, cf. Mandelbaum & *al.* (1987). Quant au rôle du complexe d'histocompatibilité dans les avortements spontanés, cf. Beer & *al.* (1982), Ober & *al.* (1988), Creus & *al.* (1998). Sur les gens qui distinguent entre des souris ne différant que par leur CMH, cf. Gilbert & *al.* (1986) ; sur la même capacité chez les souris, cf. Beauchamp & *al.* (1985). Quant aux résultats controversés sur la question de savoir si les humains préféraient des partenaires de CMH différent, cf. Edwards & Hedrick (1998) ; s'agissant des expériences sur l'odeur des T-shirts (avec notamment le changement d'attitude chez les femmes sous pilule), cf. Wedekind & *al.* (1995), ainsi que Wedekind & Füri (1997).

Époustouflée et les yeux écarquillés

Concernant la promiscuité sexuelle chez les guenons, cf. Goodall (1986), p. 4-43 & 4-54. Sur l'idée que les guenons se montreraient lubriques afin d'encourager la compétition spermatique, cf. Harvey & May (1989), ainsi que Keller & Reeve (1995) ; pour une analyse détaillée de l'hypothèse de la compétition spermatique, cf. Curtsinger (1991), ainsi que Keller & Reeve (1995). En ce qui concerne la variation des résultats de la compétition spermatique, cf. Simmons & Siva-Jothy (1998) ; pour la compétition spermatique en différents lieux de l'appareil reproductif chez les rats, cf. Spinka (1988). Quant au rapport entre mitochondries et stérilité, cf. Folgerø & *al.* (1993), Bourgeron (2000), Wei & Kao (2000). S'agissant des caractères spermatiques héritables, on trouvera des références chez Keller & Reeve (1995). Quant à l'infanticide chez les chimpanzés, cf. Nishida & Kawanaka (1985).

Le dandy de la bouse de vache

On trouvera un examen d'ensemble quant à l'idée que les femelles pourraient activement sélectionner les spermatozoïdes, chez Eberhard (1996), et un point de vue critique chez Birkhead (1998). Quant au rejet du sperme chez les femelles du calmar sépioïde, cf. Hanlon & Messenger (1996), p. 117 ; chez les poulets, Pizzari & Birkhead (2000). Pour une vue d'ensemble sur la biologie des cténaires (y compris *Beroe ovata*, gueule fermée), cf. Margulis & Schwarz (1998), p. 224-227 ; quant à la biologie de la reproduction des cténaires, cf. Harbison & Miller (1986) ; pour la sélection des spermatozoïdes chez *Beroe ovata*, cf. Carré & Sardet (1984), Carré & *al.* (1991). Concernant la polyspermie des requins, cf. Wourms (1977) ; les modes d'utilisation du sperme chez les canards sauvages, cf. Cunningham & Cheng (1999). Pour les affirmations selon lesquelles les mouches du fumier choisiraient des spermatozoïdes particuliers, cf. Otronen & *al.* (1997)

et Ward (1998) ; pour les affirmations contraires, cf. Simmons & *al.* (1996). Quant au remplacement du sperme et à la durée de la copulation chez la même espèce, cf. Parker & Simmons (1994).

Chapitre 4. À l'épée ou au pistolet ?

Idarne (ou guêpe du figuier)	*Idarnes sp.* (la plupart des guêpes du figuier n'ont pas été décrites assez précisément pour porter un nom spécifique)
Rainette de Rosenberg	*Hyla rosenbergi*
Éléphant d'Afrique	*Loxodonta africana*
Éléphant de mer boréal (ou éléphant de mer du Nord)	*Mirounga angustirostris*
Coq birman	*Gallus gallus spadiceus*
Tétranyque tisserand (ou araignée rouge des serres)	*Tetranychus urticae*
Punaise des lits	*Cimex lectularius*
Pléthore de Jordan	*Plethodon jordani*
Épinoche à trois épines	*Gasterosteus aculeatus*

Pour qu'on donne sa chance à la paix

Pour un compte rendu d'ensemble de la biologie des guêpes parasites du figuier cf. West & *al.* (1996) ; pour une description des combats entre mâles dans ces espèces, cf. Hamilton (1996), chap. 13. Quant à la biologie des figuiers eux-mêmes, cf. Janzen (1979) ; j'ai découvert l'absence de guêpes du figuier sur l'île de Kauai lors d'un séjour sur ces lieux. Concernant la biologie des guêpes du figuier pollinisatrices, cf. Wiebes (1979), ainsi qu'Anstett & *al.* (1997). Quant à la déperdition des semences des figuiers, cf. Janzen (1979). En ce qui concerne l'évolution des mâles avec ou sans ailes chez les guêpes parasites du figuier, cf. Hamilton (1996), chap. 13, ainsi que Cook & *al.* (1997). Pour les conditions favorisant l'apparition de combats mortels, cf. Enquist & Leimar (1980) et, pour les guêpes du figuier en particulier, cf. West & *al.* (2001). Concernant les combats chez les poissons « annuels », Myers (1952). Sur les rainettes de Rosenberg, cf. Kluge (1981). Quant à la violence chez les orchidées, cf. Romero & Nelson (1986). Stuart West m'a confié avoir voulu étudier la violence chez les guêpes du figuier et ne s'être jamais trouvé présent au bon moment.

Très inquiet

Sur le syndrome du pénis vert, et d'autres signes de rut chez les éléphants, cf. Poole & Moss (1981), Poole (1987), Poole (1989a) ; sur la préférence des femelles pour les éléphants plus gros et plus âgés, cf. Moss (1983) ; sur leur façon de les héler, cf. Poole (1989b) ; sur leurs encouragements au combat chez les éléphants de mer, cf. Cox & Le Bœuf (1977). Quant au comportement d'exhortation chez la poule sauvage birmane, cf. Thornhill (1988). Chez *Zootermopsis nevadensis*, cf. Shellman-Reeve (1999). Pour les guépards femelles excitées par les combats entre mâles, cf. Caro (1994), p. 42. Pour les combats chez les araignées rouges des serres, cf. Potter & *al.* (1976) ; chez les boas constricteurs, cf. Tolson (1992). S'agissant de façon générale de l'avantage procuré par la taille, cf. Andersson (1994), chap. 11 ; des conventions de combat chez les diopsidés, cf. de la Motte & Burkhardt (1988). Sur la question du soudage retardé des grands os chez les éléphants, cf. Poole (1994) ; pour les taux de testostérone chez les éléphants en rut, cf. Poole (1899a). En ce qui concerne les conversations entre éléphants et leur vocabulaire spécifiquement sexuel, cf. Pole (1994) ; quant à l'escalade belliqueuse dans leurs combats, cf. Pole (1989a).

Le semeur de discorde entre les draps

Sur la thèse selon laquelle *Xylocoris maculipennis* pratiquerait une insémination mutuelle, et pour des détails sur leurs parties génitales, cf. Carayon (1974). Lors d'une conversation que nous eûmes en août 2001, Mike Siva-Jothy m'affirma que les expériences menées sur les punaises européennes n'avaient pu démontrer que les mâles s'inoculent mutuellement. Pour le détournement de gonades chez *Botryllus schlosseri*, cf. Stoner & Weissman (1996). Pour le « cimentage » chez *Moniliformis dubius*, Abele & Gilchrist (1977). Pour les supposées tactiques de dépossession chez les punaises à chauves-souris d'Afrique, cf. Carayon (1959). Pour la destruction des spermatophores étrangers et les stalagmites de sperme, cf. Proctor (1988) ; pour le sabotage chez *Plethodon jordani*, cf. Arnold (1976).

Je voudrais retrouver mes œufs

En ce qui concerne l'appropriation d'œufs chez les épinoches, cf. Wooton (1971), Rohwer (1978) et Mori (1995) ; pour des indices quant à la préférence des femelles pour les nids déjà pourvus d'œufs, cf. Ridley & Rechten (1981) ; quant à l'idée que les œufs des épinoches pourraient être plus faciles à dérober que ceux d'autres espèces de poissons, cf. Jones (1998). Quant à la biologie des oiseaux-jardiniers, cf. Diamond (1986) ; pour leur propension à voler appareils photo ou chaussettes, ainsi que pour leurs talents artistiques, Diamond (1988). Concernant le vandalisme et le brigandage chez les oiseaux-jardiniers, cf. Borgia (1958a) et Borgia & Gore (1986). On trouvera des preuves que les oiseaux-jardiniers femelles recherchent les décors les plus somptueux chez Borgia (1985b).

Chapitre 5. Comment un perdant peut-il néanmoins l'emporter ?

Pou des éponges	*Paracerceis sculpta*
Perche-soleil bleue	*Lepomis macrochirus*
Limule	*Limulus polyphemus*
Lézard de Californie	*Uta stansburiana*
Paon bleu	*Pavo cristatus*
Girelle-paon à tête bleue	*Thalassoma bifasciatum*
Otarie à crinière	*Otaria byronia*
Hypsignathe monstrueux	*Hypsignathus monstrosus*
Tétras-lyre	*Tetrao tetrix*
Grillon balbutiant de l'Ouest	*Gryllus integer*
Grenouille-taureau	*Rana catesbeiana*
Ormie ochracée (une tachinaire)	*Ormia ochracea*
Chauve-souris à lèvres frangées	*Trachops cirrhosus*
Aigrette bleue	*Egretta caerula (= Florida coerula)*
Hémidactyle (ou gecko) verruqueux	*Hemidactylus turcicus*
Grillon décoré	*Gryllodes supplicans*
Iguane marin	*Amblyrhynchus cristatus*
Mangabey à collier blanc	*Cercocebus torquatus*
Orang-outan	*Pongo pygmaeus*
Chimpanzé commun	*Pan troglodytes*
Cerf commun	*Cervus elaphus*
Adjudant (crapaud à nageoires unies)	*Porichthys notatus*

Craignant de m'être fait avoir
Sur l'histoire de César et Pompée, cf. Suétone, p. 11 ; sur l'origine de la citation « au-dessus de tout soupçon », Plutarque, p. 860. Quant à la biologie des poux de mer, cf. Schuster (1991). Pour un aperçu d'ensemble à propos du chapardage chez les poissons, cf. Taborsky (1994). Sur le chapardage chez la perche-soleil bleue, cf. Gross & Charnov (1980) ; chez les libellules mâles d'un certain âge, Forsyth & Montgomerie (1987) ; chez les limules, Brockmann & Penn (1992). Bryan Danforth a eu la gentillesse de m'instruire quant au développement de *Perdita portalis*. Quant à la génétique de la morphologie des mâles chez les poux de mer, cf. Shuster & Wade (1991) ; pour les préférences des femelles, cf. Shuster (1990). Concernant les combats entre poux de mer, cf. Shuster (1989 et 1990). Pour les mâles bêta à comportement féminin, cf. Shuster (1989) ; pour la proportion de différents types de mâles dans la population, cf. Shuster & Wade (1991). Concernant le succès des différents types de mâles chez le lézard de Californie, cf. Sinervo & Lively (1996) et Sinervo (2000).

Un pauvre ignoré

Quant aux jeunes mâles de labres bleus envahissant des territoires, cf. le compte rendu de Warner & Schultz (1992) sur l'histoire naturelle de cette espèce. Quant aux charges chez les otaries du Sud, cf. Campagna & *al.* (1988). Pour un examen général de l'évolution des arènes de parade, cf. Höglund & Alatalo (1995). Quant aux châteaux de sable de *Cyrtocara eucinostomus*, cf. McKaye (1983) et McKaye & *al.* (1990). Quant aux grognements des hypsignathes monstrueux, Bradbury (1977). On trouvera un exemple de la préférence des femelles pour les groupes de parade abondants chez Alatalo & *al.* (1992). Quant à la parade entre frères chez les paons, cf. Petrie & *al.* (1999) ; pour les tétras-lyres, Höglund & *al.* (1999). Quant à la constitution de coalitions chez les lions, cf. Packer & *al.* (1991) ; quant au rapport numérique inégal entre les deux sexes, cf. Packer & Pusey (1987).

Fou d'espoir

Quant aux mâles parasites chez les ostracodes luminescents, cf. Morin (1986) et Morin & Cohen (1991). Quant à la fainéantise des grenouilles-taureaux, cf. Howard (1978). Sur l'attirance des femelles pour les criquets chanteurs, cf. Cade (1975), Cade (1979), Gray & Cade (1999) ; concernant l'élément génétique dans la disposition des criquets à chanter, cf. Cade (1981). Pour un compte rendu général sur la prédation affectant les mâles chanteurs, cf. Burk (1982) ; sur celle des chauves-souris à lèvres frangées vis-à-vis des grenouilles chanteuses, Tuttle & Ryan (1981) ; sur les aigrettes bleues dévorant les criquets chanteurs, Bell (1979) ; sur les geckos verruqueux de Méditerranée à l'affût, à proximité des repaires des grillons décorés, pour s'emparer des femelles qui viennent les écouter chanter, cf. Sakaluk & Belwood (1984). Quant aux modes de chasse des femelles adultes chez les araignées-bolas, cf. Yeargan (1994) ; des jeunes araignées-bolas, cf. Yeargan & Quate (1966) ; des araignées-bolas mâles, cf. Yeargan & Quate (1997). Concernant la prédation des mouches à viande parasitées par *Oxybelus exclamans*, cf. Peckham & Hook (1980).

Écœurée

Concernant la masturbation chez les iguanes marins, cf. Wikelski & Bäurle (1996). Pour un compte rendu général sur la masturbation chez les primates, Dixson (1998), p. 139-145 ; quant aux pratiques du mangabey à collier blanc, Gust & Gordon (1981) ; quant aux objets sexuels fabriqués par les orangs-outans, cf. Rijksen (1978), p. 262-263 ; quant à la masturbation chez les chimpanzés, Temerlin (1976), p. 137-138 ; chez les cerfs, Darling (1963), p. 160-161. Pour une analyse théorique de la compétition spermatique, avec des chapardeurs et des gardiens, cf. Parker (1990). Quant à la biologie caractéristique de l'adjudant, cf. Brantley & Bass (1994) ; pour la structure cervicale, cf. Bass & Andersen (1991) ; pour la masse spermatique, cf. Bass (1992). On trouvera des précisions sur la quarantaine et la libération des bousiers en Australie chez Tyndale-Biscoe (1966) ; pour la biologie d'*Onthophagus binodis*, cf. Cook (1990) ; pour celle d'*Onthophagus taurus*, cf. Hunt & Simmons (1998) ; quant aux différences relatives aux efforts nécessaires à la production de sperme, cf. Simmons & *al.* (1999).

Chapitre 6. Comment faire l'amour avec une cannibale ?

Mante religieuse	*Mantis religiosa*
Épeire diadème	*Araneus diadematus*
Araignée-jockey (ou araignée à dos rouge)	*Latrodectus hasselti*
Requin-taureau	*Eugomphodus taurus* (= *Odontaspis taurus*)

Je les aime sans tête

Concernant la frénésie sexuelle des mantes mâles décapitées, cf. Roeder (1935) ; l'imitation des aïeux, cf. Roeder (1935) et Lawrence (1992). On trouvera une longue liste (quoique nullement exhaustive) d'espèces où les femelles dévorent les mâles chez Elgar (1992). Quant aux pratiques sanglantes des moucherons, cf. Downes (1978). Sur l'hypothèse de la dévoration au prétexte « c'est par simple erreur que j'ai dévoré mon amant », cf. Elgar (1982) ; sur celle de la situation de captivité, cf. Edmunds (1988) ; on trouvera une liste d'espèces observées dans la nature comme en laboratoire, voir Elgar (1992). Pour une comparaison du comportement de la mante religieuse en liberté et en captivité, voir Lawrence (1992). Quant au stratagème des araignées femelles pour conduire les mâles à la mort, cf. Robinson & Robinson (1980), p. 138-141, ainsi que Jackson & Pollard (1997). Pour la prolifération des femelles chez l'épéire diadème, du fait de leur cannibalisme, cf. Elgar & Nash (1988). L'idée que le cannibalisme féminin pousse les mâles à devenir artistes est due à la seule Dr Tatiana. Concernant les éperons chez *Tetragnatha extensa* et les chaînes chez *Xysticus cristatus*, cf. Nristowe (1958). Pour la corne d'*Argyrodes zonatus*, Legendre & Lopez (1974) et Lopez & Emerit (1979). D'autres exemples de mâles copulant la tête coupée figurent chez McDaniel & Horsfall (1957). Quant aux érections des hommes que l'on étrangle, cf. Goldstein (2000).

Broyant du noir, en plein désert

Pour le comportement de fuite chez *Parurctonus mesaensis*, cf. Polis & Farley (1979) ; chez *Lycosa rabida*, cf. Rovner (1972). Pour les funérailles gastronomiques chez *Argiope aemula*, Sasaki & Iwashashi (1995) ; chez l'amélide polychète, Reish (1957). Pour une étude générale de ce que le

Dr Tatiana appelle cannibalisme platonique, cf. Elgar & Crespi (1982) ; concernant le cannibalisme intra-utérin, cf. Springer (1948). Quant au cannibalisme chez les amibes, cf. Waddell (1992) ; chez le crabe nageur *Ovalipes catharus*, Haddon (1995). Le petit quatrain sur les requins est du Dr Tatiana. Le cannibalisme sexuel chez les hermaphrodites est parfois mentionné dans la littérature mais n'a pas fait l'objet de beaucoup d'études. Cependant, pour le cas de *Hermissenda crassicornis*, cf. la note p. 212 de Burgin (1965) ; pour leurs techniques d'accouplement, cf. Rutowski (1983). Quant aux circonstances considérées comme favorisant le suicide des mâles par voie de cannibalisme, cf. Buskirk & *al.* (1984) ; pour un compte rendu d'ensemble concernant les relations sexuelles chez l'araignée-jockey, cf. Forster (1992) ; on trouvera des arguments quant à l'avantage que les mâles trouvent à être dévorés chez Andrade (1996) ; quant au fait que les femelles ne les dévorent que lorsqu'elles ont faim, voir Andrade (1998).

Chapitre 7. Crimes passionnels

Anthophore à pieds velus	*Anthophora plumipes*
Bighorn (ou mouflon du Canada)	*Ovis canadensis*
Mouflon domestique	*Ovis aries*
Pétrel de Hall	*Macronectes halli*
Grenouille de Tschudi	*Crinia georgiana*
Grenouille sylvestre	*Rana sylvatica*
Mouche du fumier	*Scathophaga stercoraria*
Éléphant de mer boréal (ou éléphant de mer du Nord)	*Mirounga angustirosris*
Phoque moine des îles Hawaii	*Monachus schauinslandi*
Requin-tigre commun	*Galeocerdo cuvier*
Gerris denté	*Gerris odontogaster*
Faisan de Colchide	*Phasianus colchicus*
Pigeon biset	*Columbia livia*
Mouche des algues de Musgrave	*Gluma musgravei*
Phoque crabier	*Lobodon carcinophagus*
Bison d'Amérique	*Bison bison*
Dugong d'Australie	*Dugong dugon*
Desmognathe de Wright (ou desmognathe pygmée)	*Desmogathus wrighti*
Éléphant de mer austral (ou éléphant de mer du Sud)	*Mirounga leonina*
Vison américain	*Mustela vison*
Loutre de mer	*Enhydra lutris*
Requin bleu	*Prionace glauca*
Pastenague de Haller (ou pastenague ronde de Californie)	*Urobatis halleri* (= *Urolophus halleri*)

Grillon retentissant	*Cyphoderris strepitans*
Murin lucifuge (ou vespertilion brun)	*Myotis lucifugus*
Guêpier à front blanc	*Merops bullockoides*
Petite oie des neiges	*Ansex (= Chen) caerulescens caerulescens*
Homard d'Amérique	*Homarus americanus*

Une fille n'est jamais seule à Oxford

Pour le gavage des mâles chez *Polistes dominulus*, cf. Starks & Poe (1997). Quant à la biologie d'*Anthophora plumipes*, cf. Stone (1995) et Stone & *al.* (1995) ; quant au harcèlement chez *Anthophora plumipes*, cf. Stone (1995) ; chez les femelles de bighorn, cf. Geist (1971), p. 210. Pour la brutalité des moutons domestiques sur l'île Longue, cf. Réale & *al.* (1996) ; pour les grenouilles de Tschudi mourant étouffées, Byrne & Roberts (1999) ; pour les grenouilles sylvestres, Banta (1914) et Howard (1980). Sur les insectes volants mourant dépecés, Alcock (1996), Evans & *al.* (1986) ; Borgia (1981). Pour la cruauté chez les éléphants de mer de l'Arctique, cf. Le Bœuf & Mesnick (1990) ; chez les phoques moines des îles Hawaii, cf. Hiruki, Stirling & *al.* (1993) et Hiruki, Gilmartin & *al.* (1993). Quant à la disparition de la libido chez les mâles, cf. Nowak (1999), p. 869. Quant à la sauvegarde chez la mouche du fumier, cf. Borgia (1980 et 1981) ; pour les éléphants de mer boréaux, cf. Mesnick & Le Bœuf (1991) ; pour les gerris dentés, cf. Arnqvist (1992) ; pour les faisans, cf. Ridley & Hill (1987) ; pour les pigeons, cf. Lovell-Mansbridge & Birkhead (1998). Concernant l'évitement des mâles chez *Anthophora plumipes*, cf. Stone (1995) ; les représailles chez *Philanthus basilaris*, cf. O'Neill & Evans (1981).

Aussi sympa que frustré

Quant aux relations sexuelles chez les mouches des algues de Musgrave, cf. Dunn & *al.* (2001). Pour la violence chez les phoques crabiers, notamment les griffures, cf. Siniff & *al.* (1979) ; chez les bisons, cf. Lott (1981) ; chez les dugongs, cf. Anderson & Birtles (1978). Pour ce qui est des morsures entre desmognathes pygmées, cf. Houck (1980), ainsi qu'une communication individuelle de Nancy Reagan citée dans Promislow (1987). Quant aux accidents chez les éléphants de mer austraux, cf. Carrick & Ingham (1962) ; chez les visons, cf. Enders (1952) ; chez les loutres de mer, cf. Foott (1970), Riedman & Estes (1990), Staedler & Riedmann (1993). Pour la suggestion selon laquelle la violence pourrait être profitable aux mâles, parce qu'elle découragerait les femelles de nouer de nouveaux rapports, cf. Johnstone & Keller (2000). Pour un compte rendu général sur la reproduction chez les requins, cf. Wourms (1977) ; quant aux morsures entre requins bleus, cf. Stevens (1974) et cf. Pratt (1979) ; quant à l'épaisseur de leur peau, cf. Pratt (1979) ; quant à l'épaisseur de la peau et aux morsures chez les pastenagues, cf. Nordell (1994) ; quant aux morsures chez *Falcatus falcatus*, cf. Lund (1990) ; quant à l'escrime au pénis chez *Pseudoceros bifurcus*, cf. Michiels & Newman (1988).

Nul en anatomie

Quant au viol chez les grillons retentissants, cf. Sakaluk & *al.* (1995) ; quant au comportement des femelles vis-à-vis de la nourriture, cf. Morris & *al.* (1989), Eggert & Sakaluk (1994), Sakaluk & *al.* (1995). En ce qui concerne le viol, les mouches-scorpions ont à peu près les mêmes tendances génétiques ; cf. Thornhill (1980). Mon exposé concerne cependant surtout *Panorpa latipennis*. Concernant, chez cette espèce, l'utilisation de l'organe notal durant le viol, cf. Thornhill (1980) ; pour la rapine sur les toiles d'araignées, cf. Thornhill (1975). Pour des exemples de brigandage chez les homards, cf. Waddy & Aiken (1991) ; chez les poissons, cf. Farr (1980) ; chez les tortues, cf. Berry & Shine (1980) ; chez les chauves-souris, cf. Pearson & *al.* (1952) et Thomas & *al.* (1979) ; chez les oiseaux, cf. McKinney & *al.* (1983) ; chez les primates, cf. Mitani (1985) et Smuts & Smuts (1983). Concernant le viol chez les guêpiers à front blanc, cf. Emlen & Wrege (1986) et Wrege & Emlen (1987) ; pour les petites oies des neiges, cf. Dunn & *al.* (1999). Concernant les conduites de fuite chez les homards d'Amérique, cf. Waddy & Aiken (1991) ; chez les mouches-scorpions, cf. Thornhill (1980) ; chez les guêpiers à front blanc, cf. Emlen & Wrege (1986). On trouvera un exemple d'oiseaux mâles retirant leur aide aux femelles s'ils les soupçonnent d'infidélité, chez Dixon & *al.* (1994) ; pour les femelles de mouches-scorpions victimes d'une prédation atténuée, cf. Thornhill (1980). On trouvera des preuves que les femelles ont tout avantage à choisir elles-mêmes leurs partenaires chez Partridge (1980) pour les drosophiles et chez Simmons (1987) pour les grillons balbutiants.

Chapitre 8. Les furies ne sont pas en enfer

Gallinule poule d'eau	*Gallinula chloropus*
Fourmi moissonneuse de Pergande	*Messor pergandei* (= *Veromessor pergandei*)
Triton ponctué (ou triton vulgaire)	*Triturus vulgaris vulgaris*
Rhinoderme de Darwin	*Rhinoderma darwinii*
Apogon de Doederlein	*Apogon doederleini*
Nécrophore enfouisseur	*Nicrophorus defodiens*
Moineau domestique	*Passer domesticus*
Rousserole turdoïde	*Acrocephalus arundinaceus*
Gobe-mouches noir	*Ficedula hypoleuca*
Étourneau sansonnet	*Sturnus vulgaris*
Busard Saint-Martin	*Circus cyaneus*
Mésange bleue	*Parus caeruleus*

Mais où sont les dames d'antan ?
Pour les luttes à mort chez les thrips femelles, cf. Crespi (1992) ; chez les fourmis moissonneuses, cf. Rissing & Pollock (1987) ; concernant le nombre insuffisant de mâles chez les tritons ponctués, cf. Waights (1996) ; pour la limitation spermatique dans la même espèce, cf. Verrell (1986) et Verrell & *al.* (1986). Pour les querelles entre femelles chez les sauterelles vertes d'Amérique, Gwynne & Simmons (1990). Quant à *Wolbachia* et aux cruels déficits en mâles chez *Acraea encedon*, cf. Jiggins & *al.* (1999). Pour les batailles entre femelles chez le crapaud accoucheur de Majorque, cf. Bush & Bell (1997). Concernant la biologie du rhinoderme de Darwin, cf. Cei (1962), p. 110-115, ainsi que Goicoechea & *al.* (1986). Quant au cannibalisme dans les couvées d'apogons de Doederlein, cf. Okuda & Yanagisawa (1996). Pour les combats entre poules d'eau femelles, cf. Petrie (1983).

Je déteste les troubles et les conflits
Concernant la biologie des nécrophores enfouisseurs, cf. Milne & Milne (1976) ; quant au conflit entre mâles et femelles chez *Nicrophorus defodiens*, cf. Eggert & Sakaluk (1995). On trouvera des indices témoignant que les femelles de nécrophores enfouisseurs qui se partagent une même carcasse ont chacune une progéniture moins abondante, chez Trumbo & Fiore (1994) ; j'ai été informée du comportement meurtrier chez *Nicrophorus defodiens* par un courriel d'Anne-Katrin Eggert. Quant à l'extermination des œufs chez le moineau domestique, cf. Veiga (1990) ; chez la rousserole turdoïde, cf. Hasson & *al.* (1997). La preuve que les femelles d'oiseaux cessent souvent d'être aidées par les mâles quand ceux-ci prennent une seconde partenaire, cf. Webster (1991) et Slagsvold & Lifjeld (1994) ; pour un compte rendu d'ensemble sur l'hostilité des femelles d'oiseaux vis-à-vis des maîtresses de leurs mâles, cf. Slagsvold & Lifjeld (1994). Quant aux criailleries des gobe-mouches, cf. Slagsvold & *al.* (1992). Quant aux tendres étourneaux sansonnets, cf. Eens & Pinxten (1996). Quant aux agressions chez les busards Saint-Martin, cf. Simmons (1988) ; chez les mésanges bleues, cf. Kempenaers (1995). Quant à l'agression (y compris par le chant, et par l'obturation des autres nids) chez les étourneaux sansonnets, cf. Eens & Pinxten (1996) et Sandell & Smith (1997). Quant aux étourneaux sansonnets qui rejettent leur partenaire, cf. Eens & Pinxgen (1996) et Pinxten & Eens (1990). Pour la biologie de *Lamprologus ocellatus*, cf. Brantmann & *al.* (1999). Pour les bernard-l'ermite qui évitent les coquilles présentant des accrocs, cf. Pechenik & Lewis (2000). Pour les hydraires préférant s'installer dans des coquilles occupées par des bernard-l'ermite, cf. Campbell (1974) ; pour la protection apportée aux bernard-l'ermite par les hydraires, cf. Brooks & Gwaltney (1993) ; pour la récolte d'anémones de mer par les bernard-l'ermite, cf. Branch & Branch (1998), légende de la planche 67 ;

pour la protection des hydraires (et des anémones) par les bernard-l'ermite, cf. Brooks & Gwaltney (1993). Concernant les poissons du lac Tanganyika qui utilisent des coquilles d'escargots aquatiques ayant déjà servi, ainsi que pour les différences de taille et le vol de coquilles chez *Lamprologus callipterus*, cf. Sato (1994). Pour les combats entre femelles chez *Lamprologus ocellatus*, cf. Walter & Trillmich (1994), ainsi que Brandmann & *al.* (1999) ; quant à l'intervention des mâles, cf. Walter & Trillmich (1994).

Chapitre 9. Aphrodisiaques, philtres d'amour et autres recettes de cuisine passionnelle

Drosophile à ventre noir (ou mouche du vinaigre)	*Drosophila melanogaster*
Grillon noir d'Australie	*Teleogrillus commodus*
Mouche domestique (commune)	*Musca domestica*
Cerf commun	*Cervus elaphus*
Échinomètre pâle	*Echinometra mathaei*
Échinomètre oblong	*Echinometra oblonga*
Lamentin d'Amérique du Nord	*Trichechus manatus*
Bonobo (ou chimpanzé nain)	*Pan paniscus*
Manchot d'Adélie	*Pygoscelis adeliae*
Dauphin à grand nez	*Tursipos truncatus*
Inie de Geoffroy (ou dauphin de l'Amazone)	*Inia geoffrensis*
Macaque brun	*Macaca arctoides*
Babouin vert (ou babouin olive)	*Papio anubis*
Petit pingouin	*Alca torda*
Macaque japonais (ou du Japon)	*Macaca fuscata*
Macaque rhésus	*Macaca mulatta*

Craignant d'avoir été bel et bien envoûtée

Pour un exposé général sur les effets du fluide séminal, cf. Mann & Lutwak-Mann (1981) et Chen (1984) ; pour la stimulation de la production d'œufs chez le grillon noir d'Australie, cf. Loher & *al.* (1981) ; pour la composition du liquide séminal de la mouche domestique commune, cf. Andrés & Arnqvist (2001) ; quant à ses effets, cf. Riemann & *al.* (1967). Pour la composition du fluide séminal chez la mouche du vinaigre (drosophile à ventre noir), cf. Chapman (2001) ; chez la même espèce, pour l'utilisation par les mâles de composés chimiques pour détériorer les spermatozoïdes d'autres mâles, cf. Harshman & Prout (1994) ; et pour la protection par les mêmes de leurs propres spermatozoïdes, cf. Chapman (2001) ; pour les anti-aphrodisiaques chez les mouches du vinaigre, cf. Mane & *al.* (1983) ; pour les effets du peptide sexuel, cf. Wolfner (1997). Quant à *Helix aspersa* et à son dard sexuel, cf. Koene & Chase (1998), ainsi que Rogers & Chase (2001). Pour ce qui est des effets aphrodisiaques du mugissement chez le cerf commun, cf. McComb (1987) ; pour la date de conception et les chances de survie des rejetons, cf. McComb (1987) et Clutton-Brock & *al.* (1988). Quant à la réticence des mouches domestiques communes vis-à-vis des mâles proches mais non des mâles plus éloignés, cf. Andrés & Arnqvist (2001) ; en ce qui concerne les effets de la monogamie forcée chez les mouches du vinaigre, cf. Pitnick & *al.* (2001). Pour des informations sur les crevettes qui vivent éparpillées dans des euplectelles, cf. Berggren (1993) et Saito & Konishi (1999). Quant à l'apparition de supermâles chez les mouches du vinaigre, cf. Rice (1996).

Éperdument désireux d'être « à la mode »

Quant aux affinités avec la bindine des œufs chez les échinomètres, cf. Palumbi (1999) ; quant aux différences génétiques entre les espèces d'oursins, cf. Palumbi & Metz (1991). Quant à la rapide évolution des protéines de reproduction chez les oursins, cf. Palumbi & Metz (1996) ; chez les mammifères, cf. Swanson & *al.* (1998). Sur l'idée que le conflit sexuel peut expliquer l'origine des espèces, cf. Rice & Hostert, (1993) ; quant au rapport entre l'apparition de nouvelles espèces d'insectes et le taux de copulation des femelles, cf. Arnqvist & *al.* (2000). Concernant l'évolution du VERL et de la lysine chez les ormeaux, cf. Metz & *al.* (1988), Swanson & Vacquier (1997), Swanson & Vacquier (1998), Yang & *al.* (2000), Swanson & *al.* (2001). Sur l'évolution des gènes comportant de courtes séquences répétées et leur rôle dans les maladies chez l'homme, cf. Mitas (1997) ; quant à l'évolution concertée (celle de gènes comportant de longues unités répétées), cf. Elder & Turner (1995).

Pas d'homos dans les Cayes de Floride !

Quant aux comportements homosexuels chez les bonobos, cf. de Waal (1989), p. 201-204 ; chez les pingouins, cf. Davis & *al.* (1998) ; chez les dauphins à grand nez, cf. McBride & Hebb (1948), Brown & Norris (1956), Tavolga (1966) ; chez les dauphins de l'Amazone, cf. Pilleri & *al.* (1980), Sylvestre (1985), Best & da Silva (1989) ; chez les lamantins, cf. Hartman (1979). On trouvera une importante source quant aux comportements homosexuels des animaux dans l'Appendice de Bagemihl (1999). Concernant les orgasmes dans les rapports homosexuels chez les femelles des macaques bruns, cf. Goldfoot & *al.* (1980) ; quant aux rapports hétérosexuels, cf. Slob & *al.* (1986). Pour le comportement et la coopération homosexuels chez les babouins, cf. Smuts & Watanabe (1990). Pour les rapports homosexuels entre pingouins, cf. Wagner (1996). Quant à l'homosexualité chez les pieuvres, cf. Lutz & Voight (1994) ; concernant l'homosexualité des goélands femelles, cf. Kovacs & Ryder (1983), Hunt & *al.* (1984), Conover & Hunt (1984). On trouvera des éléments sur les gènes éventuellement impliqués dans l'homosexualité humaine chez Hamer & *al.* (1993) et Hu & *al.* (1995) ; et le rapport d'un échec à reproduire ces résultats chez Rice & *al.* (1999). Quant aux conduites homosexuelles chez les drosophiles, cf. Hall (1994), Ryner & *al.* (1996), Yamamoto & *al.* (1997). Quant aux mouches qui ne veulent pas faire l'amour dans l'obscurité, cf. Sharma (1977). Quant aux compétitions pour les femelles chez les macaques japonais, cf. Vasey (1998) ; en ce qui concerne les relations anales chez les singes rhésus, cf. Erwin & Maple (1976). On trouvera des éléments sur la difficulté à mesurer l'étendue des pratiques homosexuelles des humains chez LeVay (1996), chap. 2. Pour des considérations générales sur l'évolution de l'altruisme familial, cf. Hamilton (1996) ; quant à l'idée que cet altruisme pourrait expliquer l'homosexualité, cf. REF TK. Pour la structure sociale et les restrictions sociales chez les termites, cf. REF TK ; chez les loups, cf. REF TK ; chez les rats-taupes, Faulkes & Bennett (2001) ; chez les crevettes, REF TK. Je suis d'avis que c'est Hutchinson (1959) qui fut le premier à considérer l'avantage hétérozygote comme une explication possible de l'homosexualité. Quant au rapport entre l'avantage hétérozygote et la résistance à la malaria, cela figure dans n'importe quel manuel de génétique. On trouvera un examen théorique quant à la prolifération des gènes favorisant l'un des deux sexes au détriment de l'autre chez Rice (1984). L'idée que ce fait pourrait jouer un rôle dans l'évolution de l'homosexualité est due, pour autant que je sache, au Dr Tatiana.

Chapitre 10. Jusqu'à ce que la mort nous sépare

Urubu noir (ou vautour noir)	*Coragyps atratus*
Gibbon à mains blanches (ou gibbon lar)	*Hylobates lar*
Choucas des tours	*Corvus monedula*
Manchot à jugulaire	*Pygoscelis antarctica*
Hibou moyen-duc	*Asia otus*
Dik-dik de Kirk	*Madoqua kirkii*
Souris de Californie	*Peromyscus californicus*
Termite à pattes jaunes	*Reticulitermes flavipes*
Aigle fascié	*Hiera aetus spilogaster*
Chirogale moyen (ou chirogale à queue grasse)	*Cheirogaleus medius*
Hamster nain de Campbell	*Phodopus campbelli*
Hamster nain russe	*Phodopus sungorus*
Crevette à bandes	*Stenopus hispidus*
Calao festonné	*Aceros undulatus*
Cygne de Bewick (ou cygne nain)	*Cygnus columbianus bewickii*
campagnol de prairie	*Microtus ochrogaster* (= *Pitymus ochrogaster*)
Campagnol montagnard	*Microtus montanus*

Porc-épic de l'Inde (= porc-épic à queue blanche)	*Hystrix indica (= Hystrix leucura)*
Éléphant de mer austral (ou éléphant de mer du Sud)	*Mirounga leonina*
Gorille	*Gorilla gorilla*
Chimpanzé (commun)	*Pan troglodytes*

En croisade pour les valeurs familiales

Sur les premières opinions quant à la monogamie chez les oiseaux, cf. Lack (1968), notamment le chap. 14. Sur l'adultère chez le gibbon lar, Sommer & Reichard (2000). Sur la fidélité chez l'urubu noir, Decker & *al.* (1998) ; chez le choucas, cf. Henderson & *al.* (2000) ; chez le dik-dik de Kirk, cf. Brotherton & *al.* (1997) ; chez la souris de Californie, cf. Ribble (1991) ; chez les campagnols, REF TK ; chez le termite à pattes jaunes, chez le cryptocerque *Cryptocercus punctulatus*, REF TK ; chez l'hippocampe de White *Hippocampus whitei*, cf. Vincent & Sadler (1995). Quant à l'idée qu'un mâle pourrait adopter une stratégie ambiguë – aider une certaine femelle à élever sa progéniture, tout en engrossant d'autres femelles dont il n'aidera pas à élever la leur –, cf. Trivers (1972). Quant à l'absence de soins paternels chez le dik-dik de Kirk, cf. Brotherton & Rhodes (1996). Pour ce qui est de l'incapacité des femelles de chirogales à queue grasse à élever seules leurs petits, cf. Fietz (1999) ; quant à leurs infidélités, cf. Fietz & *al.* (2000). Concernant le débat sur le rapport entre les soins biparentaux aux nourrissons et la monogamie, cf. Komers & Brotherton (1997). Quant au rôle de la répartition spatiale des femelles par rapport à la monogamie, cf. Komers & Brotherton (1997). Quant aux périls entraînés par la monogamie chez *Lysiosquilla sulcata*, cf. Caldwell (1991). Concernant la biologie du hamster nain de Campbell, cf. Nowak (1999), p. 14-19 ; quant au mâle jouant le rôle de sage-femme, Jones & Wynne-Edwards (2000) ; pour les différences avec le hamster nain russe, cf. Wynne-Edwards (1995). Sur la formation de couples et la violence chez les crevettes à bandes, cf. Johnson (1969) ; quant à l'alimentation et à la mue, cf. Hendersn & *al.* (2000), p. 219. Sur la biologie de l'élevage chez les calaos, cf. Kemp (1995), chap. 5. Sur la durée des couples et les performances de reproduction chez les cygnes de Bewick, cf. Rees & *al.* (1996). Sur la pudibonderie des urubus noirs, cf. Decker & *al.* (1993).

Tellement déprimée…

Quant à l'autorestriction des souris de Californie mâles, cf. Gubernick & Nordby (1993) ; à la monogamie dans la même espèce, cf. Ribble (1991). On trouvera d'excellents résumés à propos des mécanismes hormonaux de la monogamie chez Young & *al.* (1998), ainsi que chez Insel & Young (2001). Quant au rôle de la vasopressine dans la monogamie des campagnols, cf. Winslow & *al.* (1993) ; quant aux souris transgéniques et à la vasopressine, cf. Young & *al.* (1999) ; quant à leurs différences vis-à-vis des campagnols montagnards, cf. Shapiro & Dewsbury (1990) ; quant aux dissimilitudes hormonales, cf. Young & *al.* (1998). Concernant l'ardeur sexuelle du porc-épic de l'Inde, cf. Sever & Mendelssohn (1988) ; chez le cryptocerque, cf. Nalepa (1988). S'agissant des faux jumeaux, issus de pères différents, Phelan & *al.* (1982). Sur la différence de taille entre mâles et femelles chez les éléphants de mer austraux, cf. Nowak (1999), p. 880 ; chez les gorilles, *ibid.*, p. 620. Quant aux différences de dimension des testicules chez les hominiens et d'autres primates, cf. Short (1979). Pour un excellent rapport sur la fiction d'un fort taux d'infidélité mesurable par les tests de paternité chez les humains, cf. Macintyre & Sooman (1991) ; on trouvera des analyses sur la faible proportion d'infidélité chez Ashton (1980) et Sasse & *al.* (1994) ; quant au chiffre de 11,8 %, cf. Cerda-Flores & *al.*, (1999) ; quant à l'infidélité chez la famille Sykes, cf. Sykes & Irven (2000). Quant à la prédisposition génétique à la promiscuité chez les criquets, cf. Solymar & Cade (1990) ; chez les papillons, cf. Wedell (2001) ; chez les drosophiles, cf. Pyle & Gromko (1981).

Chapitre 11. La fornication des rois

Petit ténébrion (mat)	*Alphitobius diaperinus*
Escargot à lèvre blanche	*Triopodsis albolabris*
Légionnaire uniponctuée (ou point blanc)	*Pseudaletia unipuncta (= Mythimna unipuncta)*
Armadille vulgaire (ou commune)	*Armadillidium vulgare*
Lemming des forêts	*Myopus schisticolor*
Moineau domestique	*Passer domesticus*
Crabe terrestre des Caraïbes	*Cardisoma guanhumi*
Saumon rose (ou saumon à bosse)	*Oncorhynchus gorbuscha*
Punaise du savonnier	*Jadera haematoloma*
Savonnier commun	*Sapindus saponaria*
Savonnier de Chine	*Koelreuteria paniculata (= Sapindus chinensis)*

Encore tout horrifié

Quant à l'histoire naturelle d'*Acarophenax mahunkai*, cf. Steinkraus & Cross (1993). Grand merci à Don Steinkraus pour m'avoir confirmé que la capacité des acariens à distinguer le sexe des coléoptères est probable, bien qu'incertain. Quant aux effets de l'inceste proche chez les humains, cf. Seemanová (1971). On trouvera un compte rendu d'ensemble sur la dépression de consanguinité et les gènes récessifs dans n'importe quel manuel sur la génétique des populations ; pour une approche plus technique de la question (comportant d'autres explications, moins souvent prises en considération et dont le Dr Tatiana ne fait pas état), cf. Charlesworth & Charlesworth (1987). Concernant les mariages dans les kibboutzim, cf. Sheper (1971) ; pour l'autofécondation chez *Dendrobaena rubida*, cf. André & Davant (1972) ; pour la copulation unilatérale chez les hermaphrodites, cf. Jarne & Charlesworth (1993) ; en ce qui concerne l'autofécondation d'urgence chez l'escargot à lèvre blanche, cf. McCrackent & Brussard (1980) ; pour la pratique de l'inceste royal à Hawaii, cf. Malo (1903), chap. 18 ; en Égypte, cf. Tyldesley (1994), p. 198-199 ; pour un exposé général sur l'inceste royal (y compris la notion de stratification sociale) et de l'inceste chez les Incas, cf. van den Berghe & Mesher (1980). Quant à l'origine distincte de l'haplodiploïdie et de l'élimination du génome paternel, Mable & Otto (1998). Quant à l'haploidiploïdie et la consanguinité chez les oxyures, cf. Adamson (1989) ; chez les insectes et les acariens (avec aussi des points de vue sur l'élimination du génome paternel), cf. Wrench & Ebbert (1993). Concernant l'inceste chez les vrillettes des noyaux de dattes, cf. Hamilton (1993), p. 430. Pour le mode de vie et les rapports entre générations chez *Scleroderma immigrans*, cf. Wheeler (1928), p. 62-64. Sur l'intérêt que les mâles soient haploïdes, vis-à-vis de l'inceste, les références sont nombreuses ; on en trouvera un examen en règle chez Werren (1983).

Tout dépité

On trouvera un remarquable compte rendu quant à la biologie des dichrochèles chez Treat (1975), chap. 7 ; quant à la répartition des sexes chez les acariens de ce genre, démontrant l'élimination du génome paternel, cf. Treat (1965). Quant aux acariens présents sur les antennes et les pattes des fourmis légionnaires, ceux que l'on trouve dans les narines des colibris et pour les acariens des orbites des chauves-souris frugivores, cf. Walter & Proctor (1999), p. 200-201 ; pour les acariens aveugles (ou cheylétidés), cf. Kethley (1971). Quant à la position de Fisher sur la répartition entre les sexes, cf. Fisher (1999), p. 141-143. Pour ce qui est des effets des guerres sur la répartition entre les sexes chez les humains, cf. Graffelman & Hoekstra (2000). Quant à la transformation des mâles en femelles chez les cloportes, cf. Bull (1983), p. 200 ; pour le mécanisme de la répartition des sexes chez les lemmings des forêts, cf. Nowak (1999), p. 1482-1483 ; en ce qui concerne les chromosomes des cheylétidés, cf. Kethley (1971). Quant à la répartition des sexes chez *Acarophenax mahunkai*, cf. Steinkraus & Cross (1993). Quant à la répartition des sexes en cas de consanguinité, cf. Hamilton (1996), chap. 4. Quant aux taux d'autofécondation chez *Utterbackia imbecillis*, cf. Johnson & *al.* (1998) ; au sujet de la moindre taille des fleurs chez les plantes qui s'autofécondent, cf. REF TK ; de même pour les mâles nains chez les animaux qui s'autofécondent, cf. REF TK. Quant à la répartition sexuelle chez *Nasonia vitripennis*, cf. Werren (1980). Quant au pointage de l'élimination du génome paternel chez *Typhlodromus occidentalis*, cf. Nagelkerke & Sabelis (1998).

En pleine excitation
Sur le partage de résidence entre les rivules hermaphrodites et les crabes de terre, et la capacité des premiers à survivre hors de l'eau, cf. Taylor (1990). Quant à la dépression hybride chez le saumon rose, cf. Gharrett & *al.* (1999). Mon passage sur la punaise du savonnier repose, avec simplification, sur le travail de Carroll & Boyd (1992). Quant à la proportion de mâles chez *Rivulus marmoratus*, cf. Taylor & *al.* (2001) ; aux effets du croisement éloigné, cf. Taylor (2001).

Chapitre 12. Le testicule d'Ève

Hamlet noir	*Hypolectrus nigricans*
Bonellie verte	*Bonellia viridis*
Hyène tachetée	*Crocuta crocuta*
Hyène brune	*Hyaera brunnea*
Hyène rayée	*Hyaena hyaena*
Protèle (de Delalande)	*Proteles cristatus*
Gnou à queue noire	*Connochaetes taurinus*
Gazelle de Thomson	*Gazella thomsonii*
Argonaute commun	*Argonauta argo*
Dendrobate doré	*Dendrobates auratus*
Carassin arroseur (ou sauteur)	*Copella arnoldi*
(ou coprinz d'Arnold)	*(= Copeina arnoldi)*
Roussette des Dayaks	*Dyacopterus spadiceus*

À la recherche des douze autres sexes
On trouvera une excellente description du cycle de vie de *Physarum polycephalum* chez Baisley (1997) ; quant à son système de sexes, cf. Kawano & *al.* (1987), ainsi que Bailey (1997) ; quant à *matA* et à l'élimination des mitochondries après fusion, cf. Meeland & *al.* (1991). La définition que je donne des sexes correspond aux usages les plus courants. Pour ce qui est de la conjecture que la difficulté à trouver un partenaire est d'autant plus grande que les organismes isogames ont un nombre plus important de sexes, cf. Isawa & Sasaki (1987) ; sur l'étrangeté du fait qu'une espèce puisse n'être dotée que de deux sexes, cf. Hurst (1996) ; quant à l'efficacité de la prévention de consanguinité et de l'encouragement à l'hybridation chez des organismes pratiquant de nombreuses sortes d'accouplement, cf. Raper (1966). Concernant les problèmes posés par le passage de zéro à deux sexes, cf. Hoekstra (1987), ainsi que Hutson & Law (1993). Quant à l'idée que les sexes ont évolué pour éviter les conflits entre substances cytoplasmiques, cf. Eberhard (1980), Cosmides & Tooby (1981), Hurst & Hamilton (1992), Hurst (1996). Pour la transmission des mitochondries et des chloroplastes

chez *Chlamydomonas reinhardtii*, Gillham (1994). Quant au grand nombre de sexes chez les champignons et les cilifères, on trouvera des références chez Hurst & Hamilton (1992) ; quant aux vingt mille sexes de *Schizophyllum commune*, cf. Kothe (1996) ; quant à la difficulté de régler la transmission des éléments génétiques quand il existe plus de deux sexes, cf. Hurst (1996) ; quant aux comportements malveillants des mitochondries des myxomycètes, cf. Kawano & *al.* (1991).

Prêt à porter plainte

Les questions liées à l'évolution des mâles et des femelles en situation d'isogamie ont fait l'objet de nombreux commentaires. On en trouvera un exposé récent chez Randerson & Hurst (2001). Sur la faible dimension des cellules sexuelles mâles chez *Chlamydomonas moewusii*, cf. Weise & *al.* (1979). Sur l'avantage d'être un mâle chez la même espèce, Parker & *al.* (1972) – quant aux problèmes théoriques à cet égard, cf. Randerson & Hurst (2001). Je suis d'accord avec Dusenberry (2000) sur le fait qu'être de grande taille représente un avantage parce que l'on est plus facile à découvrir. Quant à l'idée que mâles et femelles se sont différenciés afin de mieux contrôler les substances cytoplasmiques, cf. Hasting (1992) ; les problèmes que pose cette conception sont exposés chez Randerson & Hurst (2001).

Des adeptes de la sexualité de groupe

Quant aux orgies chez *Aplysia californica*, cf. Pennings (1981) ; quant au frai du hamlet noir, cf. Fischer (1980) ; quant à la fusion entre deux individus chez *Diplozoon gracile*, cf. Justine & *al.* (1985) ; quant à la copulation aérienne de *Limax maximus*, cf. Langlois (1963) ; pour *Limax redii*, cf. Bauer (1998). Charnos (1982) nous offre une superbe analyse d'ensemble sur les avantages de l'hermaphrodisme ; quant à la relative rareté de l'hermaphrodisme, cf. Ghiselin (1996) ; quant à l'idée que la pollinisation par les vents tendrait à entraîner chez les espèces une séparation en deux sexes, tandis que la pollinisation par des insectes entraînerait plutôt l'hermaphrodisme, cf. Renners & Ridcklefs (1995). Concernant l'hermaphrodisme chez les poissons, cf. Charnov (1982), tableau 12.1 ; pour la différenciation sexuelle chez les cténaires des grands fonds, cf. Harbison & Miller (1986) ; pour les schémas hermaphrodites chez les bivalves et les bernacles, cf. Charnov (1982), p. 239 ; en ce qui concerne l'absence d'hermaprodisme chez de nombreux groupes, cf. Ghiselin (1974), chap. 4. La littérature reste limitée quant à la transition entre bisexualité et hermaphrodisme. White (1973) propose certaines considérations d'ordre génétique. Quant aux mâles, aux femelles et aux hermaphrodites, cf. Flemming & *al.* (1994).

Du mal à respirer

Quant aux mâles nains et à la détermination sexuelle chez les bonellies vertes, cf. Jaccarini & *al.* (1983). Un grand merci à René Hessling pour son estimation de la différence de taille entre mâles et femelles. On trouvera un exposé d'ensemble sur la détermination sexuelle chez Bull (1983) ; pour les chromosomes sexuels, voir notamment p. 16-20 ; quant aux modes de détermination sexuelle chez les reptiles, voir p. 115-122. Concernant les multiples origines de mâles éclos d'œufs jamais fécondés, cf. Mable & Otto (1998), tableau 1 ; pour la détermination sexuelle liée à l'ingestion de certains champignons chez *Stictococcus sjoestedti*, cf. Bacci (1985), p. 154-155. Sur la transformation en hermaphrodites de *Capitella* en situation de pénurie, cf. Holbrook & Grassle (1984). Sur le changement de sexe chez la crépidule des moules, Hoagland (1978) ; chez *Ophryotrocha puerilis*, cf. Berglund (1986). On trouvera un exposé général concernant l'opportunité d'un changement de sexe chez Charnov (1982) ; pour le modèle d'un avantage quant à la taille en fonction du sexe, cf. Ghiselin (1969). Autres exemples de mâles nains, montrant que chez d'autres espèces aussi ils se trouvent favorisés quand les femelles sont à la fois sédentaires et éloignées les unes des autres, cf. Ghiselin (1974), chap. 7 ; quant aux mâles nains chez les baudroies abyssales, et à la biologie générale de cette espèce, cf. Bertelson (1951) ; quant à l'assurance que ces mâles auraient les nez les plus longs par rapport à leur corpulence, cf. Andersson (1994), p. 257.

Je ne veux pas être une hommasse

Concernant les habitudes de chasse et d'alimentation des hyènes tachetées et leurs rapports avec les lions, cf. Kruuk (1972), chap. 5 notamment ; on trouvera des comparaisons avec d'autres espèces d'hyènes chez Eestes (1999), chap. 20, et chez Nowak (1999), p. 786-793. Quant aux structures sociales des hyènes tachetées, cf. Kruuk (1972), chap. 6, et Frank (1997). Sur l'idée que l'hyène tachetée aurait pu être d'abord hermaphrodite et quant à la conformation de ses organes génitaux féminins, cf. Kruuk (1972), p. 210 ; sur la copulation chez les hyènes tachetées, cf. Franck (1997) ; quant à la structure de leur filière d'expulsion du fœtus et les taux estimés d'asphyxie à l'accouchement parmi leurs rejetons, cf. Frank & *al.* (1995). Pour la question de savoir si le phallus des femelles aurait pu évoluer en fonction des cérémonials de rencontre, cf. Kruuk (1972), chap. 6, et Franck (1997) ; quant à l'idée que ce phallus serait un instrument destiné à éviter les viols, cf. East & *al.* (1993) ; on trouve un vigoureux déboulonnage de cette même théorie chez Frank (1997). Quant à l'agressivité des rates et à son possible rapport avec la position dans l'appareil génital, cf. vom Saal (1999) ; quant au rapport de l'exposition intra-utérine aux androgènes et des anomalies génitales, cf. Frank (1997). Pour les massacres entre jumeaux chez les hyènes tachetées, cf. Franck & *al.* (1991) ; pour les meilleures performances des femelles dominantes en matière de reproduction, cf. Franck (1997) ; pour le blocage de l'exposition aux gènes dans l'utérus et son absence d'effets chez les hyènes, cf. Drea & *al.* (1998). S'agissant du rôle des pédipalpes chez les araignées, cf. Bristowe (1958), p. 65-67. En ce qui concerne les organes génitaux des hippocampes, cf. Eberhard (1985), p. 68. Pour ceux de *Sapha amicorum*, cf. Marcus (1959). Quant au pénis de l'argonaute commun, cf. Müller (1853) et Young (1959). Concernant la poche ventrale de la sangsue *Marsupiobdella africana*, cf. van der Lande & Tinsley (1976) ; pour la chasse aux vers chez *Hellobdella striata*, cf. Kutschera & Wirtz (1986). Quant à l'élevage des têtards chez les dendrobates dorés, cf. Wells (1978) et Summers (1989). Quant à la secrétion de lait chez les mâles de la roussette des Dayaks, cf. Francis & *al.* (1994).

Chapitre 13. Parfaitement vierge

Sur la biologie générale des rotifères bdelloïdes, cf. Donner (1966) et Ricci (1987). David Mark m'a aimablement appris que l'ancienneté des rotifères bdelloïdes, selon certains critères moléculaires, atteignait quatre-vingt-cinq millions d'années. La question de l'apparition de la sexualité a été maintes fois discutée. Cf. par exemple Maynard Smith (1978), Bell (1982), Kondrashov (1993). Quant au problème particulier des rotifères bdelloïdes, cf. Maynard Smith (1986), ainsi que Judson & Normark (1996). Maynard Smith (*ibid.*) n'hésitait pas à qualifier les rotifères bdelloïdes de « scandale vis-à-vis des lois de l'évolution ». Ma description du coût qu'entraîne la sexualité est tirée de Maynard Smith (1978), p. 3 ; mon exposé sur la sexualité bactérienne, de Levin (1998), Maynard, Smith & *al.* (1993) et de Davies (1994) ; pour la sexualité des virus, cf. Chao (1992). N'importe quel manuel vous apportera des éléments concernant la méiose.

Concernant d'autres anciennes espèces supposées asexuées, cf. Judson & Normark (1996), mais, pour l'ancienneté des ostracodes darwinulidés, cf. Butlin & *al.* (1999). Quant à la mise en doute concernant les gastrotriches chétonoïdes, cf. Weiss & Levy (1979) ; pour les pucerons, cf. Normark (1999), encore que Ben Normark m'ait affablement fait part de la découverte de mâles chez cette espèce. Tant Hurst & *al.* (1992) que Little & Hebert (1996) mettent en doute l'existence d'anciennes espèces asexuées. Quant au schéma d'évolution moléculaire que l'on s'attendrait à observer chez une race de longue date asexuée, cf. Judson & Normark (1996), ainsi que Birky (1996). On trouvera démontré chez Mark Welch & Meselson (2000) que les rotifères bdelloïdes répondent bien au schéma attendu et ont donc passé des millions d'années sans entretenir de relations sexuelles.

L'idée que les espèces asexuées ne connaissent pas d'évolution est largement agréée. Quant au nombre et à la distribution générale des espèces bdelloïdes, cf. Ricci (1987) ; quant aux preuves que l'on trouve des bdelloïdes dans l'Antarctique, cf. Everitt (1981) ; quant au mode de vie des rotifères séisonides, cf. Ricci (1992). Quand elle soutient que la plupart des mutations restent neutres, Mlle *Philodina* fait sienne la position de Kimura (1995). C'est à Muller (1964) que l'on doit l'idée du cliquet, qui a fait l'objet de nombreux commentaires. Sur la manière dont les espèces asexuées peuvent y échapper, cf. Judson & Normark (1996). Le mécanisme du cliquet a fait l'objet de la recherche de Kondrashov (1984 et 1988). Pour un exposé d'ensemble sur *Atta colombica* et ses champignons, cf. Wilson (1971), p. 41-48 ; quant à l'ancienneté de l'asexualité des champignons, cf. Chapela & *al.* (1994), notamment la note 19 ; pour tous détails sur *Escovopsis*, cf. Currie & *al.* (1999). L'idée que les parasites seraient importants pour la continuité de la sexualité et de la variabilité a été indiquée par Haldane (1949), Bremermann (1980), Hamilton (1980) et Tobby (1982) ; c'est Bell (1982) qui baptisa cette théorie « théorie de la Reine Rouge » ; cf. à cet égard Carroll (1871). Pour la reproduction clonale chez les tatous, cf. Loughry & *al.* (1998) ; quant au pénis chez cette espèce, cf. Wassersug (1997). Ladle & *al.* (1993) ont émis l'hypothèse que d'anciennes espèces asexuées pouvaient échapper à la Reine Rouge si elles se dispersent sans parasites. Quant à la survie des rotifères bdelloïdes après l'anhydrobiose, cf. Ricci (1987).

Postface

Quant à l'idée que la sexualité eut pour terrain le cannibalisme, cf. Margulis & Sagan (1986) : quant à la notion qu'elle naquit de l'action d'éléments génétiques s'efforçant d'étendre leur propre développement, cf. Hickey & Rose (1998) ; quant à l'idée qu'elle surgit pour permettre la correction d'ADN endommagé, cf. Bernstein & *al.* (1988).

Remerciements

Le Dr Tatiana est née dans la cuisine d'Oliver Morton, avec pour accoucheurs non seulement ledit Oliver, mais encore Jonathan Rauch, Anthony Gottlieb, Brian Barry et Peter David. Sans leur aide, elle ne serait jamais venue au jour. Elle fit ses débuts dans *The Economist*. Merci beaucoup à Bill Emmott de m'avoir autorisée à m'inspirer de cette rubrique pour écrire ce livre.

Quantité de personnes ont contribué à mon travail, que ce soit en répondant à mes interrogations, en m'aidant à dénicher d'obscurs textes scientifiques, en relevant des erreurs, en commentant certaines parties du manuscrit ou simplement en voulant bien m'écouter quand je me débattais entre diverses idées et argumentations. Pour leur aide concernant différentes questions et tels ou tels organismes, merci tout particulièrement à Matz Berggren, Philippe Bouchet, Stuart Butchart, Bill Cade, Tracey Chapman, Adam Chippindale, Andrew Cockburn, Bryan Danforth, Anne-Katrin Eggert, David Funk, David Gems, Darryl Gwynne, Peter Henderson, René Hessling, Rolf Hoekstra, Laurence Hurst, David Mark Welch, Nice Michiels, Christine Nalepa, Steve Palumbi, Charlie Paxton, Scott Pinick, Heather Proctor, Bill Rice, Scott Sakaluk, Janet Shellman, Steve Shuster, Leigh Simmons, Mike Siva-Jothy, Donald Steinkraus, Willie Swanson, David Tarpy, Scott Taylor, Ethan Temeles, Barbara Thorne, Fritz Vollrath, Dave Walter, Stuart West, Martin Wikelski, Kenneth Yeargan, Larry Young.

Les assistant(e)s de plusieurs bibliothèques m'ont été extrêmement utiles ; je remercie tout particulièrement l'équipe du département d'entomologie du London's Natural History Museum, qui m'a sans relâche aidée à dénicher des informations sur des insectes mal connus. C'est Ursula Mittwoch, qui lisait ma chronique dans *The Economist*, qui m'a judicieusement signalé les problèmes relatifs au principe de Bateman et conseillé de me pencher de près sur cette question. Thomas Bataillon, Austin Burt, Isabelle Chuine, Élodie Gazave, Philippe Jarne, Nicholas Judson, Thomas Lenormand, Armand Leroi, Ben Normark, Michel Raymond et François Rousset m'ont constamment renvoyé des échos des plus stimulants ; leurs plaisantes suggestions et remarques se sont avérées indispensables.

Peter Barnes, Thomas Bataillon, Bruce Greig, Greg Hurst, Ben Normark, Andrew Poniamkowski, Michel Raymond, Mark Suzman, Stuart West ont obligeamment accepté de jouer les cobayes pour lire le texte initial de la première partie ; Austin Burt, Barbara Marble et David Mark Welch ont examiné mon projet de dernier chapitre ; Caroline Daniel, François Rousset, Anthony Shewell et Mark Suzman ont bien voulu faire une relecture intégrale du manuscrit. Merci beaucoup à tous de leurs utiles commentaires et de leurs vigoureuses critiques. Je dois à Bill Hamilton de m'avoir, le premier, mise sur la piste de la question de l'évolution des pratiques sexuelles et de leur extraordinaire diversité dans la nature. Ce livre est né du travail que j'accomplis avec lui pour mon doctorat – et je suis navrée qu'il n'ait pas vécu assez longtemps pour faire la connaissance du Dr Tatiana.

Merci infiniment à Georges Borchardt et DeAnna Heindel de m'avoir aidée à transformer ce projet en réalité. Merci également à Alison Samuel et Penny Hoare des éditions Chatto & Windus, ainsi qu'à John Sterling et Sara Bershel de chez Metropolitan Books, qui sans doute ont parfois attendu le Dr Tatiana comme le célèbre Godot, et dont les encouragements et la patience exigent que je leur manifeste un remerciement tout particulier. Merci également à Penny Hoare, Roslyn Schloss, Shara Kay, et surtout à Sara Bershtel et sa collègue Riva Hocherman, dont les commentaires et suggestions ont largement contribué à améliorer mon manuscrit.

Le Dr Tatiana a reçu la bénédiction de plus d'un parrain : je reste à jamais reconnaissante à Dan Haydon, Horace Judson, Gideon Lichfield et Jonathan Swire, qui lurent et relurent version après version chacun des chapitres, en me fournissant des suggestions qui me permirent de résoudre des questions épineuses. Ils m'ont également aidée à me frayer une voie entre nombre de raccommodages que comportaient mes carnets, et m'ont prodigué jour et nuit d'innombrables encouragements.

Quelle chance de bénéficier d'un entourage aussi stimulant ! J'ai ouvert mes premières pistes de travail durant un séjour à l'hôtel de l'Orange, à Sommières, en France. Ce sont Philippe de Frémont et sa famille, hôtes de cette étrangère, qui m'avaient trouvé ce havre de tranquillité et de beauté ; ils ont par ailleurs contribué à améliorer ma pratique du français. Ensuite, Jonathan me prêta sa propriété de Mosewell, cadre enchanteur pour qui est en train d'écrire. Sir John et lady Swire, ainsi que Barnaby et Camilla Swire choyèrent cette solitaire débarquée pami eux et ne ménagèrent pas leurs encouragements et leur enthousiasme (tout en m'offrant parfois de fabuleux moments de distraction qui me faisaient oublier le Dr Tatiana pendant quelques heures). Ni à Philippe ni à la famille Swire, je ne saurais comment exprimer ma reconnaissance.

Je dois enfin remercier Horace, qui n'a cessé de m'encourager ; Nicholas, pour sa jubilation constante et son travail de dépouillement dans des bibliothèques reculées, à la recherche de certains documents rares qui pouvaient me servir ; feu ma mère, qui m'apprit la pratique du canular (encore qu'elle aurait sans doute été choquée par le personnage du Dr Tatiana) ; à Mark, qui me suggéra de commencer par écrire un livre sur la sexualité et dut en subir les conséquences ; et à Jonathan, à tous égards.

Index

(Concernant spécifiquement chaque espèce, cf. les *Notes* supra.)

RÉALISATION : CURSIVES À PARIS
IMPRESSION : NORMANDIE ROTO IMPRESSION S.A.S. À LONRAI
DÉPÔT LÉGAL : MAI 2004. N° 39726 (04-1037)
IMPRIMÉ EN FRANCE

Collection « Science ouverte »
dirigée par Jean-Marc Lévy-Leblond
Titres parus depuis 1990

Hubert Reeves, *Malicorne**, 1990
Abraham A. Moles, *Les Sciences de l'imprécis**, 1990
Edward Harrison, *Le Noir de la nuit*, 1990
Jean-Gabriel Ganascia, *L'Âme-Machine*, 1990
Antoine Danchin, *Une aurore de pierres*, 1990
Jean Bernard, Marcel Bessis, Claude Debru (sous la dir. de), *Soi et Non-Soi*, 1990
Marcel Blanc, *Les Héritiers de Darwin*, 1990
Jean-Louis Boursin, *Les Dés et les Urnes*, 1990
Ivar Ekeland, *Au hasard**, 1991
Max de Ceccatty, *Conversations cellulaires*, 1991
Stephen J. Gould, *La vie est belle**, 1991
Jacques Ninio, *La Biologie buissonnière*, 1991
Daniel Raichvarg & Jean Jacques, *Savants et Ignorants*, 1991
Carl Sagan & Richard Turco, *L'Hiver nucléaire*, 1991
Henri de Saint-Blanquat, *Mémoires de l'humanité*, 1991
Abdus Salam, W. Heisenberg & P.A.M. Dirac, *La Grande Unification*, 1991
Jean-Claude Salomon, *Le Tissu déchiré*, 1991
Jean Gimpel, *La Fin de l'avenir*, 1992
Stella Baruk, *Dictionnaire de Mathématiques élémentaires*, 1992
William Shea, *La Révolution galiléenne*, 1992
Harry Collins, *Experts artificiels*, 1992
Hubert Reeves, *Compagnons de voyage**, 1992
Roger N. Shepard, *L'Œil qui pense**, 1992
Michel Tibon-Cornillot, *Les Corps transfigurés*, 1992
Jacques Vauclair, *L'Intelligence de l'animal**, 1992
Jacques Véron, *Arithmétique de l'Homme*, 1993
Stella Baruk, *C'est à dire*, 1993
Peter W. Atkins, *Comment créer le monde*, 1993
Albert Einstein et Mileva Maric, *Lettres d'amour et de science*, 1993
Jacques Gapaillard, *Et pourtant, elle tourne !*, 1993
Josiane Olff-Nathan (sous la dir.), *La Science sous le IIIe Reich*, 1993
Stephen J. Gould, *La Foire aux dinosaures**, 1993
Stephen J. Gould (sous la dir. de), *Le Livre de la vie*, 1993
Francis Hallé, *Un monde sans hiver*, 1993
Henri Atlan & Catherine Bousquet, *Questions de vie*, 1994
Jean Chaline, *Une famille peu ordinaire*, 1994
Claudine Cohen, *Le Destin du mammouth**, 1994
Harry Collins & Trevor Pinch, *Tout de ce que vous devriez savoir sur la science**, 1994
Jean Matricon & Georges Waysand, *La Guerre du froid*, 1994
Jacques Ninio, *Stéréomagie*, 1994

Hubert Reeves, *Dernières Nouvelles du cosmos**, 1994
Jacques-Michel Robert, *L'Aventure des neurones*, 1994
Steven Rose, *La Mémoire*, 1994
Hubert Reeves, *La Première Seconde**, 1995
Mirko D. Grmek (collectif sous la dir.), *Histoire de la pensée médicale en Occident*, tome I : 1995
Michel Cribier, Michel Spiro & Daniel Vignaud, *La Lumière des neutrinos*, 1995
Thomas Crump, *Anthropologie des nombres*, 1995
Freeman Dyson, *D'Éros à Gaïa*, 1995
Philippe Breton, *À l'image de l'homme*, 1995
Gérard Lambert, *L'Air de notre temps*, 1995
Stephen J. Gould, *Comme les huit doigts de la main**, 1996
Erik Trinkaus & Pat Shipman, *Les Hommes de Neandertal*, 1996
Jean-Pierre Allix, *L'Espace humain*, 1996
Paul Feyerabend, *Dialogues sur la connaissance*, 1996
Marie-Angèle Hermitte, *Le Sang et le Droit*, 1996
Giorgio Israel, *La Mathématisation du réel*, 1996
Sven Ortoli & Nicolas Witkowski, *La Baignoire d'Archimède**, 1996
Michel Rival, *Les Apprentis sorciers*, 1996
Mirko D. Grmek (collectif sous la dir.), *Histoire de la pensée médicale en Occident*, tome II : 1997
Jean-François Bouvet (sous la dir. de), *Du fer dans les épinards**, 1997
Denis Guedj, *La gratuité ne vaut plus rien*, 1997
Julio Fernandez Ostolaza et Alvaro Moreno Bergareche, *La Vie artificielle*, 1997
Jorge Wagensberg, *L'Âme de la méduse*, 1997
Stephen J. Gould, *L'Éventail du vivant**, 1997
Roshdi Rashed (collectif sous la dir.), *Histoire des sciences arabes* (T. I, II, III), 1997
Nicolas Prantzos, *Voyages dans le futur*, 1998
Robert Bell, *Les Péchés capitaux de la haute technologie*, 1998
Marcia Ascher, *Mathématiques d'ailleurs*, 1998
Peter Westbroek, *Vive la Terre*, 1998
Stephen J. Gould, *Millénium*, 1998
Hubert Reeves, *Oiseaux, merveilleux oiseaux*, 1998
Claudine Cohen, *L'Homme des origines*, 1999
Alexei Sossinsky, *Nœuds*, 1999
Pascal Richet, *L'Âge du monde*, 1999
Charles Frankel, *La Vie sur Mars*, 1999
Sylviane Gasquet, *Plus vite que son nombre*, 1999
Jean Claude Ameisen, *La Sculpture du vivant**, 1999
Francis Hallé, *Éloge de la plante*, 1999
Jacques Testart, *Des hommes probables*, 1999
Mirko D. Grmek (collectif sous la dir.), *Histoire de la pensée médicale en Occident*, tome III : 1999
Giorgio Israel, *Le Jardin au noyer*, 2000
Ivar Ekeland, *Le Meilleur des mondes possibles*, 2000

Laszlo Mérö, *Les Aléas de la raison*, 2000
Bertrand Jordan, *Les Imposteurs de la génétique*, 2000
Jean-François Bouvet, *La Stratégie du caméléon*, 2000
Stephen Jay Gould, *Les Quatre Antilopes de l'apocalypse*, 2000
Stephen Jay Gould, *Et Dieu dit : « Que Darwin soit ! »*, 2000
Jean-Jacques Kupiec, Pierre Sonigo, *Ni Dieu ni gène**, 2000
Michel Mayor et Pierre-Yves Frei, *Les Nouveaux Mondes du cosmos*, 2001
Pablo Jensen, *Entrer en matière**, 2001
Stephen Jay Gould, *Les Coquillages de Léonard*, 2001
Dominique Proust, *L'Harmonie des sphères*, 2001
Michel Blay, Efthymios Nicolaïdis (collectif sous la dir.), *L'Europe des sciences*, 2001
Bruno Jacomy, *L'Âge du plip*, 2002
Jean-Marc Jancovici, *L'Avenir climatique*, 2002
Stephen Jay Gould, *Les Pierres Truquées de Marrakech*, 2002
Bertrand Jordan, *Le Chant d'amour des concombres de mer*, 2002
Nicolas Bouleau, *La Règle, le compas et le divan*, 2002
Tijs Goldschmidt, *Le Vivier de Darwin*, 2003
Edward O. Wilson, *L'Avenir de la vie*, 2003
Nicolas Witkowski, *Une histoire sentimentale des sciences*, 2003
Bertrand Jordan, *Les Marchands de clones*, 2003
Hubert Reeves avec Frédéric Lenoir, *Mal de Terre*, 2003
Claude Gudin, *Une histoire naturelle de la séduction*, 2003
Richard C. Lewontin, *La Triple Hélice*, 2003
Catherine Bousquet, *Bêtes de Science*, 2003
Nicolas Chevassus-Au-Louis, *Savants sous l'Occupation*, 2004

* L'astérisque indique les ouvrages disponibles dans les collections de poche « Points Sciences » ou « Points ».